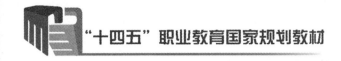
"十四五"职业教育国家规划教材

职业教育
广东省"
广东省高   材

高等职业教育药学类专业系列教材

供中药学、中药制药、药学、药品经营与管理、药剂学等专业用

实用方剂与中成药

（第 3 版）

主　编　赵珍东　　蓝永锋
副主编　姚巧林　　陈少珍　　顾明华

重庆大学出版社

内容提要

本书是高等职业教育中药学、中药制药、药学、药品经营与管理、药剂学等专业的必修课程教材之一。本书涵盖了方剂学、中成药学基础,中药调剂知识,常用内科中成药,以及儿科、妇科、外科、五官科、骨科、皮肤科用中成药。全书共分24个项目:项目1—项目3分别介绍了方剂学基础知识、中成药学基础知识和中药调剂知识;项目4—项目18按照功效划分编写,介绍了常用中成药(主要是内科用中成药);项目19—项目24按照执业中药师资格考试对中成药知识的体系要求,分类介绍了儿科、妇科、外科、五官科、骨科、皮肤科用中成药。本书充分考虑课程思政融合,注重校企合作,岗课赛证融通,纸数一体化教学,力求体现教材的实用性、普适性、继承性、创新性,在编写过程中加入了岗位情境导学、看一看、练一练、案例导入、知识链接、目标检测等内容,并配套了丰富的数字化教学资源,如教学视频、动画、虚拟仿真、课件、案例、习题解析等,以二维码形式呈现,便于知识的学习和巩固。

本书可作为高等职业教育中药学、中药制药、药学、药品经营与管理、药剂学等专业的教学用书,也可作为中等职业教育、成人教育、医药卫生类职工、执业中药师培训(参考)教材。

图书在版编目(CIP)数据

实用方剂与中成药 / 赵珍东,蓝永锋主编. -- 3版.
重庆:重庆大学出版社,2025.1(2025.8重印). --(高等职业教育药学类专业系列教材). -- ISBN 978-7-5689-4967-5

Ⅰ. R289;R286
中国国家版本馆CIP数据核字第20255DH054号

实用方剂与中成药

(第3版)

主 编 赵珍东 蓝永锋
副主编 姚巧林 陈少珍 顾明华
策划编辑:袁文华

责任编辑:袁文华 版式设计:袁文华
责任校对:关德强 责任印制:赵 晟

*

重庆大学出版社出版发行
社址:重庆市沙坪坝区大学城西路21号
邮编:401331
电话:(023)88617190 88617185(中小学)
传真:(023)88617186 88617166
网址:http://www.cqup.com.cn
邮箱:fxk@ cqup.com.cn(营销中心)
全国新华书店经销
重庆市国丰印务有限责任公司印刷

*

开本:787mm×1092mm 1/16 印张:21 字数:526千
2015年7月第1版 2025年1月第3版 2025年8月第2次印刷(总第12次印刷)
印数:29 487—32 000
ISBN 978-7-5689-4967-5 定价:58.00元

第 3 版 前 言

为了贯彻党的二十大精神,助力健康中国建设,促进中医药传承创新发展,适应新形势下高等职业教育药学类专业教育改革和发展的需要,坚持以培养高素质技能型专门人才为核心,以就业为导向、能力为本位、学生为主体的指导思想和原则,按照中医药类(中药学、中药制药)、药学类(药学)、药品与医疗器械类(药品经营与管理、药物制剂技术)专业的技能应用型人才培养目标,结合编写组各位教师多年的教学经验及学生反映的实际教学需要,确立本课程的教学内容,编写本书。

"实用方剂与中成药"是中药学、中药制药、药学、药品经营与管理、药剂学等专业的必修课程之一。本书突破了传统的教材体系,遵循理论知识"实用为主,必需、够用为度"的原则,密切结合相关专业实际和职业岗位技能实际,注重知识的应用和技能的培养。

本次第 3 版修订,在充分掌握学生需求知识的基础上,精选内容,主次分明,注重必需,实用且够用,将现代一些新知识、新技术和取得的新成果引入教材中,设置想一想、练一练、看一看等栏目,并配套了丰富的数字化教学资源,如教学视频、动画、虚拟仿真、课件、案例、习题解析等,以二维码形式呈现,力求体现教材的实用性、普适性、继承性、创新性,为相关专业学生职业生涯的后续发展打下基础。

全书共分 24 个项目:项目 1—项目 3 分别介绍了方剂学基础知识、中成药学基础知识和中药调剂知识;项目 4—项目 18 按照功效划分编写,介绍了常用中成药(主要是内科用中成药);项目 19—项目 24 按照执业中药师资格考试对中成药知识的要求,分类介绍了儿科、妇科、外科、五官科、骨科、皮肤科用中成药。本书可作为高等职业教育中药学、中药制药、药学、药品经营与管理、药剂等专业的教学用书,也可作为中等职业教育、成人教育、医药卫生类职工、执业中药师的培训(参考)教材。

需要说明的是,按照方药的编排,项目 4—项目 18 内容主要涉及内科用药。但根据编写组教师多年的实践经验和学生在实际工作中对知识、职业能力的需求,因此,对儿科、妇科、外科、五官科、骨科、皮肤科用中成药也有必要熟悉。由于前面项目按照功效划分,而项目 19—项目 24 按照临床各科来划分,分类体系的变化使部分方药在前面项目已出现,如龙牡壮骨颗粒划分在项目 17(学会固涩方药)中,但其为儿科用药之常品。因此,在学习时,要注意分类体系的变化;在编写体例方面,也有不同。若需详细掌握项目下的药物,可在表格各方药内容的基础上,查询药典、部颁标准、遵循医嘱,以便更好地掌握。

本书编写分工如下:项目 1、项目 2 由邓晓迎编写;项目 3 由顾明华、赵珍东编写;项目 4、项目 5 由赵珍东编写;项目 6 由蓝永锋编写;项目 7—项目 9 由陈少珍编写;项目 10—项目 11 由姬洁莹编写;项目 12—项目 13 由向云亚编写;项目 14—项目 16 由徐晶晶编写;项目 17—项目 18 由谢小霞编写;项目 19—项目 20 由姚巧林编写;项目 21 由颜文孟编写;项目 22 由于海帅编写;项目 23—项目 24 由万能编写;实践技能训练及附录等由赵珍东编写。

本书承广东食品药品职业学院汪小根教授审阅并提出宝贵意见,编写过程中还得到了相关行业专家、同仁的大力支持和帮助,在岗位情境导学、看一看、练一练等方面借鉴了其他作者的资料,在此表示衷心感谢!同时,本书得到了广东食品药品职业学院中药学、中药制药、药学、药品经营与管理、药剂学等专业学生的热情支持,并从使用角度提出了诸多宝贵建议,也是本书编写的力量源泉,在此深表谢意。

本书是"十四五"职业教育国家规划教材,职业教育国家在线精品课程配套教材,广东省"十四五"职业教育规划教材,广东省高职院校课程思政示范课程配套教材。

本书的编写基于编写组各位教师、行业专家、同仁、学生的集体智慧,基于对相关专业学生可能从事的职业岗位能力要求的分析,基于主编近几年对国家级精品课程建设的不断思考,基于对中药学等专业相关技能大赛、执业中药师资格考试的要求,所选取内容具有实用性、普适性、继承性、创新性。

由于编者水平,书中难免有不足之处,恳请广大同仁和读者批评指正。

《实用方剂与中成药》编写组
2025 年 1 月于广东广州

目 录 CONTENTS

项目1　理解方剂基础知识 ………………………………………………………… 1

　　任务1.1　方剂与中成药的发展 ……………………………………………… 2

　　任务1.2　方剂与治法 ………………………………………………………… 5

　　任务1.3　方剂的构成与变化 ………………………………………………… 7

　　任务1.4　中药剂型 …………………………………………………………… 9

　　【目标测试】…………………………………………………………………… 15

项目2　学会中成药基础知识 …………………………………………………… 18

　　任务2.1　中成药的处方来源与组方原则 ………………………………… 19

　　任务2.2　中成药的命名与分类 …………………………………………… 20

　　任务2.3　中成药说明书与批准文号、生产批号及有效期 ……………… 23

　　任务2.4　中成药非处方药与处方药 ……………………………………… 24

　　任务2.5　中成药的合理应用 ……………………………………………… 28

　　任务2.6　中成药的不良反应与防治 ……………………………………… 34

　　任务2.7　中成药的陈列原则及其注意事项 ……………………………… 37

　　任务2.8　中成药的储存保管与养护 ……………………………………… 39

　　任务2.9　问病荐药技术 …………………………………………………… 41

　　【目标测试】…………………………………………………………………… 45

项目3　学会中药调剂知识与技能 ……………………………………………… 47

　　任务3.1　处方类型及书写格式 …………………………………………… 48

　　任务3.2　处方应付常规 …………………………………………………… 53

　　任务3.3　中药调剂设施及工具 …………………………………………… 59

　　任务3.4　中药调剂程序 …………………………………………………… 62

　　任务3.5　中药调剂管理制度 ……………………………………………… 65

　　任务3.6　中成药调剂 ……………………………………………………… 68

　　【目标测试】…………………………………………………………………… 70

项目4　学会解表方药 …………………………………………………………… 74

　　任务4.1　辛温解表 ………………………………………………………… 75

　　任务4.2　辛凉解表 ………………………………………………………… 79

　　任务4.3　扶正解表 ………………………………………………………… 84

　　【目标测试】…………………………………………………………………… 87

项目5 学会清热方药 …………………………………………………………… 90
    任务5.1 清热泻火 ………………………………………………………… 91
    任务5.2 清营凉血 ………………………………………………………… 93
    任务5.3 清热解毒 ………………………………………………………… 95
    任务5.4 清脏腑热 ………………………………………………………… 99
    任务5.5 清热祛暑 ……………………………………………………… 104
    任务5.6 清退虚热 ……………………………………………………… 105
    【目标测试】 …………………………………………………………… 109

项目6 学会泻下方药 ………………………………………………………… 112
    任务6.1 寒下 …………………………………………………………… 113
    任务6.2 润下 …………………………………………………………… 116
    任务6.3 温下 …………………………………………………………… 118
    任务6.4 攻补兼施 ……………………………………………………… 119
    【目标测试】 …………………………………………………………… 122

项目7 学会和解方药 ………………………………………………………… 124
    任务7.1 和解少阳 ……………………………………………………… 125
    任务7.2 调和肝脾 ……………………………………………………… 126
    任务7.3 表里双解 ……………………………………………………… 130
    【目标测试】 …………………………………………………………… 132

项目8 学会温里方药 ………………………………………………………… 135
    任务8.1 温中散寒 ……………………………………………………… 136
    任务8.2 回阳救逆 ……………………………………………………… 139
    任务8.3 温经散寒 ……………………………………………………… 141
    【目标测试】 …………………………………………………………… 144

项目9 学会补益方药 ………………………………………………………… 146
    任务9.1 补气 …………………………………………………………… 147
    任务9.2 补血 …………………………………………………………… 153
    任务9.3 补阴 …………………………………………………………… 159
    任务9.4 补阳 …………………………………………………………… 161
    【目标测试】 …………………………………………………………… 166

项目10 学会理气方药 ……………………………………………………… 170
    任务10.1 行气 ………………………………………………………… 171
    任务10.2 降气 ………………………………………………………… 175

【目标测试】 ·· 179

项目 11 学会理血方药 ··· 182
    任务 11.1 止血 ·· 183
    任务 11.2 活血祛瘀 ·· 186
    【目标测试】 ··· 193

项目 12 学会祛湿方药 ··· 195
    任务 12.1 燥湿和胃 ·· 196
    任务 12.2 清热祛湿 ·· 198
    任务 12.3 利水渗湿 ·· 202
    任务 12.4 祛风胜湿 ·· 204
    【目标测试】 ··· 209

项目 13 学会化痰止咳方药 ·· 211
    任务 13.1 燥湿化痰 ·· 212
    任务 13.2 清热化痰 ·· 213
    任务 13.3 润燥化痰 ·· 217
    任务 13.4 治风化痰 ·· 219
    任务 13.5 止咳平喘 ·· 220
    【目标测试】 ··· 224

项目 14 学会治风方药 ··· 227
    任务 14.1 疏散外风 ·· 228
    任务 14.2 平息内风 ·· 231
    【目标测试】 ··· 236

项目 15 学会安神方药 ··· 238
    任务 15.1 重镇安神 ·· 239
    任务 15.2 养心安神 ·· 240
    【目标测试】 ··· 244

项目 16 学会开窍方药 ··· 246
    任务 16.1 凉开 ·· 247
    任务 16.2 温开 ·· 251
    【目标测试】 ··· 252

项目 17 学会固涩方药 ··· 254
    任务 17.1 固表止汗 ·· 255

任务 17.2　涩肠止泻 ·· 257

任务 17.3　涩精止遗 ·· 259

任务 17.4　固崩止带 ·· 260

【目标测试】 ·· 263

项目 18　学会消导方药 ·· 265

任务 18.1　消食化滞 ·· 266

任务 18.2　健脾消食 ·· 268

【目标测试】 ·· 271

项目 19　学会儿科用中成药 ·· 273

项目 20　学会妇科用中成药 ·· 278

项目 21　学会外科用中成药 ·· 283

项目 22　学会五官科用中成药 ·· 288

项目 23　学会骨科用中成药 ·· 293

项目 24　学会皮肤科用中成药 ·· 298

实践技能训练 ··· 303

实训项目 1　审方调配技能训练 ·· 303

实训项目 2　中成药基本知识技能训练 ·································· 307

实训项目 3　中成药社会调查技能训练 ·································· 309

实训项目 4　问病荐药技能训练 ·· 310

实训任务 4.1　感冒问病荐药 ·· 312

实训任务 4.2　咳嗽问病荐药 ·· 313

实训任务 4.3　便秘问病荐药 ·· 314

实训任务 4.4　胃痛问病荐药 ·· 315

实训任务 4.5　泄泻问病荐药 ·· 315

实训任务 4.6　虚劳问病荐药 ·· 316

实训任务 4.7　失眠问病荐药 ·· 317

实训任务 4.8　头痛问病荐药 ·· 318

实训任务 4.9　痹症问病荐药 ·· 319

实训任务 4.10　痛经问病荐药 ······································ 319

实训任务 4.11　眼病问病荐药 ······································ 320

附录　部分中药用法概要表 ··· 321

参考文献 ··· 326

项目1　理解方剂基础知识

【学习目标】

知识目标：

1. 掌握方剂的基本结构；汤剂的煎煮方法。

2. 熟悉方剂的含义，方剂学形成和发展，主要典籍及其成就；方剂与治法的关系，八法的含义。

3. 了解方剂的组成变化；常见剂型的特点及分类。

技能目标：

1. 学会分析方剂的"君、臣、佐、使"，学会汤剂的煎煮方法。

2. 能叙述方剂学形成和发展，主要典籍及其成就，常用治法的含义及应用。

素质目标：

1. 培养学生传承中医药传统文化的热情和使命感，热爱中医药，助力健康中国建设。

2. 提升学生博学强记的学习动力。

3. 培养学生的归纳总结能力。

动画：岗位情境导学

【岗位情境导学】

情境描述：杨某，男，25岁。前日走进药店，拿出一张处方对药师说："药师，您好！我感冒了，医生开了3副药，我该怎么煎煮呢？"

情境分析：日常生活中，抓中药回来后怎么煎煮，会难住大家。有时药物需要后下、包煎等，不知如何是好。

讨论：请问感冒药如何煎煮？

学前导语：感冒药多用辛散轻扬之品，不宜久煎。方中含有挥发油的药物，如：薄荷需要后下；辛夷有毛，需要包煎。

那么，煎煮中药时还要注意什么？

任务 1.1　方剂与中成药的发展

方剂是在辨证审因确定治法之后,选择适当的药物,遵循组方原则,酌定用量用法,妥善配伍而成的治疗疾病的工具。它是中医"理、法、方、药"中的一个重要组成部分,是中医治法的具体表现,也是中药调剂工作的实际依据。

方剂学是研究治法与方剂配伍规律及其运用的一门学科,与中医、中药各专业有着广泛而密切的联系,是中医药学的主要专业基础课之一。

方剂学的发展经历了 2 000 多年的历史,现存的方书,据《全国中医图书联合目录》记载,仅从晋、唐至今已多达 1 950 种,而与方剂有关的医籍就更多。了解方剂学发展的过程,熟悉历史上具有代表性的重要方书的特点及其成就、价值,对方剂学课程的学习至关重要,在今后深入研究、运用方剂的过程中,是十分必要的。

追溯到原始社会时期,祖先在寻找食物的过程中就发现了药物。随着有意识利用药物的实践活动的不断发展,自然涉及药物的选择、配合和调剂,逐渐产生了方剂。早期的方剂,多数是单方,或仅由二三味药组成,十分简单。渐渐地,人们将两种或两种以上的药物组成复方加以利用,发现它们可以增强作用、提高疗效,或减轻不良反应和毒性,这无疑是古代医药学发展过程中的巨大进步。

在现存医籍中,最早记载方剂的医书是《五十二病方》,1973 年在湖南长沙马王堆 3 号汉墓中出土。该书成书于战国晚期,原书未见书名,整理者依据其内容分 52 题而定此名,堪称现存最古老的方书。全书共有医方 283 个,涉及临床各科病证 100 余种。该帛书的出土,也充分说明春秋至战国晚期,方剂在临床的运用就已初具规模。

两汉时期,方剂学有了较大的发展。《黄帝内经》堪称现存最早的中医理论经典著作,载方 13 首,不仅有汤、丸、膏、丹剂型之分,还总结出有关治则、治法、组方原则、配伍、禁忌等方面的理论,为方剂学的形成和发展初步奠定了理论基础。

东汉张仲景以《黄帝内经》理论为基础,结合自己的独到经验,完成了当代最高水平的临床巨著——《伤寒杂病论》(此书经后世整理编辑为《伤寒论》和《金匮要略》)。全书载方 323 首,创造性地融理、法、方、药为一体,其中绝大多数方剂有理有法、组方严谨、用药精当、变化巧妙、疗效卓著,深为古今中外之医家所折服。例如,麻黄汤、桂枝汤、麻黄杏仁甘草石膏汤、四逆汤、茵陈蒿汤、大承气汤、白虎汤等基础方型,经久不衰,至今常用,被后世誉为"方书之祖",对方剂学的发展具有深远的影响。

东晋葛洪收集民间单方、验方,编成《肘后备急方》,首先提出了"成剂药"的专用名词,具有简、便、廉、效的特点。同时代还有《刘涓子鬼遗方》一书问世,收录和论述了金疮、痈疽、疥癣、汤火伤等外科方剂,是现存最早的外科方书。

唐代医药大家孙思邈所著的《备急千金要方》和《千金翼方》,更加注意清热解毒药在温病治疗中的应用,并收录了若干保健、美容方剂。王焘编撰的《外台秘要》,整理并保存了一大批唐代及唐以前的医方、海外传入的方药,是研究唐代以前方剂的重要文献。

北宋政府官办药局"太平惠民和剂局"的建立,使大量成方制剂的生产规范化,表明我国制剂和成药销售、管理进入了新的阶段。其所藏医方经校订编纂的《太平惠民和剂局方》(简称《和剂局方》)是我国历史上第一部由政府组织编制的成药典,其中许多疗效显著的良方至今仍在临床广泛应用。这一时期的方书还有官修的《太平圣惠方》(载方16 834首)、《圣济总录》(载方近2万首)等集大成巨著。同时,还出现了众多各具特色的个人著述,如钱乙的《小儿药证直诀》、陈自明的《妇人良方大全》、苏东坡及沈括的《苏沈良方》等,都具有很高的临床实用价值,而许叔微所著的《伤寒百证歌》则是后人编写方剂歌诀的重要参考。

金元时期,方剂学的成就主要反映在临床医学著作之中。金元四大家(刘、张、李、朱)的出现,产生了不同流派的学术争鸣。刘完素善用寒凉,著《宣明论方》;张从正擅长攻下,著《儒门事亲》;李东垣专于补土,著《脾胃论》;朱丹溪主张滋阴,著《丹溪心法》。这些著作对方剂都有各自的创新和发挥,大大促进了方剂学的发展。金人成无己选《伤寒论》方20首,依据君臣佐使剖析其组方原理,著成《伤寒明理论·药方论》,为第一部方论书籍。

到了明代,出现了搜罗广博、规模宏大的官修巨著,即我国古代规模最大的方剂大全《普济方》,载方61 739首,是我国现存最大的一部方书。李时珍《本草纲目》中有11 046首附方,理论方面颇有见识,加强了方和药的有机结合。其他如张介宾的《景岳全书》首以方剂功用分类,陈实功的《外科正宗》是中医外科学专著,傅青主的《傅青主女科》为中医妇科专书,这些著作对专科方剂均有贡献。

清代的方书,无意求其赅备,而趋向于由博返约。温病学派的兴起,更加丰富发展了方剂学,如吴瑭的《温病条辨》、王孟英的《温热经纬》等。王清任的《医林改错》中有关活血化瘀的方剂也有独特之处。另外,汪昂的《医方集解》《汤头歌诀》、吴仪洛的《成方切用》、陈修园的《时方歌括》、罗美的《古今名医方论》等,均为方剂学学习和研究的重要资料。

近代以来,特别是新中国成立后,方剂学更加迅速发展。70多年来,国家对一大批古代的中药方书进行了校勘出版,为我们研究学习方剂提供了极大的方便。重新编辑的医方、验方、方书辞典、方书工具书也大量涌现,其中以南京中医药大学的《中医方剂大辞典》最具代表性。随着方剂理论研究的更加深入,方剂应用范围也有所扩大。因此中药制剂学得到了分化,使中成药在生产工艺、剂型改进、药效、药理、毒理、质量标准和临床应用等方面,都取得了举世瞩目的进步。于是,新的产品不断研制成功,剂型不断改进和更新,设备、技术和检测手段更加先进,疗效可靠而安全的法定处方不断增加,中成药应运而兴。

【想一想】

向医圣张仲景学习,我们应该怎么做?

中成药是以中医药理论为基础,以中药材为原料,按照法定的处方和工艺标准加工制成的具有一定质量规格的中药制剂成品。中成药也是祖国医药学的重要组成部分,经过多年的发展,剂型丰富,品种日益繁多。中成药学作为

答案解析

独立的学科体系,在历代医药文献中未见明文记载,但在历代中医药书籍中,记载了众多中成药的知识和理论。

新中国成立后,中医药事业的发展大大地促进了中成药学的发展,特别是近30年来,中成药学的发展成就巨大,尤其是对中成药标准化、规范化、有效性、安全性的研究远远超过了既往数百年的历史,在中成药古籍整理、文献研究、中成药学教材建设等诸方面都取得了瞩目的成就。在国家卫生部门的统一领导下,全国各地对传统中成药的处方、生产工艺等进行了多次汇集整理,相继编写了《丸散膏丹集成》《中成药生产规范》《全国中成药处方集》《中成药制剂汇

编》《全国中成药产品目录》《中国基本中成药》等。特别是1953年出版的《中华人民共和国药典》的问世,标志形成了中成药学发展史上的另一重要里程碑,其后经过不断的修订完善,至2025年共出版了12个版本。

 看一看

《中华人民共和国药典》简介

《中华人民共和国药典》(以下简称《中国药典》)自1953年出版问世后,历经多次修订,已更新至2025年版。2025年版《中国药典》一部中药收载品种共计3 069种,新增159种,修订1 101种,不再收载32种。

中成药基础理论的研究:近30年来,中成药基础理论的研究不断发展。例如,中成药释放度、生物利用度的研究,为正确选择药物剂型,合理拟订生产工艺,准确控制药品质量,有效监控临床用药提供了科学依据。人们运用现代实验生物技术的多种手段,力求探讨中成药复方的作用机理,阐明其科学性和合理性,为精简复方、研制新产品指明了方向。

中成药新剂型的开发:半个多世纪以来,我国中成药制药的发展历程,除了继承传统剂型对古方成药进行改进与开发以提高质量,还对新药制剂进行了探索与研究,对中成药制药前处理技术及剂型成型技术进行了改进与创新,从而使中成药朝着现代化、新型化、方便化、高效化的方向发展。这些研究成果丰富了中成药学的药剂理论,优化了中成药制剂的质量,扩大了中成药剂型的品种和应用范围,研制出了片剂、注射剂、颗粒剂、滴丸、胶丸、胶囊剂、软胶囊剂、膜剂、橡皮膏、气雾剂等新剂型。

中成药质量标准的研究:中成药学着眼于成药质量标准及检测方法的研究,过去依靠五官经验鉴别,现在用显微、理化及薄层色谱等技术进行鉴别。除经典检测方法外,现代检测方法如薄层色谱法、薄层扫描法、气相色谱法、高效液相色谱法、气质联用法、紫外光谱法、核磁共振光谱法、质谱法,以及分子生物学技术(PCR,WB等)、扫描电镜技术、计算机图像分析技术、电泳法等已经应用到中成药的检测中,为中成药产品的质量控制提供了保障。

中成药作用机制研究与新药的研制:近年来,诸多研究人员对中药复方及中成药的作用机制进行了广泛的研究。通过对一些经典中成药的作用机制研究,在剖析药物配伍关系、发掘古方、开拓新的临床应用等方面取得了一些成果,并在此基础上精简原方,研制了部分新的中成药。例如,安宫牛黄丸,经改良后制成醒脑静针剂,具有明显的镇静、镇痛、解热和抗惊厥作用;苏合香丸,在精简原方的基础上研制了冠心苏合丸、苏冰滴丸等新制剂,取得了良效,成为治疗冠心病的常用中成药。

 知识拓展

党的二十大报告　　　　　中药诊断知识与技能

任务 1.2　方剂与治法

1.2.1　方剂与治法的关系

方剂是在辨证立法的基础上,按照一定法则选药配伍而成的。理解方剂与治法的关系,才能准确而全面地遣药组方。

中医学的治法内容可以归纳为两个层次。首先,具有一定概括性的、针对某一类病即共性所确立的治法,称为治疗大法,如表证用汗法、热证用清法、寒证用温法、虚证用补法等。常用治法中讨论的"八法"即属这一层次。其次,是针对具体证候所确定的治疗方法,即具体治法。各论中每个具体方剂的"功能与主治"中介绍的就是该方的具体治法。

从中医药学的形成和发展来看,治法是在长期的临床积累的方药运用经验基础上,在对人体生理病理认识的不断丰富完善过程中,逐步总结而成的,是后于方药形成的理论。但当治法已由经验上升为理论之后,又成为遣药组方和运用成方的指导原则。例如,患者四诊有恶寒发热、头痛身疼、无汗而喘、舌质薄白、脉浮紧等表现,经医生辨证为外感风寒束表、肺气不宣。根据表证当用汗法,治寒当用温法,可用辛温解表剂如麻黄汤,如法煎服使汗出表解,邪去人安。

因此,方剂的功效与治法相同,治法与病证相符,方能获效;否则,治法与辨证不符,组方与治法脱节,必然治疗无效,甚则病情恶化。由此可见,治法是指导遣药组方的原则,方剂是体现和完成治法的主要手段,即"方从法出,法随证立"。既不能有法无方,也不能有方无法。两者关系十分密切,相互为用。

1.2.2　常用治法

早在《黄帝内经》中就有关于治法的记述,汉代张仲景有所发展,其后历代医家在长期医疗实践中又总结了许多具体治法。其中清代医家程钟龄在其《医学心悟》中把历代医家的治法概括为"八法",即汗、吐、下、和、温、清、消、补八种治法。"八法"是以八纲辨证为依据进行的高度概括,简介如下。

1)汗法

汗法又称解表法,是通过开泄腠理、宣发肺气、调畅营卫等方法,使在表的外感六淫之邪随汗而解的一类治法。此法主要以《黄帝内经》"其在皮者,汗而发之"作为理论依据。适用于外感表证、疹出不透、疮疡初起,以及水肿、泄泻见有恶寒发热、头身痛等表证者。因病情有寒热、个体有差异、病邪有兼夹,故汗法又分为辛温、辛凉两种。

2)吐法

吐法是通过涌吐,使停滞于咽喉、胸膈、胃脘中的痰涎、宿食或毒物从口中吐出的一类治法。此法主要以《黄帝内经》"其高者,引而越之"为理论依据,适用于中风痰壅、顽痰蓄积胸膈、宿食停滞胃脘或误食毒物尚在胃中等病位居上、病势急暴、体实邪盛之证。但因吐法易伤胃气,故体虚气弱、妇人新产、孕妇等均应慎用,考虑安全问题,加之有很多方法可以达到此目的,现已少用。

3)下法

下法是通过泻下通便、泻下水饮,使停留于胃肠的宿食、燥屎、冷积、瘀血、停水等从下窍而出,以驱邪除病的一类治法。此法主要以《黄帝内经》"其下者,引而竭之""中满者,泻之于内"为理论依据。凡邪在胃肠而致大便秘结不通、饮食积滞、虫积、湿热积滞、水饮内停及瘀血内阻等积滞证均可应用。因有寒热、虚实、病邪兼夹的不同,下法又有寒下、温下、润下、逐水、攻补兼施之别,需要与其他治法结合运用。

4)和法

和法是通过和解与调和的方法,使半表半里之邪,或脏腑、阴阳、表里失和之证得以解除的一类治法。此法以《伤寒明理论》"其于不内不外,半表半里,既非发汗之所宜,又非吐下之所对,是当和解则可矣"和《广瘟疫论》"寒热并用之谓和,补泻合剂之谓和,表里双解之谓和,平其亢厉之谓和"作为理论依据,是专治邪在半表半里的治法,既能祛除病邪,又能调整脏腑功能,适用于邪犯少阳、肝脾不和、寒热错杂、表里同病、气血营卫失和等证。

5)温法

温法是通过温里祛寒的作用,治疗里寒证的一类治法。此法主要以《黄帝内经》"寒者热之"为理论依据。由于里寒证的形成有外感内伤之不同,或有寒邪直中于里,或误治伤阳,或阳虚寒从中生的区别,又有部位深浅、程度轻重的差别,温法又有温中散寒、温经散寒、回阳救逆等区别。由于阳虚与寒邪往往并存,温法常与补法配合运用。

6)清法

清法是通过清热、泻火、解毒、凉血等作用,使里热证得以改善或消除的一类治法。此法以《黄帝内经》"热者寒之""温者清之"为理论依据。因里热有热在气分、营分、血分、热壅成毒及热在某一脏腑之分,故清法又分为清气分热、清营凉血、气血两清、清热解毒、清脏腑热。

7)消法

消法是通过消食导滞、行气活血、化痰利水、驱虫等作用,使气、血、痰、食、水、虫等渐积形成的有形之邪渐消缓化的一类治法。此法以《黄帝内经》"坚者削之""结者散之"为理论依据,适用于饮食停滞、气滞血瘀、癥瘕积聚、水湿内停、痰饮不化、疳积虫积以及疮疡痈肿等。消法与下法均治有形之实邪,但有所不同。下法是在病势急迫、形症俱实、必须速除,而且是可以从下窍而出的情况下使用;消法则是为病在脏腑、经络、肌肉之间渐积而成,邪坚病固、病势较缓的病情而设,多属虚实夹杂,只可渐消缓散。两者也可依据实际情况配合使用。

8)补法

补法是通过补益人体气血阴阳,以主治各种虚弱证候的一类治法。此法主要以《黄帝内经》"虚则补之""损则益之"为理论依据。由于虚证有气虚、血虚、阴虚、阳虚之分,因此补法有补气、补血、补阴、补阳等区别。脏腑之气血阴阳不足,又有补心、补肺、补脾、补肾、养胃、补肝等具体补法。

"八法"适用于表热、寒热、虚实等不同证候,对多数疾病而言,病情往往是复杂的,不是单一治法能够满足治疗需要的,常需数种治法配合运用才能照顾全面。正如《医学心悟》中指出"一法之中,八法备焉。八法之中,百法备焉"。因此,临证处方,要针对具体病证,灵活运用,使之切合病情,方能收到满意的疗效。

另外,根据给药途径,治法又可分为内治法、外治法。临床各科用药以内服为主,故内治法是临床普遍且常用的一种治法。外治法多为外科运用,常见有敷、贴、洗、熏、喷(吹)、通导等法。不论是内治,还是外治,其组方用药的理论,仍是"八法"范围。

🔍【练一练】

体现"虚则补之""损则益之"的治法是(　　　)。

A.补法　　　B.汗法　　　C.温法　　　D.清法　　　E.和法

答案解析

任务1.3　方剂的构成与变化

在辨证审因、确立治法之后,便进入了具体的遣药组方阶段,即选择相宜的药物,确定必要的用量用法将其组合起来。药物的功能各有所长,各有所短。唯有通过严格的配伍,才能用其所长,制其偏性、毒性,消除或缓解对人体的不利因素,充分发挥其整体作用,以适应复杂病证的治疗需要,即所谓"药有个性之专长,方有合群之妙用"。也就是说,组方的目的是增强、产生新的药物疗效,满足病情需要;或随证选药组方,以全面照顾复杂病情,扩大治疗范围;或降低、缓和药物毒性及烈性,调和药味,保证安全用药及便于服用。因此,方剂是运用药物治病的进步。历代医家在长期医疗实践中,总结出了方剂的组方原则及其变化规律。

1.3.1　方剂的基本结构

每一首方剂都是根据患者病情的需要,在辨证立法基础上,选择适宜的药物,妥善配伍而成的。在组织不同作用和地位的药物时,还应符合严密的组方基本结构,即"君、臣、佐、使"的形式,才能做到主次分明、全面兼顾、扬长避短、提高疗效。

关于组方基本结构的理论,最早见于《黄帝内经》。《素问·至真要大论》就有"主病之为君,佐君之为臣,应臣之为使"的记述。此后,历代医家多有论释。"君、臣、佐、使"是说明方中药物配伍的主从关系,即反映药物在方中的不同地位或作用。现将各家论述及历代名方的组成规律分析归纳如下。

1)君药

君药是指针对主病或主证发挥主要治疗作用的药物,又称"主药"。一般而言,其药效居方中之首,用量相对较多,是方中不可缺少的药物。

2)臣药

臣药有两种含义:①辅助君药加强治疗主病或主证作用的药物;②针对兼证或兼病起主要治疗作用的药物。

7

3）佐药

佐药有三种含义：①佐助药，即协助君、臣药以增强疗效，或直接治疗次要症状的药物；②佐制药，即用来降低或消除君、臣药的毒性或峻烈之性的药物；③反佐药，即病重邪甚，可能拒药时，配用与君药性味相反而又能在治疗中起相成作用的药物，以防止药病格拒。

4）使药

使药有两种含义：①引经药，即能引领方中诸药至特定病所的药物，如治上部疾患用桔梗为引，治下部疾患以牛膝为引；②调和药，即具有调和方中诸药作用的药物，使性味归经不同的药物能够协同起效，使药的药力较小，用量也轻。

方剂中药物君（主）、臣（辅）、佐、使地位的确定，主要依据药物在方中所发挥作用的主次，此外，还与药效的大小、用量的轻重有关。在临床遣方用药时，并没有固定的模式，既不是每一种意义的臣、佐、使药都必须具备，也不是每味药只任一职。药味多少，君、臣、佐、使是否齐备，全视具体病情及治疗要求的不同，以及所选药物的功能决定。但任何方剂组成中，君药是不可缺少的。至于一方中君、臣、佐、使的药味多少和用量，需根据临床上辨证立法的需要而定。一般情况下，君药药味较少，臣、佐药的药味较多。在用量方面，君药比臣、佐、使药药量要大。金代名医张元素有"力大者为君，为君最多，臣次之，佐使又次之"之说。至于有些药味繁多的大方子，或多个基础方剂组合而成的"复方"，分析时只需按其组成方药的功用归类，分清主次即可。为进一步阐述方剂的基本结构，以《伤寒论》之麻黄汤为例分析如下。

麻黄汤主治外感风寒表实证，症见恶寒发热、头痛身疼、无汗而喘、舌苔薄白、脉浮紧等。其病机为风寒束表，肺气不宣；法当发汗解表，宣肺平喘。

君（主）药——麻黄：辛温，发汗解表以散在表风寒，宣肺利气以平喘逆。

臣（辅）药——桂枝：辛甘温，解肌发表以助麻黄发汗散寒，又能温通经脉解头身疼痛。

佐药——杏仁：苦平，降肺气助麻黄平喘。属于佐助药用法。

使药——甘草：甘温，调和诸药，并可延缓药力，以防麻、桂发汗太过。属于佐制药用法。

通过对麻黄汤组成的分析可知，组成一首方剂，应依据辨证、治法的需要选择药物，酌定用量，明确君臣佐使的配伍关系及作用，将其配伍组成一个有机整体，使之更好地发挥整体作用，达到最佳治疗效果。

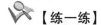【练一练】

不属于方剂基本结构的是（　　　　）。

A.君　　　　　B.臣　　　　　C.复　　　　　D.佐　　　　　E.使

答案解析

1.3.2　方剂的变化形式

临证不依病机、治法选用成方，谓之"有方无法"；不据病情加减而墨守成方，又谓"有方无药"。因此在临证运用时，应根据病人体质状况、年龄长幼、四时气候及病情变化灵活加减，做到"师其法而不泥其方，师其方而不泥其药"。因此，临证组方时，在遵循君、臣、佐、使基本结构的同时，还需灵活加减变化来适应具体需要，不可囿于成方。方剂的运用变化主要有以下形式。

1) 药味加减变化

药物是决定方剂功效的主要因素。方中药味的增减,必然会导致方剂配伍关系发生改变,从而直接影响方剂的功能,即病变,药变,方亦变。方剂药味增减变化的目的是更好地适应病情的需要。此处所指的药味增减变化是指在主病、主证、基本病机及君药不变的前提下,改变方中的次要药物,以适应变化了的病情需要,即常说的"随证加减"。例如,麻黄汤中麻黄与桂枝配伍,其功效重在发汗解表,主治外感风寒表实证;又如,三拗汤为麻黄汤去桂枝而成,方中麻黄仍为君,但无桂枝相伍,发汗力减弱,配苦杏仁为臣,重在止咳平喘,主要用于表寒不重,以咳嗽痰多为主要见症者;再如,风寒湿痹初起,症见身体烦疼、无汗者,又宜在麻黄汤的基础上加入苦温燥湿的白术为臣,共奏发汗解表、散寒祛湿之功,方名麻黄加术汤。

上述两个方剂,虽均以麻黄汤为基础,但由于方中君、臣药配伍关系的变化,功效主治也发生了变化。需要注意的是,选用成方加减时,不能减去君药,否则就不是某方的加减,而是另组新方了。

2) 药量加减变化

药量直接决定药力的大小。方剂中组成药物不变,其用量的变化也会使功效、主治病证发生变化,以适应病情的需要。例如,小承气汤与厚朴三物汤均由大黄、枳实、厚朴3味药组成。小承气汤大黄4两为君,枳实3枚为臣,厚朴2两为佐,功能攻下热结,主治阳明腑实轻证,病机是热实互结在胃肠,以痞、满、实为特点;厚朴三物汤以厚朴8两为君,枳实5枚为臣,大黄4两为佐,功能行气通便,主治气滞腹满而痛、大便不通、身无热,病机侧重于气闭不通。两方相比,厚朴用量之比为1:4,枳实量也不同,在功用和主治的主要方面就有所不同。

3) 剂型更换变化

中药的剂型种类较多,各有特点。即使同一方剂,组成药物和剂量完全相同,应用时剂型的改变,方剂的作用也会随之发生变化,使用时主要根据病情而定。例如,理中丸是用于中焦虚寒的方剂,若改为汤剂内服,则作用快而力峻,适用于证情较急重者;反之,若证情较轻或缓者,不能急于求效,则可改汤为丸,取丸剂作用慢而力缓。因此,《伤寒论》中理中丸(人参、白术、干姜、甘草各等份)服法中指出"然不及汤"。这种以汤剂易为丸剂,以取缓治的方式,在方剂运用中极为普遍。

上述方剂变化的形式,可以单独应用,也可以相互结合使用,即是方剂应用的灵活性所在。要应付纷繁复杂的病情,只有掌握方剂的基本构成和灵活变化,才能真正达到辨证论治、治愈疾病的目的。

任务 1.4　中药剂型

方剂组成以后,还要根据病情与药物的特点制成一定形态的剂型来用,剂型质量的优劣直接关系到药物的临床疗效。

1.4.1 剂型及给药途径对药效的影响

药物剂型的特点和作用,在古代的文献中有诸多论述。李东垣曾指出:"大抵汤者荡也,去大病用之。散者散也,去急病用之。丸者缓也,不能速去之,其用药之舒缓,而治之意也。"这是说,汤剂服用后可直接被胃肠道吸收,其剂量一般较大,作用强则可治"大病";散剂是分散的固体制剂,虽不像汤剂作用之烈,但也不经崩解过程,只需"溶解"后便可吸收,比丸剂吸收要快,故可用作治疗"急证";丸剂到体内则需要经过崩解、分散、溶解等过程,才能被机体吸收。可见,中药剂型的选择与应用,与临床用药疗效密切相关,这充分肯定了剂型选择对发挥药物疗效的重要性。

一般来说,不同的剂型在体内的吸收不一样,由快到慢的次序为:注射剂、气雾剂;灌肠剂;滴丸剂、汤剂、水剂、口服剂、酊剂、酒剂、冲剂(颗粒剂)、内服膏剂;散剂、胶囊剂、微丸剂;片剂、浓缩丸、水丸;蜜丸;糊丸;蜡丸。不同给药途径的药物吸收速度,由高到低排序为:静脉 > 吸入 > 肌肉 > 皮下 > 直肠或舌下 > 口服 > 皮肤。但某些药物,采用舌下或直肠给药时,其吸收速度仅次于静脉注射和吸入给药。

不同剂型在人体中发挥的疗效,关键是要看生物利用度。生物利用度指制剂中的主药被吸收进入血液的程度和速度。利用生物利用度,便于比较不同制剂或剂型的吸收程度,又可用于比较吸收速度。

1.4.2 常见剂型简介

《黄帝内经》记载着汤、丸、散、膏、酒、丹等剂型,经历代医家的发展,明代《本草纲目》所载剂型达 40 余种。新中国成立以来,随着制药工业的发展,又研制了许多新的剂型,如片剂、注射剂、滴丸剂等。下面介绍常用剂型的主要特点及制备方法。

1)汤剂

汤剂古称汤液,是指将药物加水或酒浸泡后,再煎煮一定时间,去渣取汁制成的液体剂型。主要供内服,外用多作洗浴、熏蒸及含漱。

汤剂是我国应用最早、最广泛的一种剂型。医圣张仲景著《伤寒论》,有 95 方都是汤剂。汤剂是主要剂型之一,现代中药使用的剂型中以汤剂最多,一般汤剂饮片用量约占中药的 50%。

汤剂的特点是口服后不存在崩解和溶出过程,进入胃肠道后可直接被吸收,因此吸收快,药效发挥迅速,而且可以根据病情的变化随证加减,能较全面、灵活地照顾到每个患者或各具体病变阶段的特殊性,适用于病情较重或病情不稳定的患者。其不足之处就是服用量大,某些药的有效成分不易煎出或易挥发散失,不适宜大量生产,不便携带。

(1)分类

汤剂按其制备方法的不同可分为四种类型。

①煮剂:是用一定的温度和加热时间,将药物煎煮去渣所得的液体剂型。煮剂浓度适中,具有吸收快、奏效迅速、作用强的特点。

②煎剂:是将经过煎煮去渣的药液,再经加热浓缩所得的液体剂型。煎剂加热时间比较长,药液的浓度比较高,能减弱药物的毒性。

③煮散:将药材粗颗粒与水共煮去渣取汁而制成的液体制剂。煮散与汤剂相比具有节省药材、便于煎服等优点。

④沸水泡药:药物经过沸水浸泡去渣所得的液体剂型。沸水泡药,频频饮之。沸水泡药加热时间短,温度比较低,药液味薄气清,善于清泄上焦热邪。

(2)用途

汤剂的用途比较广泛,可分内服和外用。

①内服:主要是口服,药液进入胃肠后,直接吸收,产生作用比较快。

②外用:多作洗浴、熏蒸、含漱用。

(3)制备

中药汤剂的制备,通俗地讲就是"煲中药"。汤剂沿用至今已有数千年历史,历代名医药家都很重视中药煎煮法。正如清代名医徐灵胎说:"煎药之法,最宜深究,药之效不效全在乎此。"可见,正确掌握煎煮法直接关系到中药的临床疗效。

制备汤剂,包括选择煎煮器、药材加工、加水量、浸泡时间、煎煮时间与煎煮次数,以及煎煮时诸药加入次序等。因部分在中药学部分已经详细提及,这里不再重复,仅对煎煮时火候、煎煮时间和特殊药物入药方如先煎、后下、包煎、烊化、另煎、溶化、冲服等进行强调。

煎药的温度高低,与火力大小密切相关。火力通常用文火、武火来表示。药物根据其功效之不同,分为解表药、一般药和滋补调理药。解表药火候:武火速煎,气足势猛,药力迅速;一般药:应用文火和武火交叉煎煮,使有效成分充分煎出;滋补调理药开始用武火煮沸,沸后用文火慢煎,使药汁浓厚,药力持久。

对于煎煮时间,针对解表药,头煎以沸腾开始计算时间,需10~20分钟,二煎10~15分钟。一般药头煎20~25分钟,二煎15~20分钟。滋补调理药头煎30~35分钟,二煎20~25分钟。汤剂煎好后,应立即滤去药汁,不宜久置锅中,以防含胶体多的药液冷后产生胶凝,滤过困难。

有关药物的加入顺序,《中国药典》收载的药物,都有详细的说明。主要有先煎、后下、包煎、烊化、另煎、溶化、冲服等方式,具体情况请参见书末附录。

🔍 药爱生命

"煎药之法,最宜深究,药之效不效全在乎此"。掌握中药的正确煎煮法直接关系到中药的临床疗效和用药安全。

例如,乌头类中药,如制川乌、制草乌、附子等,需要先煎、久煎,若不按照要求煎煮,煎煮时间不够,会导致中毒事件发生,出现心律失常、血压下降、体温降低、呼吸抑制、肌肉麻痹和中枢神经功能紊乱等症状。经水解后形成的乌头碱,毒性则大大降低。因此,使用附子时一定要先煎、久煎。

(4)服法

中药汤剂的服法,主要包括服药温度、服药时间、服药剂量等方面,在《实用中医药基础》

教材中已有说明，不再赘述。

2）合剂、糖浆剂、口服液

合剂、糖浆剂、口服液这三种剂型都是指中药材经提取、浓缩加工而成的内服液体剂型，属于汤剂改进的剂型。

中药合剂一般根据协定处方，考虑药物性质，采用煎煮法、渗漉法和蒸馏法来制备，必要时可加适量的防腐剂与矫味剂。糖浆剂是将药物煎煮、去渣取汁、浓缩后加入蔗糖溶解制成的。口服液是将药物提取后经精制而成的内服液体制剂。

合剂、糖浆剂、口服液的目的在于既保持汤剂特点，又能克服汤剂临时煎服麻烦，缩减体积，便于服用、携带和储存。糖浆剂因味甜适宜儿童服用。但三者都不能随证加减，故不能代替汤剂。

3）丸剂

丸剂是指药物细粉或药物提取物加适宜的黏合剂或辅料制成球形的固体剂型。

丸剂与汤剂相比，服后在胃肠道崩解缓慢，逐渐释放药物，作用持久；对毒、剧、刺激性药物可延缓吸收，减弱毒性和不良反应。因此，临床治疗慢性疾病或久病体弱、病后调和气血者多用丸剂。

丸剂制备时能容纳固体、半固体的药物，还可容纳黏稠性的液体药物，并可利用包衣来掩盖其不良臭味。丸剂生产技术和设备较简单，也适合基层医疗单位自制。

丸剂尚存在某些缺点，如有的服用剂量大，尤其是小儿服用困难；生产流程长，污染机会多；操作不当影响崩解和疗效。

常用的丸剂有以下几种：

①蜜丸：是指将药物细粉用炼制的蜂蜜作黏合剂制成的丸剂。根据大小和制法不同，分大蜜丸（每丸 0.5 g 或以上的）、小蜜丸（每丸 0.5 g 以下的）和泛丸法制备的水蜜丸三种。一般适用于慢性疾病或调理气血的滋补药剂，需要长期服用。

②水丸：又称水泛丸，是指药物细粉用水或按处方规定的酒、醋、蜜水、药汁等黏合剂制成的小球型丸剂。水丸较蜜丸崩解、溶解得快，吸收起效快，易于吞服，适用于清热、解表、消导等药剂。

③糊丸：是指药物细粉用淀粉糊、米糊为黏合剂所制成的丸剂。其黏合力强，质地坚硬，崩解、溶解迟缓，内服可延长药效，减轻含有一定毒、剧药或刺激性的药剂的不良反应及对胃肠的刺激。

④蜡丸：是指用蜂蜡为黏合剂制成的丸剂。适于含毒、剧药或刺激性较强的药剂。

⑤浓缩丸：是指药物或部分药物的煎液或提取液浓缩成浸膏，与适宜的辅料或药物细粉制成的丸剂。其体积小，便于服用。

⑥滴丸：是指固体或液体药物与适当基质加热熔化混匀后，滴入不相混溶的冷凝液中收缩冷凝而制成的小丸状制剂，属于现代新剂型。滴丸制备设备简单，操作方便，生产率高；质量稳定，剂量准确；基质容纳液态药物量大，易于固化；具有吸收迅速、生物利用度高的特点。

4）散剂

散剂是指一种或数种药物经粉碎、混匀而制成的粉状药剂，可供内服或外敷。

散剂的特点古代早有论述："散者散之，去急病用之。"因散剂比表面积较大，故具有易分散、奏效快的特点,能产生一定的机械性保护作用;此外,制法简便,剂量可随症增减,当不便服用丸、片、胶囊等剂型时,均可改用散剂。但因药物粉碎后比表面积较大,故其臭味、刺激性、吸湿性及化学活性也相应地增加,使部分药物易起变化,挥发性成分易散失。因此,一些腐蚀性强及易吸潮变质的药物不宜配成散剂。

5)酒剂、酊剂

酒剂又称药酒,古称酒醴,是将药物用白酒或黄酒浸泡,或加温隔水炖煮,去渣取液,供内服或外用。用白酒浸提药材而制得的澄明液体制剂往往含乙醇量为50% ~60%。

酒剂在我国已有数千年的历史,酒本身有行血活络的功效,易于吸收和发散。因此,酒剂通常具有祛风活血、止痛消肿之功效,主要用于风寒湿痹。但小儿、孕妇、心脏病及高血压患者不宜服用。

酊剂是指药材用不同浓度的药用乙醇,经浸提或溶解药物而制成的澄明液体制剂。

酊剂的浓度一般随药物的性质或用途而异,用普通药物制成的酊剂浓度为20%(g/mL),含剧毒药物酊剂的浓度为10%(g/mL)。如属已知有效成分者,可用含量测定或生物测定的方法,标定其规格标准;也有少数按照历来的成方规定或医疗习惯,制成适宜的浓度。

大部分酒剂、酊剂供内服,少数供外用。酊剂与酒剂的溶媒,因均含乙醇,而蛋白质、黏液质、树胶等成分都不溶于乙醇,故杂质较少,澄明度较好,长期贮存不易染菌变质。

6)颗粒剂(冲剂)

冲剂是将药材提取物加适量赋形剂或部分药物细粉制成的干燥颗粒状或块状制剂,用时以开水冲服,具有作用迅速、味道可口、体积较小、服用方便等特点,深受患者欢迎。

颗粒剂既保持了汤剂作用迅速的特点,又克服了汤剂临用时煎煮不便的缺点。但是,颗粒剂易吸潮,某些冲剂含有大量糖,对血糖高患者应用有禁忌。

7)胶囊剂

胶囊剂是指药物装于空胶囊中制成的制剂。空胶囊一般均以明胶为主要原料,但近年来也曾试用甲基纤维素、海藻酸钙、PVA、变性明胶以及其他高分子材料,以改变其溶解性或达到肠溶目的。胶囊剂可分为硬胶囊剂和软胶囊剂两类。

①硬胶囊剂:是将固体药物填充于空硬胶囊中制成,呈圆筒形,由上下配套的两节紧密套合而成。其大小用号码表示,可根据药物剂量的大小选用。

②软胶囊剂:又称胶丸剂,是将油类或对明胶等囊材无溶解作用的液体药物或混悬液封闭于软胶囊中而成的一种圆形或椭圆形制剂。因制法不同可分为两种:用压制法制成的,中间有压缝,称有缝胶丸;用滴制法制成的,呈圆形而无缝,称无缝胶丸。

还有一类在胃液中不溶,仅在肠液中溶化、吸收的胶囊,称肠溶胶囊。

胶囊剂有以下特点:

a.可掩盖药物不适的苦味及臭味,使其整洁、美观、容易吞服。

b.药物的生物利用度高。胶囊剂与丸、片剂不同,制备时可不加黏合剂和压力,因此在胃肠崩解快,一般服后3~4分钟即可崩解释放药物,显效较丸、片剂快,吸收好。

c.提高药物稳定性。如对光敏感的药物、遇湿热不稳定的药物,可装入不透光胶囊中,防护药物不受湿气和空气中光线的作用,从而提高稳定性。

d.能弥补其他固体剂型的不足。如含油量高因而不易制成丸、片剂的药物,可制成胶囊剂,如将牡荆油制成胶丸剂(软胶囊剂)。

e.可定时定位释放药物。如将药物先制成颗粒,然后用不同释放速度的包衣材料进行包衣,按所需比例混合均匀,装入空胶囊中,即可达到延效的目的。若需在肠道中显效者,可制成肠溶性胶囊。

8) 片剂

片剂是将药物细粉或药材提取物与辅料混合压制而成的片状制剂。片剂用量准确,体积小。味很苦或具恶臭的药物压片后可再包糖衣,使之易于服用。如需在肠道吸收的药物,则又可包肠溶衣,使之在肠道中崩解。中药片剂在类型上除了一般的压制片、包衣片,还有微囊片、口含片、外用及泡腾片等。

片剂具有以下特点:

a.片剂剂量准确,片内药物含量差异较小。

b.质量稳定,为干燥固体,某些易氧化变质及潮解的药物可借包衣加以保护,所以光线、空气、水分等对其影响较小。

c.一般情况下,片剂的溶出速率及生物利用度较丸剂好。但儿童和昏迷患者不易吞服;含挥发性成分的片剂贮存较久时,药效成分含量下降。

9) 膏剂

膏剂是将药物用水或植物油熬煮去渣而制成的剂型,有内服和外用两种。内服膏剂有流浸膏、浸膏、煎膏三种;外用膏剂分为软膏和硬膏。其中,流浸膏与浸膏多用于调配其他制剂,如糖浆剂、冲剂、片剂、丸剂等。

①煎膏:煎膏又称膏滋,是药物加水反复煎煮,去渣浓缩后加炼蜜或炼糖制成的半液体剂型。其特点是体积小、含量高、便于服用、口味甜美、有滋润补益作用,一般用于慢性虚证患者,有利于长时间用药,如八珍益母膏等。

②软膏:又称药膏,是将药物细粉与适宜的基质制成具有适当稠度的半固体外用制剂。其中,用乳剂型基质的也称乳膏剂,多用于皮肤、黏膜或疮面。药物慢慢通过皮肤或黏膜吸收,持久发挥疗效,适用于外科疮疡疔肿、烧烫伤等。

③硬膏:又称膏药、薄贴。硬膏是以植物油将药物煎至一定程度,去渣,浓缩至滴水成珠,加入黄丹等搅匀,冷却制成的。用时加温摊涂在布或纸上,软化后贴于患处或穴位上,可用于治疗局部疾病和全身性疾病,如疮疡肿毒、跌打损伤、风湿痹痛、腰痛、腹痛等,如狗皮膏。

10) 注射剂

注射剂也称针剂,是将药物经过提取、精制、配制等制成的灭菌溶液、无菌混悬液或供配制成液体的无菌粉末,供皮下、肌内、静脉等注射的一种制剂。具有剂量准确、药效迅速、适于急救、不受消化系统影响的特点,对神志昏迷、难以口服用药的患者尤为适宜,如清开灵注射液、生脉注射液等。

注射剂药效迅速,作用可靠,无论是液体针剂还是粉针剂,均以液体状态直接注射入人体的组织、血管或器官内,因此吸收快,作用迅速。特别是静脉注射,药液直接进入血循环,更适于抢救危重患者。临床上常遇到神昏、抽搐、惊厥等状态的不宜于口服给药或消化系统障碍不能口服的患者,注射剂则是有效的给药途径。某些药物由于本身的性质,有的不易被胃肠道吸收,有的具有刺激性,有的易被消化液破坏等,不适宜作口服制剂,做成注射剂即可。

11)栓剂

栓剂古称坐药或塞药,是将药物细粉与基质混合制成一定形状的固体制剂,用于腔道并在其间溶化或溶解而释放药物,有杀虫止痒、润滑、收敛等作用。《伤寒杂病论》中即载有最早的阴道栓与肛门栓,可用以治疗全身性疾病。其特点在于通过直肠(或阴道)黏膜吸收,有50%~70%的药物不经过肝脏而直接进入大循环。一方面,减少药物在肝脏中的"首过效应";另一方面,减少药物对肝脏的毒性和副作用;此外,还可避免肠胃消化液对药物的影响及药物对胃黏膜的刺激。婴幼儿直肠给药尤为方便,如小儿退热栓等。

以上诸种剂型各有特点,临证应用要根据病情与方剂的特点酌情选择。新剂型的改良和研制还在不断进行,以提高药效,满足临床需求。

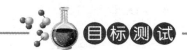
技能赛点

1.我国历史上最早的方书是《五十二病方》,被誉为"方书之祖"的是《伤寒杂病论》,第一部由政府编纂的成方药典是《太平惠民和剂局方》,记载方最多的是《普济方》。

2."方从法出,法随证立",常用治法有"八法",即汗、吐、和、下、温、清、补、消。

3.方剂的基本结构有君、臣、佐、使,其组成变化有药味加减、药量加减、剂型变化三种。

4.常用中药剂型包括汤剂、合剂、丸剂、散剂、胶囊剂、糖浆剂、口服液、酒剂、片剂、注射剂、膏剂等,临床上应按实际情况选择。

目标测试

一、单项选择题

1.最早融理、法、方、药于一体,被称为"方书之祖"的医学著作是(　　)。

    A.《太平惠民和剂局方》　　　　　　B.《伤寒杂病论》

    C.《黄帝内经》　　　　　　　　　　D.《千金方》

答案解析

2.第一部由政府编纂的成药药典是(　　)。

    A.《五十二病方》　B.《黄帝内经》　　C.《伤寒杂病论》　　D.《太平惠民和剂局方》

3.指导遣方用药的主要依据是(　　)。

    A.患者性别　　　B.患者年龄　　　C.治法　　　　　D.气候因素

4.下列不属于"八法"的是(　　)。

    A.汗　　　　　　B.下　　　　　　C.攻　　　　　　D.和

5.下列不属于"清法"范畴的是(　　)。

    A.清气分热　　　B.清营凉血　　　C.清热解毒　　　D.和解少阳

6.下列哪项不属于方剂的构成部分?(　　)

    A.君　　　　　　B.臣　　　　　　C.复　　　　　　D.佐

7.君药的含义,下列说法正确的是( )。

  A.针对兼病或兼证起主要治疗作用的药物

  B.针对次要兼证起主要治疗作用的药物

  C.辅助臣药加强治疗主病或主证作用的药物

  D.针对主病或主证起主要治疗作用的药物

8.能引领方中诸药直达病所的药物称为( )。

  A.调和药   B.引经药   C.反佐药   D.佐制药

9.用以消除或减弱君、臣药的毒性,或能制约君、臣药峻烈之性的药物是( )。

  A.调和药   B.引经药   C.反佐药   D.佐制药

10.方剂药味加减变化中,不包括方中哪种药物的加减变化?( )

  A.臣药   B.佐药   C.君药   D.使药

11.将药物粉碎,混合均匀,制成粉末状制剂,属于哪种剂型?( )

  A.汤剂   B.丸剂   C.膏剂   D.散剂

12.将药物加水反复煎煮,去渣浓缩后,加炼蜜或炼糖制成的半液体剂型是( )。

  A.浓缩丸   B.软膏   C.硬膏   D.膏滋

13.下列不属于浓缩丸特点的是( )。

  A.不受胃肠消化液影响   B.体积小

  C.有效成分高   D.服用剂量小

14.下列不属于酒剂特点的是( )。

  A.活血   B.通络   C.体积小   D.易于发散

15.下列病证不可用"下法"治疗的是( )。

  A.痞块   B.宿食   C.瘀血   D.燥屎

二、多项选择题

1.方剂与治法的关系是( )。

  A.方从法立   B.以法统方   C.方剂是治法的体现

  D.治法是方剂的依据   E.以上都不是

2.下列属于"消法"范畴的是( )。

  A.水湿内停   B.痰饮不化   C.饮食停滞

  D.气滞血瘀   E.疳积虫积

3.方剂中的药物通过配伍,可以( )。

  A.增强药力   B.产生协同作用   C.控制多功用单味中药的发挥方向

  D.扩大治疗范围,适应复杂病情   E.控制药物的毒副作用

4.汤剂的优点是( )。

  A.吸收快   B.药效发挥迅速   C.便于随证加减

  D.节省药材   E.便于携带

5.佐药包括( )。

  A.佐助药   B.佐制药   C.引经药

  D.反佐药   E.调和药

三、简答题

1. 简述方剂"君、臣、佐、使"的基本含义。

2. "八法"包括哪些内容？举例说明各法的适应证。

3. 常用中药剂型有哪些？各有何特点？

4. 介绍如何正确煎煮中药。

5. 试述方剂常见的变化形式。

【书网融合】

教学课件：
理解方剂基础知识

视频微课：
方剂与中成药简说

视频微课：
方剂与中成药的发展

视频微课：
方剂的组成与变化

项目2 学会中成药基础知识

📖【学习目标】

知识目标:

1. 掌握中成药的组方原则,命名方法;中成药合理运用的基本方法。

2. 熟悉中成药的含义及其分类;中成药的分类陈列方法,保管注意事项;问病荐药要点。

3. 了解影响中成药疗效的因素,避免不良反应的发生。

技能目标:

1. 学会分析中成药的命名方法,能阅读中成药说明书。

2. 能熟练进行中成药的陈列和保管,阐释批准文号、生产批号及有效期的意义。

素质目标:

1. 培养学生良好的合理用药责任意识,爱岗敬业,关爱生命,助力健康中国建设。

2. 提升学生博学强记的学习动力。

3. 培养学生归纳总结能力。

动画:岗位情境导学

📖【岗位情境导学】

情境描述:张某,男,32岁。前日走进药店,自觉热气上火,想购买牛黄解毒片,又自觉晚上怕冷,想购买附子理中丸。店员问:"这两个药,你怎么服用呢?"

情境分析:现实生活中,遇到又热气、又怕冷的情况,热气用牛黄解毒片,怕冷用附子理中丸。这两种中成药,药性一寒一热,使用不恰当,会导致疗效降低。

讨论:请问两药合用,为何不合理?

学前导语:中成药的合理应用,日常生活中,很多时候不被重视,牛黄解毒片清热解毒,用于火热内盛、咽喉肿痛、牙龈肿痛、口舌生疮、目赤肿痛。附子理中丸温中健脾,用于脾胃虚寒、脘腹冷痛、呕吐泄泻、手足不温。两药药性一寒一热,不能一起服用。

那么,应怎样合理使用中成药呢?

任务 2.1　中成药的处方来源与组方原则

中成药是指在中医药理论指导下,以中医方剂为依据,以中药饮片为原料,经过药学和临床研究,获得国家药品管理部门的批准,按照规定生产工艺和质量标准制成一定剂型,质量可控,安全有效,可供临床医生辨证使用,或患者根据需要直接购用的一类药品,简称成药。方剂是中成药制作的依据,中成药是方剂的主要体现。

中成药学是系统阐述中成药的组方原理、剂型选择、工艺设计、质量控制及临床应用的一门综合性应用学科。这门学科的特点是根据中医药理论,密切结合现代化的生产实践和医疗应用实践,让患者得到疗效确切、质量稳定、副作用小、服用方便的中药制剂,以获得满意的医疗效果。

中成药是中医药学的重要组成部分,历史悠久,应用广泛,品种繁多,在防病治病、保障人民群众健康方面发挥了重要作用。不仅我国广大人民喜用,在国际上也享有较高声誉。

2.1.1　中成药的处方来源

中成药内容丰富,历史悠久。随着现代科学技术的发展,近年国内外的广泛交流,中成药的品种和质量得到了较快发展。中成药的处方来源,有历代医药文献、经验方和新研方等。

1)历代医药文献

从历代医药文献中选录的处方,有的原本是成药(丸、散、膏、丹等);有的原来是汤剂或丸散,经后人改制成其他剂型而为成药,如理中丸、六一散等;还有的是对原方进行加减变化,或进行剂型改制,使它更加对症和便于使用,如清开灵注射液。来源于历代医药文献的处方数量较大,约占中成药总数的2/3,具有组方严谨、药味较少、针对性强、疗效确切等特点。

【想一想】
消渴丸的处方来源是什么?

2)经验方

经验方是指历代文献未经收载而民间流传的有效经验处方。这类处方有 **答案解析** 的出自民间医生之手,有的为药店经营者所拟定,内容丰富,历代传用。经验方成药虽然有效,但处方庞杂,近似品也多,如透骨搜风丹含86味,虎骨木瓜丸各地处方共有十几种。

3)新研方

新研方是指经过药理、药化、临床等研究试制,经国家或地方药政管理部门批准生产的中成药。新研方大部分是按中医学理论研制的,部分是按现代医学理论和方法研制的。由于新技术的应用,有的制成中药提纯精制品,或制成中药的纯化学单体成分。有的品种是中西药并用制剂,取中西药的复合作用,如维C银翘片、龙牡壮骨颗粒等。

2.1.2　中成药的组方原则

中成药的配方和方剂一样,不是药物随意的叠加、凑合,而是遵循方剂君臣佐使的基本结构进行配伍,或按照现代药理作用组成复方。

1)按配伍原则组方

按配伍原则组方指按照方剂的基本构成,即"君、臣、佐、使"的规律组方,来源于历代医药文献的方药往往都有遵循依据,具有法度严谨、结构合理的特点。但来源于经验方的中成药,有些处方药多庞杂,每方常由数组药物组成,有的品种因药物众多,作用重叠,很难分辨。如经验方宁嗽化痰丸,方中止咳化痰的药物有 10 味之多,分清化热痰、温化寒痰、止咳平喘、理气化痰、敛肺止咳几类药物,可谓面面俱到,用于各种类型的咳嗽气喘症。这类中成药的适用范围广,但针对性、专一性不足,大多适用于较轻的病证和疾病初起阶段。

2)按现代科学组方

现代新研制的中成药,需要按照中医理论组方,经过药化、药理、临床等试验,确保安全、有效。这类中成药,往往针对性强,常是治疗某种疾病的有效药物,对于确诊的患者,使用较安全。

任务 2.2　中成药的命名与分类

2.2.1　中成药的命名

中成药的命名,不仅是为了区别诸药,还是为了表达其内涵。学习中成药命名方法对于正确理解和使用中成药有一定帮助。

1)以成药的功效命名

中成药药名可以体现药物的基本功用,如治声音嘶哑的清音片、杀灭肠道寄生虫的化虫丸,又如清热解毒颗粒、补中益气丸、大补阴丸、归脾丸等。也有的采用修饰夸张的方法加以命名,如金锁固精丸、玉屏风散、追风透骨丸等。

2)以成药的主治病证命名

以该方主治的中、西病证为命名依据者,如寒喘丸,主治肺寒哮喘;肥儿丸主治小儿疳积症;痛经丸主治痛经;小儿泻痢片主治痢疾。

3)以成药的组成命名

该方以组成药物为命名依据,如香连丸,由木香和黄连组成;茵栀黄注射液,由茵陈、山栀和大黄组成;良附丸,由高良姜、香附组成。

❓【想一想】

赵氏喇叭丸的命名方法是什么?

4)以成药的主药命名

以该方的主药为命名依据的,如天麻丸,主药是天麻;乌梅丸,主药是乌梅;银翘散,主药是金银花和连翘。因君药是方中起主要治疗作用的药物,以此命名,故有助于使用者了解该成药的主要功用。

5)以成药中药味数命名

以该方的全部组成药物的味数为命名依据者,如六味地黄丸、十全大补丸、二冬膏、三妙丸、四神丸、五仁丸、六神丸、七宝丹、八正合剂、十香丸等,均以药味数命名。

6)以成药中药物的比例或者服用剂量命名

以该方组成药物量的比例为依据者,如六一散,就是因其组成药物(滑石和甘草)的用量为6:1而命名。以发明创造人为命名依据的,如七厘散、九分散、十滴水等,"七厘""九分""十滴"分别指一次的服用剂量。采用服用剂量命名的中成药品种不多,此类成药往往含剧毒药物,服用量一般较小。以此法命名的中成药,可提醒服用者注意用量,以免超量服而中毒。

7)以成药来源、发明创造人、生产产地命名

以该方的原始出处为命名依据的,如金匮肾气丸,出自《金匮要略》;济生肾气丸,出自《济生方》。以发明人创造人为命名依据的,如冯了性风湿跌打药酒、史国公药酒、马应龙麝香痔疮膏、季德胜蛇药、万氏牛黄清心丸等。也有以成药的产地命名的,如云南白药、山东阿胶膏、镇江膏药、沈阳红药、同仁乌鸡白凤丸等。

8)以成药性状命名

以成药制成后的性状特点为命名依据的,如紫雪,制成后色呈深紫,质松如霜雪。还有碧玉散、如意金黄散、桃花散、红丸药等。

9)以其他方式命名

除以上八种常用的命名方法以外,还有一些使用较少的其他命名方法。有以服用方法命名的,如川芎茶调散,以清茶调服;有的借用了一些自然现象或神话传说、典故形象来表达,如小青龙颗粒。

综上所述,中成药的命名方法众多,但基本上还是沿袭了传统方剂的命名法,即每一个中成药都由表示成药特征与表示剂型的两部分组成。正确使用中成药还必须全面了解其组成、功能与主治,特别是要在中医药理论指导下使用中成药,才能取得满意疗效。

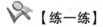 **【练一练】**

寒喘丸的命名依据是( )。

A.处方组成 B.方剂来源 C.成药功效 D.主治病证

E.中药味数

答案解析

2.2.2 中成药的分类

目前,我国中成药品种已达 8 000 余种,主要按以下五种方法对其进行科学分类。

1)按科门系统分类

中成药先按内科、外科、妇科、儿科、五官科和其他科分类,然后在科下再按总功效或治病特点分若干门,或门下又按主要功效再分若干类。如内科成药,下分补益门、痰嗽门、气滞积聚门、时感瘟疫门、暑湿门、燥火门、血证门、脾胃门、泻痢门;补益门下又分补阴类、补阳类、补气类、补血类。也有科下面按功效分剂的,如《中国基本中成药》。还有只分门的,如《中国商品大辞典·中成药分册》。

本类分类法的特点是便于临床按病索方和临床查阅,但中医病名与西医病名的不一致性,削弱了按病证分类法的实用性。中医存在异病同治与同病异治的用药特色,使中成药存在一药多病(证)的现象,导致归类重复、分类太多等问题。

2)按功效分类

中成药按功效分为解表类、泻下类、和解类、清热类、祛暑类、温里类、补益类、祛湿类、安神类、驱虫类等近 20 类成药,与中药分类方法基本相似。

这种分类方法符合中医的理法方药特点,有概念清楚、便于理解、便于临床辨证选用等优点。缺点是剂型不明,不便库房贮藏保管,但适用于教学。

3)按剂型分类

中成药按丸剂、散剂、片剂、膏剂、丹剂、酒剂等 10 类剂型的次序排列。按剂型分类法虽便于明了剂型,便于经营单位库房贮藏保管和养护,但由于功效不明,不推荐应用。

4)按剂型与科门类系统相结合分类

如丸剂下面分内、外、妇、儿、五官科等,科下再分若干门。本法具有剂型清楚、功效明白、方便查阅等优点,但也有门类重复的缺点。此法适用于大全性的工具书编写,如《全国中成药产品集》。

5)按科与功效相结合分类

采用科与功效结合的分类法,将中药成药先以内、外、皮、妇、儿、眼、耳、鼻、喉、口腔、骨伤各科进行分类,再将内科类成药按解表、泻下、清热、温里、补益等功效进行分类排序,而外、妇、儿、骨伤等科则按具体病证进行分类,这样分类可做到按科类方,以效列药,脉络清晰,便于搜索,利于应用,如《中华人民共和国药典临床用药须知(中药卷)》。

任务 2.3　中成药说明书与批准文号、生产批号及有效期

2.3.1　说明书的内容与要求

药品说明书是指附于药物商品的包装内,用于全面介绍药品信息的书面文件。药品说明书是医师、药师、护士、患者用药的科学依据,也是药品生产、供应部门向医药卫生人员及广大群众宣传介绍药品特性,指导合理用药和普及医药知识的主要媒介。

中成药说明书应列有以下内容:标准日期和修改日期、特殊药品/外用药品标识、说明书标题、警示语、【药品名称】(通用名称、汉语拼音)、【成分】、【性状】、【功能主治】/【适应证】、【规格】、【用法用量】、【不良反应】、【禁忌】、【注意事项】、【孕妇及哺乳期妇女用药】、【儿童用药】、【老年用药】、【药物相互作用】、【临床试验】、【药理毒理】、【药代动力学】、【储藏】、【包装】、【有效期】、【执行标准】、【批准文号】、【生产企业】(企业名称、地址、邮编、电话号码、传真号码、网址)。

中成药说明书的编写要求如下:

①【药品名称】、【性状】、【功能主治】/【适应证】、【规格】、【用法用量】、【贮藏】、【生产企业】均应与国家批准的该品种药品标准中的相应内容一致。

②【成分】项应列出处方中所有的药味或有效部位、有效成分等。注射剂还应列出所用的全部辅料名称;处方中含有可能引起严重不良反应的辅料的,在该项下也应列出该辅料名称。成分排序应与国家批准的该品种药品标准一致,辅料列于成分之后。对处方已列入国家秘密技术项目的品种,以及获得中药一级保护的品种,可不列此项。

③【不良反应】、【禁忌】、【注意事项】项的内容,可按药品实际情况客观、科学地书写。尚不清楚有无的,可在该项下以"尚不明确"来表述。

④【孕妇及哺乳期妇女用药】、【儿童用药】、【老年用药】项如进行过相关研究,应说明该人群是否可以应用,并说明用药须注意的事项。如未进行该项相关研究,可不列此项。如有该人群用药需注意的内容,应在【注意事项】项下予以说明。

⑤【药物相互作用】、【临床试验】、【药理毒理】、【药代动力学】项如进行过相关研究,应详细说明。如未进行该项相关研究,可不列此项。

⑥【包装】包括直接接触药品的包装材料和容器及包装规格(指上市销售的最小包装的规格);【有效期】应以月为单位表述;【执行标准】应列出目前执行的国家药品标准的名称、版本及编号;【批准文号】是指国家批准该药品的药品批准文号、进口药品注册证号或者医药产品注册证号。

2.3.2　批准文号、生产批号及有效期

批准文号是指药品生产企业持有由国家药品监督管理局批准的该药品的生产文号。它由

国家药品监督管理局统一编定,并由各地药品监督管理局核发。为加强药品批准文号管理,国家药品监督管理局已发文规范了新的药品批准文号格式,并为已合法生产的药品统一换发药品批准文号。另外,进口药品的包装和标签还应标明"进口药品注册证号"。药品批准文号的格式为:国药准字+1位字母+8位数字;试生产药品批准文号格式:国药试字+1位字母+8位数字。化学药品使用字母"H",中药使用字母"Z",通过国家药品监督管理局整顿的保健药品使用字母"B",生物制品使用字母"S",体外化学诊断试剂使用字母"T",药用辅料使用字母"F",进口分包装药品使用字母"J"。数字第1、2位为原批准文号的来源代码。其中,"10"代表国家卫生健康委批准的药品。"19""20"代表2002年1月1日以前国家药品监督管理局批准的药品。其他使用各省行政区划代码前两位的,为各省级卫生行政部门批准的药品。第3、第4位为换发批准文号之年公元年号的后两位数字,但来源于国家卫生健康委和国家药品监督管理局的批准文号仍使用原文号年号的后两位数字。数字第5至8位为顺序号。

生产批号是用于识别"批"的一组数字或字母加数字,可用于追溯和审查该批药品的生产历史。在规定限度内具有同一性质和质量,并在同一设备连续生产出来的一定数量的药为一批。一批生产的药品编号为生产批号。关于药品批号的现行编制方法,国内大致可以分为两种:①按照国家卫生健康委的有关规定,批号由日号和分号组成。日号是一组表示生产日期的6位数字,分号则以一短横线与日号相连接,其编制方法由生产单位根据生产的品种、工艺等情况自行确定。如批号120113-12,其中120113是日号,表示该批药品的生产日期是2012年1月13日,12是分号,其表示的意义只有生产者知道。②《药品生产质量管理规范实施指南》规定批号组成形式为:年+月+流水号。如批号120113,其中1201表示生产时间为2012年1月,13是流水号,表示该批为2012年1月第13批生产。

药品的有效期是指该药品被批准的使用期限,是在一定的储存条件下,能够保持质量的期限。由于中药材成分复杂,许多药材成分尤其有效成分目前还不明确,其检测的手段和方法又相对落后,因此造成许多中成药无法严格限定有效期。由于药品的地位特殊,其品种必须制订有效期。药品应在规定的有效期内使用,超过有效期时或作用降低或毒性增强,都不能继续使用。在药品的购买与使用中应注意,有效期若标注到日,应当为起算日期对应年月日的前1天,若标注到月,应当为起算月份对应年月的前1月。例如,有效期至2016年7月(标明药品有效期的表示方法还有2016-07,2016·07或2016/07),则表示该药品可使用到2016年7月31日;又如,有效期至2016/07/08,则该药品可使用至2016年7月8日。有些厂家以药品失效期来确定有效期限,如标明失效期为2016年7月,即到2016年6月30日有效,从2016年7月1日起失效。

任务2.4 中成药非处方药与处方药

1951年,美国率先在世界上创建了药品分类管理制度,规定了处方药与非处方药的分类标准。此后,日本、英国、德国等也先后采用了此制度。1980年世界卫生组织向各发展中国家推荐这一先进的药品管理模式。目前,已有100多个国家和地区对药品执行了处方药和非处方药的分类管理。我国于1999年6月颁布了《处方药与非处方药分类管理办法(试行)》,于2001年1

月 1 日施行,并遵照应用安全、疗效确切、质量稳定、使用方便的遴选原则,遴选出 160 个品种,公布了第一批国家非处方药目录。目前,我国已公布了多批国家非处方药目录。

2.4.1 中成药非处方药

1) 中成药非处方药的概念

非处方药是相对于处方药而言,是指经国家药品监督管理局批准,不需要凭执业医师或执业助理医师处方,即可自行判断、购买和使用的药品,又称柜台药物(Over The Counter)或大众药,简称 OTC 药。这类药品具有安全、有效、价廉、使用方便的共性。有关药品的主要信息都记录在说明书或标签上,消费者可依据自我掌握的医药知识,按照标签上的说明就可以使用。非处方药具有法律属性,只有批准和公布的《国家非处方药目录》中发布的药品才是非处方药。我们国家的非处方药分为化学药和中成药两部分。

根据对非处方药的安全性评价,将其分为甲类和乙类两类。甲类必须在符合国家要求的药房或社会药店销售;乙类是安全性更高的非处方药,既可在药房或社会药店销售,也可在药监部门批准的其他商业企业(超市、宾馆、百货商店)销售。

2) 非处方药的遴选

非处方药是按照"慎重从严、结合国情、中西药并重、突出特色、安全有效"的指导思想和"应用安全、疗效确切、质量稳定、使用方便"的原则,来进行遴选和评审的。

我国遴选出的第一批国家非处方药中成药制剂有 160 个品种(每个品种含不同剂型);第二批国家非处方药中成药制剂 1 352 个(甲类 991 个,乙类 361 个);第三批国家非处方药目录一中成药制剂 157 个(甲类 116 个,乙类 41 个),第三批国家非处方药目录二中成药制剂 361 个(甲类 280 个,乙类 81 个)。国家药品监督管理局根据《处方药与非处方药分类管理办法(试行)》的规定,按照《关于开展处方药与非处方药转换评价工作的通知》要求,开展了处方药与非处方药的转换工作,更进一步方便群众自我药疗。

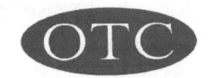

图 2.1 非处方药专有标识

3) 非处方药专有标识

非处方药专有标识是用于已列入《国家非处方药目录》,并通过国家药品监督管理局审核登记的非处方药药品标签、使用说明书、内包装、外包装的专有标识,也可用作经营非处方药药品的企业指南性标志。非处方药专有标识图案分为红色和绿色,红色专有标识用于甲类非处方药药品,绿色专有标识用于乙类非处方药药品和用作指南性标志。

2.4.2 中成药处方药

处方药(简称 Rx 药)是指为了保证用药安全,由国家卫生行政部门规定或审定的,必须凭执业医师或执业助理医师或其他有处方权的医疗专业人员开具的处方才可调配、购买,并在医师、药师或其他医疗专业人员监督或指导下方可使用的药品。

因此,处方药通常都具有一定的毒性、不良反应及其他潜在的影响,用药方法和时间都有特殊要求,必须在医师指导下使用。如上市的新药,对其活性或副作用还要进一步观察;可产生依赖性的某些药物;药物本身毒性较大,如抗癌药物等;用于治疗某些疾病所需的特殊药品,如心脑血管疾病的药物,须经医师确诊后开出处方并在医师指导下使用。

应指出的是,处方药和非处方药不是药品本质的属性,而是管理上的界定。作为非处方药品,并非实行终身制,每隔几年要进行重新评价,推出新品种,是一种动态管理。处方药和非处方药之间的关系既是独立的,也是相互联系的,非处方药来源于处方药,是经临床长期使用并经医药专家评审遴选,经国家药品监督管理局审批的药物。

无论是处方药,还是非处方药都是经过国家药品监督管理局批准的,其安全性和有效性是有保障的。虽然非处方药安全性相对来说高一些,但并非绝对"保险药"。

 看一看

医疗机构制剂

中成药除了有批准文号的处方药、非处方药以外,还有一部分属于医疗机构制剂。它是指医疗机构根据本单位临床和科研需要,依照规定的药品生产工艺规程配制的符合质量标准的药物制剂。医疗机构制剂只局限于医疗机构自用的固定处方制剂,是本单位临床需要而市场上没有供应的品种,其生产也应符合 GMP 要求。

2.4.3　非处方药的特点及使用注意

1)非处方药的特点

非处方药多具有如下特点:不需医师处方,消费者可自行在药店或商店购买;缓解轻度不适、治疗轻微的病证或慢性疾病,疗效确切;有效成分稳定,无毒,无药物依赖性,不良反应小而少,应用方便;质量稳定,有助于增进人民健康;说明书、标签简明易懂,可指导合理用药,药品包装规范化;质量稳定(即使在一般储存条件下或储存较长时间也不会变质)。

2)合理使用非处方药的注意事项

使用非处方药应当注意:

①正确自我判断、选用药品。消费者对自己的症状应作出正确的自我判断,查看非处方药品手册中有关的介绍,或在购买前咨询执业医师、执业药师,正确挑选适宜的药品。

②查看外包装。非处方药品包装盒上应有专有 OTC 标识,药品外包装上应有药名、适应证、批准文号、注册商标、生产厂家等。不要买无批准文号、无生产批号、无药品名称、无厂名厂址,以及包装破损或封口已被开过的药品,要到合法药店或商店购买药品。

③详细阅读药品说明书。药品说明书是指导用药的最重要、最权威的信息资料,药品的主要信息都记录在此。要严格按照药品说明书的要求,并结合患者的病情、性别、年龄等,掌握合适的用法、用量和疗程。如列有禁忌证,应慎重使用或向执业医师或执业药师咨询。

④严格按药品说明书用药。使用非处方药进行自我药疗一段时间(一般 3 天)后,如症状未见减轻或缓解,应及时到医院诊断治疗,以免贻误病情。不可超量或过久服用。

⑤防止滥用。既不可"无病用药",也不可在疾病痊愈后继续用药。

⑥应妥善保管好药品。储存中应注意温度、湿度、光线对药品的影响,经常检查药品的有效期。切勿混用,勿放于小儿可触及之处,避免小儿误服而发生危险。

⑦若无医药知识者,要咨询专业人员,如执业医师或执业药师。

⑧避免混淆。在日常生活中经常使用的药品,如牛黄解毒片,大众认为是非处方药,但其实是处方药;又如云南白药,很多情况下大众认为是非处方药,但其实是处方药。

3)处方药与非处方药的区别

处方药与非处方药是互动的,有些药物在限适应证、限剂量、限疗效的"三限"条件下,可以作为非处方药使用,未受限部分仍作为处方药使用。有些非处方药虽经多年临床证明是安全、有效、稳定及方便使用的处方而来,但因其适应证多、剂量大、疗程长而不符合"应用安全,疗效确切,质量稳定,使用方便"的非处方药遴选原则,必须进行适当的调整或修改。

表2.1　处方药与非处方药的区别

项　　目	处方药	非处方药
疾病诊断者	执业医师、执业助理医师、其他有处方权的医疗专业人员	自我诊断
病情	较重,需经医生诊断治疗	病情较轻,或不急迫,一些慢性病的维持治疗
品牌保护	新药保护、专利保护期	品牌
取药地点	医院药房、药店(需具备处方)	医院药房、药店、超市(乙类)
取药凭据	医生处方	不需处方
给药途径	根据病情、医嘱	口服、外用为主
服药天数	长	短
宣传对象	医生	消费者
广告范围	专业性医药报刊	大众传播媒介
专有标识	无	有

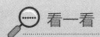 看一看

保健品相关知识

　　除了药品,目前多数药店中还可接触到保健食品、保健药品、保健化妆品、保健用品等,统称保健品。保健食品具有食品性质,如茶、酒、蜂制品、饮品、药膳等,具有色、香、形、质要求,一般在剂量上无要求;保健药品具有营养性、食物性天然药品性质,应配合治疗使用,有用法用量要求,是具有辅助治疗作用的药品,批准文号为"国药准字B×××××××";保健化妆品具有化妆品的性质,不仅有局部小修饰作用,还有透皮吸收、外用内效作用,如保健香水、霜膏、漱口水等;保健用品具有日常生活用品的性质,如健身器、按摩器、垫毯等。

保健食品有其天蓝色专有标识,俗称"蓝帽子",它与药品的主要区别在于:①保健食品用于调节机体机能,提高人体抵御疾病的能力,改善亚健康状态,降低疾病发生的风险,不以预防、治疗疾病为目的;②保健食品按照规定的食用量食用,不能给人体带来任何急性、亚急性和慢性危害;③保健食品仅口服使用;④有毒有害物质不得作为保健食品原料。

 药爱生命

根据相关法律规定,处方药广告规定:

1. 处方药可以在国家卫生健康委和国家药品监督管理局共同指定的医学、药学专业刊物上发布广告,但不得在大众传播媒介发布广告或者以其他方式进行以公众为对象的广告宣传。

2. 处方药不得以赠送医学、药学专业刊物等形式向公众发布处方药广告。

3. 处方药名称与该药品的商标、生产企业字号相同的,不得使用该商标、企业字号在医学、药学专业刊物以外的媒介变相发布广告。

4. 不得以处方药名称或者以处方药名称注册的商标以及企业字号为各种活动冠名。

5. 处方药广告的忠告语是"本广告仅供医学药学专业人士阅读"。

处方药不得在大众媒体上宣传,因药物具有毒性且个人体质不同,宣传必须谨慎!

任务 2.5　中成药的合理应用

世界卫生组织把合理用药定义为:"合理用药要求患者接受的药物适合他们的临床需要、药物的剂量符合他们个体需要、疗程足够、药价对患者及其社区最为低廉。"其核心内容是安全、有效、经济。中成药的临床应用也必须符合合理用药的基本要求。中成药是在中医药理论指导下研制而成的,故中成药的应用有其独特的理论体系、原则和方法。

合理用药的现实意义:在充分考虑患者用药后获得的效益与承担的风险后所作出的最佳选择;合理用药与广大群众的切身利益息息相关,是用药安全、有效、简便、经济的保障;合理用药可以经济有效地利用卫生资源,取得最大的医疗和社会效益,避免浪费。

2.5.1　正确选用

中成药以治疗人体疾病为主要目标,每种中成药都有特定功效和相应的适应证。因此,掌握中成药的功效和适应证,准确选择和使用,是中成药合理应用的首要环节。

1）对证用药

中医用药的基本原则是辨证施治。证是对人体在疾病发展过程中某一阶段的病理概括。包括病变的部位、原因、性质及邪正关系，揭示了疾病发展到某一阶段的病理实质。辨证施治就是在辨明证候的基础上，选择对证中药进行治疗。绝大多数中成药都是针对证候的治疗药物，如六味地黄丸是针对肾阴虚证候的治疗药。因此，首先根据中医药理论，认识疾病的证候；根据证候确定治法；再依据治法选择合适的中成药，使中成药的主治证候与患者的具体证候对应起来，就是对证用药。

2）对病用药

病即疾病，是在一定致病因素作用下，人体健康状态受到破坏，人体阴阳平衡失调所表现出来的全部病理变化过程。每种病都有各自的病因病机、诊断要点、鉴别要点。在疾病发展的全过程中，随着病情的变化，各个阶段可以表现为若干不同证候。中医学重视辨证施治，但也不排斥对病用药形式，如血脂康胶囊针对高脂血症就属于对病用药。因此，根据中成药的适应证，对病使用也是正确选药的内容之一。

3）对症用药

症是指单一的症状，即患者自身感觉到的不适，如发热、口渴、头痛等。症状是疾病的表现，根据急则治其标的原则，有些中成药主要针对症状进行治疗，以解燃眉之急。如元胡止痛片针对疼痛症状的治疗。准确使用中成药解除某些突出症状，从而缓解病痛，也是正确选药的内容之一。

4）辨证和辨病结合

病是人体阴阳平衡失调所表现出来的全过程，证是疾病发展过程中某一阶段病理本质的反应，症状则是疾病过程中的临床表现。症状是诊断疾病的依据，也是辨证的依据。中医通过收集分析临床症状来诊断疾病，通过对临床症状产生的原因、性质、病变的部位、趋势的分析判断来辨证，故中医认识疾病既辨病又辨证。因此，辨证和辨病相结合是在中医理论指导下合理使用中成药优先考虑的原则。

不同的患者之间体质各不相同，导致同一类疾病的临床症状也千差万别，在西医学看来是同一种疾病，而在中医看来其中证候却不同。例如，同样感受风寒之邪的感冒患者，体质较好的和体质较差的临床表现完全不同，因此其证候也完全不一样，不能都用九味羌活颗粒来治疗，即所谓"同病异治"。

在实际问病荐药工作中，不但要了解西医学的疾病诊断，而且要熟知常见疾病的中医证候，贯彻辨证与辨病相结合的基本原则，方能为患者推荐合适的中成药。

5）异病同治及引申使用原则

不同的疾病在其病情发展演变中，可以出现相同的证，证同治也同，即所谓"异病同治"。如脱肛、子宫下垂、胃下垂是不同的病，只要具有气短、懒言、乏力等中气下陷的临床表现，均可使用补气升阳的补中益气丸治疗。

中成药的引申使用是指将特定用于某种疾病治疗的中成药，根据临床辨证，用于另外一种疾病治疗，也是中医异病同治的具体表现。如治疗痔疮的马应龙麝香膏用于治疗褥疮和湿疹，益母草膏用于治疗血瘀型冠心病。这是因为不同疾病有相同的证。

中成药的引申使用体现了中医治疗疾病的灵活性,但这种灵活使用中成药是建立在准确辨证和识证的基础上的。中成药的引申使用扩大了药物的主治范围,丰富了中医异病同治的治疗学理论,提高了中成药的经济和社会效益。

2.5.2 中成药之间的配伍应用

每种中成药都有一定的适应范围,而临床疾病的表现往往错综复杂,如表里同病、虚实并见、寒热错杂、脏腑同病等。这时,使用一种中成药难以达到理想的疗效。或由于病证的复杂性,单独使用一种中成药治疗,在起治疗作用的同时,可能对人体其他方面产生不利的影响。故中成药应用过程中,为了加强疗效,适合复杂的病情需要,避免产生不良反应,应在辨证施治与组方原则的指导下,配伍使用。

根据病情需要,可将两种或两种以上的中成药配合应用,以提高疗效。中成药之间的配伍应用应符合中药配伍"七情"的用药规律。

①增强疗效的配伍:相须配伍,即功效相近的中成药合用,以扩大治疗范围,或增强疗效。如治疗五更泻可用四神丸配理中丸;治疗气血不足、心悸失眠、眩晕健忘的病证,可选归脾丸配人参养荣丸,以气血双补。

②适应复杂病情的配伍:相使配伍,即功效不同或只有某些相同的中成药合用,可相互补充,提高疗效。如外感风热表证,咳嗽较重者,可用银翘解毒丸配川贝止咳糖浆或清气化痰丸;气虚、肾阴虚两种证候并存,可选用补中益气丸补气,六味地黄丸补阴,达到气阴双补的效果。

③抑制偏性的配伍:相畏、相杀配伍,如治疗肾虚腰痛的青娥丸,方中杜仲、补骨脂与胡桃肉,为补肝肾、温肾阳之品,久用温补难免有火升之弊,而肾虚腰痛又需长期服药,可加服二至丸补肾阴,以纠温药之偏,可起到既补阳又不伤阴之效。

2.5.3 中成药与药引的配伍

药引即引经药,具有引药入经、直达病所、提高药效、照顾兼证、扶助正气、调和药性、降低毒性、矫臭矫味、便于服用等作用。常用的药引如下:

食盐:可配合补肾、涩精等功能的中成药使用。

红糖:可配合治疗妇科血虚、血寒之月经不调、痛经、闭经或产后恶露不尽等症的中成药使用。

蜂蜜:可配合治疗肺燥咳嗽、阴虚久咳、习惯性便秘等症的中成药使用。

酒:可配合治疗跌打损伤、风寒湿痹、腰腿肩臂疼痛等症的中成药使用。

米汤:可配合治疗胃肠疾病而苦寒性较重的中成药使用。

生姜:可配合治疗风寒感冒、胃寒呕吐、脘腹冷痛等症的中成药使用。

大枣:可配合治疗脾胃虚弱等症的中成药使用。

芦根:可配合治疗风热感冒或痘疹初起等症的中成药使用。

此外,药引还有薄荷、荆芥、紫苏叶、葱白、冰糖等。

药引使用时,一般是用开水冲化或煎汤,送服中成药。

常见药引

黄酒：活络丹、醒消丸、跌打丸、七厘散；姜汤：藿香正气丸、附子理中丸；淡盐水：六味地黄丸、大补阴丸；焦三仙汤：至宝锭；鲜芦根汤：银翘解毒丸；清茶：川芎茶调散；米汤：四神丸、更衣丸。

【练一练】

可与补肾、涩精等中成药同用的药引是（　　　　）。

A.蜂蜜　　　　B.红糖　　　　C.米汤　　　　D.酒　　　　E.食盐

答案解析

2.5.4 中成药与汤药的配伍

病情复杂或较重，单用难以见效者，需中成药与汤剂配合使用效果更佳。用法：一是中成药与汤剂同服，即用煎好的汤药送服选定的成药。这类成药多含有贵重药材或含大量挥发性成分，如治疗乙脑高热、神昏、抽搐，以清瘟败毒饮配安宫牛黄丸或紫雪同服。二是中成药与汤剂交替使用。一般以汤药为主要治疗手段以解决主要矛盾，并交替使用一些中成药，作为辅助治疗手段，或照顾兼证，或扶正固本。

2.5.5 中成药与化学药的配伍

中成药与化学药的配伍应用目前比较普遍，两者联合应用的作用是多方面的，既可能协同增效，也可能产生拮抗作用，降低疗效。因此，中成药与化学药联合使用应有所选择，趋利避害，对于合用情况不明者，不应轻率联用。

1）中成药与化学药的合理配伍

中成药与化学药配伍可增强疗效，比各自单独应用效果更佳，部分含化学药的新研方也是如此。联合使用前应仔细对比药物组成，避免药物使用过量。例如，中成药板蓝根颗粒与磺胺增效剂（TMP）合用，抗菌消炎作用明显增加，对扁桃体炎的疗效比单用板蓝根颗粒或磺胺增效剂好；又如，5-氟脲嘧啶和环磷酰胺是常用的抗肿瘤药，有恶心、呕吐等比较严重的胃肠道反应，同时服用乌贝散等中成药，便可以有效保护胃黏膜，减轻副作用。

看一看

药师考点药物联用

在执业中药师资格考试中，中药与化学药联用，内容繁多，需要强记。例如，逍遥散或三黄泻心汤等与催眠镇静药联用，疗效增强；与抗痨药联用，能减轻抗痨药对肝脏的损害。

芍药甘草汤等与解痉药联用,可提高疗效,消除腹胀、便秘等副作用。石菖蒲、地龙与苯妥英钠等抗癫痫药联用,疗效增强。大山楂丸、灵芝片、癫痫宁(含石菖蒲、甘松、牵牛子、千金子等)与苯巴比妥联用,疗效增强。柴胡桂枝汤等具有抗癫痫作用的中药复方与抗癫痫药联用,可减少抗癫痫药的用量及肝损害、嗜睡等副作用。含麻黄类中药治疗哮喘,常因含麻黄素而导致中枢神经兴奋,若与巴比妥类联用,可减轻此副作用。

2)中成药与化学药的不合理配伍

中成药与化学药的不合理配伍多发生以下情况:

①形成难溶性物质:含金属离子钙、铝、镁、铁和铋等的中成药,如牛黄解毒丸、龙牡壮骨颗粒等,与抗生素合用,易形成难溶性络合物,影响此类抗生素的吸收。

②产生毒性:含朱砂的中成药,如朱砂安神丸、仁丹、磁朱丸等,与溴化物、碘化物、亚铁盐、亚硝酸盐等,同服可产生有毒的溴化汞和碘化汞,可导致药物性肠炎。含麻黄碱的中成药,如复方枇杷糖浆、麻杏石甘糖浆等,不可与强心药、降压药联用,以避免心律失常及心衰等毒性反应的发生。

③产生沉淀:含鞣质较多的中成药,如大黄清胃丸等,与含金属离子的药物(如钙剂、铁剂等)同服,可在回盲部结合,生成难以吸收的沉淀物,从而降低药物疗效。

④酸碱中和:酸性的中成药,如乌梅丸、大山楂丸等,同碱性西药(如氨茶碱、碳酸氢钠等)合用,则两者的疗效均下降。

⑤拮抗作用:鹿胎膏、鹿茸精等含鹿茸的中成药,与胰岛素、格列苯脲(优降糖)、苯乙双胍(降糖灵)等药合用,由于鹿茸含糖皮质激素样物质,会使血糖升高,抵消降血糖药的部分降糖作用。

⑥酶促作用降低疗效:含有乙醇的中成药,如各种药酒,由于乙醇是一种药酶诱导剂,能增强肝脏药酶活性。若同鲁米那、苯妥英钠、安乃近、胰岛素、苯乙双胍等药同服,可使上述药物在体内代谢加快,半衰期缩短,降低疗效。

⑦因其他生物效应引起的不良反应:含甘草、鹿茸的中成药,如鹿茸精等,同阿司匹林合用,阿司匹林对胃黏膜有刺激性,而甘草、鹿茸含糖皮质激素,可使胃酸分泌增多,又能减少胃液分泌,降低胃肠抵抗力,从而可诱发或加重胃、十二指肠溃疡。

2.5.6 用量用法

中成药剂型多样,主治病证各异,故用量与用法各不相同。准确掌握中成药的用量与用法,对保证中成药安全有效,具有十分重要的意义。

1)用量

药物剂量是药物发挥效应的重要条件,过小或过大的剂量会导致药效难以产生或增加使用者的风险,恰当选择剂量则使中成药既能充分发挥药效,又能将对机体的不利影响降到最低。

①按规定用量服用:中成药说明书中一般都标明了服用剂量,医生开药或患者自行用药均

应按规定剂量使用。由于个体体质、病情具体情况存在差别,可酌情增减用量。一般情况下,老年人一般气血渐衰,对药物耐受力较弱,特别是作用峻烈的药物易伤正气,用量宜小于成人;女性用量一般可稍低于男性。小儿使用非儿童用中成药,剂量要适当减少。一般3岁以内可服1/4的成人量,3~5岁可服1/3的成人量,5~10岁可服1/2的成人量,10岁以上与成人量相差不大即可。

②注意服用总量:有些中成药含有毒成分如砷、汞、铅,或含有斑蝥、蟾酥、马钱子、乌头等有毒药物,或含有如大戟、芫花等峻烈攻逐之品。对这些中成药,在严格按剂量使用的同时,还应注意中病即止,不可长期、持续使用,以防耗伤正气,或蓄积中毒。

2)用法

中成药的用法主要包括内服法、外用法、注射法等多种服用方法。

①内服法:中成药的内服药剂占绝大多数,但由于剂型、药性、功效、主治的不同,具体内服方法也各异。露剂、合剂、乳剂、酒剂、酊剂、糖浆剂、口服液等液体制剂,均可采用直接吞服的服用方法。茶剂、冲剂、膏滋等则用沸水冲(泡)服法。丸、片、胶囊、散剂等多种固体制剂则多采用温开水或药汁如盐水、醋、酒、蜜水、姜汁等送服;丸剂也可掰开加水研服,如遇昏迷或吞咽困难病人,可研开以鼻饲给药;部分在口腔局部发挥治疗作用的中成药宜采用嚼化法,如治疗咽喉肿痛的六神丸、喉症丸等。中药气雾剂、烟剂则采用吸入法使用。

②外用法:中成药外用药中除少数疗伤止痛、息风止痉的药物如七厘散、云南白药、玉真散等既可内服又可外用之外,绝大多数外用药均不能内服,尤其是有毒的外用中成药,切忌入口,以免发生中毒事故。外用散剂多采用撒敷法,即将药粉直接均匀地撒布于患处,可用消毒敷料或外贴膏剂固定,如生肌散;部分外用散剂或锭剂是用茶水、醋、酒等液体辅料研磨调成糊状外敷患处,如醋研紫金锭,茶水调敷如意金黄散,黄酒调敷七厘散;部分散剂可用装入硬纸筒中,吹布到患处,如冰硼散吹敷口腔,双料喉风散喷喉,但吹入咽喉时稍向侧面,以免吹入气管,引起咳嗽。外用酊剂、搽剂、外用软膏多直接涂敷于患处,如癣药水、正骨水、云南白药酊、京万红烫伤膏。黑膏药用火烤化后,稍冷再贴在患处,以免烫伤皮肤,如狗皮膏;橡皮膏剂则可揭开防黏膜直接贴于患处。滴眼剂、滴鼻剂、滴耳剂宜采用点入法。此外,还有栓剂纳入腔道,洗剂熏洗、洗搽患处等。

③注射法:中成药注射剂采用注射法给药,主要分为皮下、肌内、静脉、穴位及患处局部等不同给药方法。其中,静脉注射又分为推注和点滴两种。

2.5.7　避免用药禁忌

在中成药使用过程中,为了保证疗效、避免对机体可能产生的不利影响,应对一些事项有所避忌。一般这些事项记录在药品说明书的【不良反应】、【禁忌】、【注意事项】、【孕妇及哺乳期妇女用药】、【儿童用药】、【老年用药】等项目下,阅读时应引起注意。

1)证候禁忌

每种中成药都有特有的功效和一定的适用范围,主治相应的病证,因此临床用药都有所禁忌,称证候禁忌。如安宫牛黄丸,功能清热解毒、豁痰开窍,属于凉开宣窍醒神救急之品,主要用于心肝有热、风痰阻窍所致高热烦躁、面赤气粗、两拳紧握、牙关紧闭的热闭神昏证;若见面青身凉、苔白脉迟,属于寒闭神昏者,则应禁用本药。因此,不仅临床医生要坚持严守病机,审因论治,辨证用药,一般患者自行购用中成药时,也必须搞清药物功效、主治病证、禁忌后才能服用,必要时还必须由医生和药师指导,才能取得良好的治疗效果。

2)妊娠禁忌

妊娠禁忌指在妊娠阶段的用药禁忌。某些药物含有毒或药性峻烈的中药,有可能损害胎元或对孕妇有不良作用,妊娠妇女应避免使用。根据中成药对孕妇不良反应程度的不同,分为忌用和慎用两类。忌用类有玉真散、木瓜丸、小金丸、七厘散、三七伤药片、开胸顺气丸、紫雪丹、大活络丸、再造丸等,慎用类有清胃黄连丸、黄连上清丸、清宁丸、龙胆泻肝丸、防风通圣丸、附子理中丸等。

凡属忌用类的中成药,原则上不能使用;属慎用类的中成药,以不用为宜,但若有必要,可在执业医师的指导下,根据孕妇的具体病情,酌情使用。同时,要加强观察和护理,以防万一。

3)饮食禁忌

饮食禁忌也称"忌口",是指有些中成药服用期间必须忌食某些食物,以免药物与食物之间产生相互作用而影响药效或中毒。如服用含人参的中成药,如人参健脾丸、人参养荣丸等,不宜吃萝卜;服用含铁离子的中成药,如磁朱丸、脑立清等,不宜喝茶、吃柿子;脾胃消化功能减退的病人,在服用健脾消导药,如保和丸、健脾丸时,不宜再吃黏腻、油煎等不易消化的食物。另外,为了避免食物影响中成药的疗效,服用清热类中成药应避免吃辛辣温热的食物,如辣椒、姜、葱等;服用祛寒类中成药不宜吃寒凉的食物,如西瓜、冷饮。即不宜吃与中成药性质相反的食物。

4)配伍禁忌

中药在复方配伍应用中,有些药物相互配伍能产生毒副作用,如"十八反""十九畏"等。关于相反药能否同用,历代医药学家争论不一。强调反药不能同用者,认为反药同用可增强毒性;提倡反药可以同用者,认为反药同用能起到相反相成、提高药效的作用。无论从文献记载、临床应用还是实验研究看,至今尚无统一的结论,说明对"十八反""十九畏"还需要进一步深入研究。在没有充分根据及实际应用经验时,仍须避免盲目配伍应用。就中成药配伍应用而言,无论中成药之间的配伍应用、中成药与中药药引的配伍应用,还是中成药与汤剂的配伍应用,都应避免反药同用。如含乌头类的附子理中丸不宜与含半夏的橘红丸同服,含丁香的六应丸不宜与含郁金的金佛止痛丸同服。

任务 2.6　中成药的不良反应与防治

中成药以其疗效好、不良反应少著称于世。不仅对一些慢性疑难病证具有很好的疗效,对一些急性病变,只要对证准确,同样疗效神奇。中成药既可用于治疗,也可用于保健。中成药是中药应用的主体形式。随着中成药临床应用的增加,适用范围的扩大,医药知识的普及和对中成药现代研究的深入,也逐渐发现一些中成药如果应用不合理,可能会出现一些不良反应。

2.6.1　不良反应的含义及类型

世界卫生组织对不良反应的定义是：为了预防、诊断或治疗人的疾病，改善人的生理功能而给予正常剂量的药品所出现的任何有害且非预期的反应。我国《药品不良反应报告和监测管理办法》界定为：药品不良反应是指合格药品在正常用法用量下出现的与用药目的无关的有害反应。因此，认定药物的不良反应，应满足以下条件：必须是合格药品；必须在正常用法用量下出现；必须与用药目的无关的或意外的反应；必须是有害的反应。

不良反应的表现主要有副作用、毒性反应、过敏反应，还包括药物依赖性、致畸、致癌、致突变及特异性反应等。

副作用又称副反应，是指药物按正常用法用量使用时所出现的与药品的药理学活性相关但与用药目的无关的作用。副作用一般都比较轻微，多为一过性可逆性功能变化，伴随治疗作用同时出现。一般作用广泛的药物副作用可能会多，如服用牛黄解毒片治疗上焦火热口腔溃疡伴随的轻微腹泻。

毒性作用是指由于病人的个体差异、病理状态或合用其他药物引起敏感性增加，在治疗量时造成某种功能或器质性损害，一般是药理作用的增强。有报道使用安宫牛黄丸能引起汞毒性肾病。

过敏反应即变态反应，是指药物或药物在体内的代谢产物作为抗原刺激机体而发生的不正常的免疫反应，与药物剂量无关或关系甚少，临床主要表现为皮疹、血管神经性水肿、过敏性休克、血清病综合征、哮喘等。如口服牛黄解毒丸、肌内注射的柴胡注射液、静脉滴注的复方丹参注射液等，都有过敏反应的报道。

特异性反应是指因先天性遗传异常，少数病人用药后发生与药物本身药理作用无关的有害反应，大多是由于机体缺乏某种酶，药物在体内代谢受阻所致。如6-磷酸葡萄糖脱氢酶（G-6-PD）缺乏的病人，不宜用薄荷脑、七厘散、牛黄解毒片等中成药。

2.6.2　引起中成药不良反应发生的原因

1）用药不当

没有遵循"辨证施治"的基本原则或辨证不准，如表里不分、阴阳不辨、虚实不明、寒热不清，则所选药物不对证，如阴虚证患者误投右归丸等补阳药物。即使辨证准确，选药不当也会引致不良反应，如血虚兼有便溏的患者使用大量含有当归、熟地黄的中成药，则会加重便溏症状。

2）疗程不当

中成药均有偏性，用药时间过长，有可能矫枉过正，产生不良反应；或因长期服用含有毒性成分的中成药引起蓄积中毒，导致不良反应的发生。如长期使用龙胆泻肝丸导致肝肾损伤，又如长期服用含有雄黄、朱砂、雷公藤、马钱子的中成药产生蓄积中毒。因此，需要长期服用中成药者，应当在医生指导下，注意观察病情变化，采用合理用药疗程。

3）配伍不当

中成药之间、中成药与药引、中成药与汤药、中成药与化学药配伍应用不合理,以及属于配伍禁忌的药物均有可能导致不良反应。

4）煎服方法不合理

因煎服方法不合理引起中毒的报告越来越多。中药的煎服需要遵循一定的法度,如附子需要先煎,可破坏其毒性成分,若煎煮时间短,毒性成分未被破坏,易引起不良反应。服用方法为:辛热、大寒的药物,分别宜冷服、热服。

5）个体差异

不同个体,不同状态下对药物的反应不同,耐受性差者容易表现出不良反应。如儿童、老年人、妊娠期妇女及过敏体质者,都较易发生不良反应。

2.6.3 中成药不良反应的常见临床表现

1）皮肤症状

皮肤症状如荨麻疹、药疹、接触性皮炎、光敏性皮炎、色素沉着、痤疮样皮疹等。据报道,六神丸可引起湿疹性皮炎样药疹,防风通圣丸可引起光敏皮炎样药疹,牛黄解毒片可引起荨麻疹样皮疹。

2）全身症状

不良反应的全身症状常见的有以下四种情况:

①神经系统的毒性反应:表现为肢体或全身麻木、眩晕头痛、瞳孔缩小或扩大、对光反射迟钝或消失。引起中毒的多为含强心苷、皂苷、生物碱等成分的中成药,如雷公藤多苷片。

②循环系统的毒性反应:表现为心悸、胸闷、发绀、面色苍白、四肢厥冷、心律不齐、血压改变。引起中毒的多为含强心苷、皂苷、乌头生物碱等成分的中成药,如六神丸。

③呼吸系统的毒副反应:表现为呼吸急促、咳嗽咯血、哮喘、呼吸困难、急性肺水肿、呼吸衰竭等。引发中毒的多为含生物碱、氰苷、硫化砷等成分的中成药,如附子理中丸。

④消化系统的毒副反应:表现为口干口苦、恶心呕吐、食欲缺乏、嗳气流涎、腹胀腹痛、腹泻、便秘、黄疸等。引起中毒的多为含生物碱、强心苷、斑蝥素等成分的中成药,如复方斑蝥胶囊。

此外,还有泌尿系统、血液系统、五官功能障碍等毒副反应。

2.6.4 中成药不良反应的防治

1）避免盲目滥用药物

药物是预防治疗疾病的工具,每种药物都有一定的适用范围,应有目的地、合理地使用。若盲目滥用,即使是安全系数较大的中成药也可能对机体产生危害,导致不良反应的发生。

2）了解患者是否有药物过敏史

对有药物过敏史的患者,要避免食用曾产生过敏反应的药物和易引起过敏反应的药物。

3）合理配伍

联合用药时,应选择可以增强疗效、减轻毒副作用、扩大治疗范围的配伍。对配伍应用情况不明确的药物,应尽量避免使用。

4）注意用药反应的观察与监测

医生、药师及患者都应对使用中成药出现的异常现象给予足够重视,及时发现不良反应,及时防治,避免不良反应后果的扩大和加重。

5）中成药中毒的救治原则

一旦出现不良反应,应及时停药。

一般过敏反应,临床症状较轻者,停药或经过抗过敏反应对症处理,症状可逐渐消失。中毒反应一旦确诊,可采用中西医结合方法进行抢救。如采用催吐、导泻、洗胃、灌肠的方法促使毒物排出,选用甘草、绿豆等有解毒作用的中药煎汤灌服。

任务 2.7　中成药的陈列原则及其注意事项

陈列就是将各种中成药放在适当的位置上,是社会零售药店与医院药房日常工作的一部分,目的是方便推荐销售或取用配药。有效、良好的陈列,能充分展示各中成药的特点,帮助消费者进行选择,对药品销售有极大的促进作用。对于零售药店,陈列工作尤为重要。

根据《药品经营质量管理规范》规定,经营过程中药品应按剂型或用途以及储存要求分类陈列和储存:①药品与非药品、内服药与外用药应分开存放,易串味的药品与一般药品应分开存放;②药品应根据其温湿度要求,按照规定的储存条件存放;③处方药与非处方药应分柜摆放;④特殊管理的药品应按照国家的有关规定存放;⑤危险品不应陈列,如因需要必须陈列时,只能陈列代用品或空包装,危险品的储存应按国家有关规定管理和存放;⑥拆零药品集中存放于拆零专柜,保留原包装标签。

2.7.1　中成药的陈列原则

1）分类陈列原则

除了满足《药品经营质量管理规范》陈列要求,中成药由于其应用遵循中医药理论,具体陈列时还要依据中成药分类方法,以方便问病荐药时取用。

经营中可先按科对中成药进行分类,再按功效或按适应证进行分类,相近功效或适应证下再将不同品种分开摆放,同一品种下如有不同剂型或生产厂家的,也可就近陈列,即按照科、证（症）、分型的原则陈列。也有科和作用系统相结合的。如在非处方药销售区域,属内科的中成药陈列的数排大药架上,具有解表功效或应用于感冒的中成药安排摆放在其中一个,这个药架应当分为辛温解表、辛凉解表及扶正解表三个部分,银翘解毒片（丸）、桑菊感冒片、双黄连口服液（胶囊）等中成药应摆放到辛凉解表的药架上,分别按品种、剂型摆放整齐,再根据实际销售应用情况调整上下左右位置。

2）整洁、美观、丰满、定位原则

整洁就是要按药品大类、分类、细类，以及其规格、用途、价格等方面的特征，分门别类陈列摆放，使之一目了然。要做到整洁，除了开始做好摆放工作，药店工作人员还应勤加巡查整理，保持药品的清洁、整齐。

美观是指摆放药品时应力求格调一致，色彩搭配。摆放药品时要尽可能归类摆放或适度穿插排列，在不影响美观的前提下，应将滞销的药品搭配在旺销的药品之中，以利于销售。

丰满是要做到药品多而不挤、少而不空、及时加货、不留空位，方便顾客选购。

定位是要固定药品的摆放货位，这样既便于销售又易于管理。当然，定位不是一成不变的，而是应随季节变化和需求量的变化，做适当的调整。

2.7.2 中成药陈列的注意事项

1）陈列应该易见易取

陈列应将药盒正面面向顾客，不被其他商品挡住视线；货架最底层不易看到的商品要倾斜陈列或前进陈列。对主推的新品或着力宣传的中成药突出陈列，可以陈列在端架、堆头，容易让顾客看到，从而起到好的陈列效果。

2）陈列要注意先进先出

中成药都有有效期和保质期，因为顾客总是购买货架前面的药品，陈列可以按进货时间将先进的药品放在前面，后进的药品放在后面，以便于销售。

3）陈列要注意药物的关联性

药店 OTC 区药品陈列为了方便顾客选购，强调药品之间的关联性，如治感冒中成药常和清热解毒类药或止咳化痰药相邻，皮肤科用药和皮肤科外用药相邻。

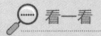 看一看

中成药陈列竞赛要求

在中国职业技术教育学会医药专业委员会举办的中药调剂员技能大赛中，对中成药的陈列作了以下要求。

1. 严格遵守药品分类码放的原则。药品与非药品分开；处方药与非处方药分开；内服药与外用药分开；中药与西药分开。

2. 药品摆放要美观、整齐。在同一个区域内摆放的药品，首先按照内科用药、外科用药、骨伤科用药、皮肤科用药、五官科用药、妇科用药、儿科用药的标识牌分区域摆放，其次考虑证型集中，再次考虑剂型集中。同一药品摆放在一起（前后摆放，但不得有间隙）；同品名或同品种不同规格药品相邻摆放，相邻品种间的间隙不能过大（不超过3 cm）；相同药品按效期摆放，近效期药品放在前面；药品摆放整齐无倒置。

3. 摆放过的药品，需要放回。药盒要轻拿轻放，不能随意损坏。

任务 2.8　中成药的储存保管与养护

中成药是已经加工定型、可供患者直接服用的成品药剂,经历生产、储存、运输、配送、销售,最后到达顾客手中。在这一系列过程中,可能受到阳光、空气、水分、温度、湿度等因素影响,使中成药发生物理和化学变化,从而使其质量发生变化,影响疗效。做好中成药的储存保管与养护,不仅能减少损失、避免浪费,还是保障用药安全有效的重要环节。

2.8.1　中成药的储存保管

1）药库、药店、药房等单位保管中成药

药库、药店、药房等单位保管中成药时应注意以下事项:

①保持药柜、药架卫生,定期消毒,减少微生物污染。

②温度、湿度要适当。若柜内温度、湿度高于室内,或药库内温度、湿度高于室外,应适当打开柜门、库房门通风;反之则应紧闭柜门、库门,尽量少打开。必要时,可在柜内、库内放吸潮剂。

③做好药品进出库收发登记记录。

④熟悉中成药储存中常发生的变质现象及其原因。若发现有变质现象,原则上不能使用,应及时联系药品批发企业和生产企业。

⑤加强药品外观质量检查。入库储存中成药要检查包装是否完整,有无渗漏、潮湿、发霉及包装破损等。如有问题,经加工整理后仍不合格者,不宜储存。

⑥看清批号、有效期,做到先生产的先使用,严防过期。

⑦分类储存。内服药、外用药分开储放;剧毒药、贵重药单独加锁另放;怕光药避光储存;怕热、怕潮药放阴凉、干燥处;一般药也宜放阴凉、干燥处。

⑧库存药品虽无须进行陈列,但也要注意摆放整齐,以利于管理。另外,切忌在通道口和安全出口处堆放库存药品。

2）家庭个人保管中成药

家庭对药物的需求数量庞大,做好家庭个人中成药的保管,避免浪费,具有良好的社会价值。要注意以下几点:

①最好有一个药箱,药品能归类放置,方便查找和使用。

②药品要放在妥当的地方,避免日光直射、高温、潮湿,尤其是要防备小儿误吃。剧毒药尤应妥善存放,最好专人放置。

③注意定期检查药品的有效期,已过期药品应及时清理。定期检查药品有无发霉变质现象。遇有发霉变质,及时清理。

④储放中成药一定要有标签,写清药名、规格,切勿凭记忆无标签存放。

⑤对名称、规格有疑问的药,切勿贸然使用,以免发生意外。

⑥糖浆剂、口服液、合剂等易发霉、发酵变质的药,开启后要及时用完;未用完的最好放冰

箱内,并尽早用完,遇有变质,及时清理。

⑦瓶装成药用多少取多少,对瓶装液体药更应注意,只能倒出,不宜再往回倒入,更不宜将瓶口直接对嘴服药。已经启用的瓶装成药应注意按瓶签说明保管(如加盖、防潮等)。

⑧在家储存中成药,不宜过多,避免浪费。

2.8.2 中成药的分类养护

中成药的养护要点:防止光线照射,防止空气接触,防止温度过高和过低,防止湿度过高和过低,防止虫害和鼠害,并按中成药剂型特点分类分区进行养护。

1)液体及半固体中成药

酒剂、糖浆剂、露剂、口服液、煎膏剂等剂型,均怕光、怕热、易酸败、发酵,应储存在干燥阴凉、避免阳光直射的库房,库房内的温度不超过28 ℃,相对湿度75%左右。此外,这类中成药包装体积大、质量重,宜存放在库房低层以便于进出。

2)一般固体中成药

丸剂、片剂、散剂、冲剂等易受潮、散气、结块、发霉、虫蛀等。其中,丸剂、片剂久储易失润、干枯、开裂,宜储存在密封库房,防吸潮霉变,库房温度控制在25 ℃以下,相对湿度75%以下。

3)中药注射液

各大小容量的中药注射剂均怕热、怕光、易产生沉淀、变色、澄明度不合格,宜储存在20 ℃以下的阴凉库,放置在通风避光处。货件堆垛不宜过高,避免重压。

4)胶剂、膏剂类中成药

胶剂、膏剂类中成药,储存时宜将内服外用及不同性质的中成药分别置于凉爽密封较好的小室库房。

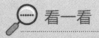 看一看

《中国药典》"凡例"储藏项名词术语

中成药的储藏,《中国药典》"凡例"储藏项下对各名词术语的规定:

遮光:系指用不透光的容器包装,如棕色容器或黑色包装材料包裹的无色透明、半透明容器;密闭:系指将容器密闭,以防止尘土及异物进入;密封:系指将容器密封,以防止风化、吸潮、挥发或异物进入;熔封或严封:系指将容器熔封或用适宜的材料严封,以防止空气和水分的侵入并防止污染;阴凉处:系指不超过20 ℃的环境;凉暗处:系指避光并不超过20 ℃的环境;冷处:系指2~10 ℃的环境;常温:系指10~30 ℃的环境。

各种剂型储藏方式的选择,参考如下:

①应密闭储存:散剂、胶剂、膏药、软膏、鼻用制剂、栓剂、凝胶剂。

②应密封储存:丸剂、片剂、煎膏剂、合剂、颗粒剂、胶囊剂、糖浆剂、注射剂、酒剂、露剂。

③温度低于30 ℃的剂型:胶囊剂、栓剂。

④遮光:软膏剂、注射剂、酊剂、流浸膏与浸膏剂、凝胶剂、眼用制剂。

注意:蜜丸是最不易保存的一种剂型。

任务 2.9　问病荐药技术

2.9.1　问病荐药概述

问病荐药是指不需医师处方而根据患者所求,由具有一定医药理论水平和实践经验的药学技术人员,凭患者主诉病证和简单诊断后售给对症的中成药,并指导患者合理用药。

问病荐药是药店为广大群众提供药学服务的重要方式之一。从业人员应具备一定的专业素质,除了需要掌握一定的中医基础理论知识、临床中药学和中成药知识,还需要高超的沟通能力和高尚的职业道德。

在实际工作中,部分患者具备一定的自我诊疗经验,能明确待购药物基本情况及其用法。但是,还有部分患者没有医药知识,需要药店药学技术人员提供用药指导。

2.9.2　问病内容和技术

问病过程中,应把握并提取与病证相关的主要内容,这是有方法可循的。

1)问病内容

问病中应该把握其主要内容。

①问主要症状及持续时间(即主诉):通过问询,了解患者感受最明显或最痛苦的症状,持续的时间、部位、性质以及伴随症状。

②问病前:起病是否就医? 是否服用药物治疗,效果如何? 若已进行过治疗,则应问明使用过的药物名称、剂量和疗效,过去有/无患过何种疾病,以及手术、外伤、中毒和过敏史等。

③问病后:发病过程中饮食、二便、睡眠、精神状况有无改变?

④患者一般内容:主要包括职业及工作条件、起居饮食习惯、有无烟酒嗜好、有无与遗传有关的疾病。

⑤女性病人还要了解的内容:主要包括月经周期和行经天数、经血的量和色、经期症状、末次月经时间、白带有无和色量等。

⑥小儿需了解的内容:小儿大多不能自己表述病情,可向家长了解相关内容,如年龄、生长发育情况、睡眠情况、胃口、进食食物等。

通过问病,对获得的信息进行整理后能初步判断疾病的原因(如外伤还是内伤)、诱因(如气候变化、环境改变、饮食起居失调)以及起病证急缓等情况,把握好疾病的治疗方向,选择合适的中成药。

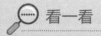 看一看

《十问歌》

中医把询问病情和病史的重点归纳为十条,并编成歌诀《十问歌》:"一问寒热二问汗,三问头身四问便,五问饮食六问胸,七聋八渴须当辨,九问旧病十问因,更兼服药参机变。妇人尤必问经期,迟速闭崩皆可见(迟,指月经期推迟;速,指月经期缩短、提前;闭,指闭经;崩,指崩漏)。再添片语告儿科,天花麻疹全占验。"十问内容分别是问寒热(恶寒发热、但寒不热、但热不寒、寒热往来)、问汗(自汗、盗汗、大汗、战汗、局部出汗)、问头身(头痛、头晕、肢体痛、身重)、问疼痛(胸痛、胁痛、脘痛、腹痛)、问耳目(耳鸣、耳聋、目眩)、问饮食与口味(口渴与饮水、饮食与食量)、问睡眠(失眠、嗜睡)、问二便(大、小便)、问月经和带下、问小儿(小儿出生前后情况、喂养情况、生长发育情况及预防接种情况等)。

问病时并非要将十个方面内容都问遍,关键是抓住重点进行了解。

视频微课:问诊技术-大小便　　视频微课:问诊技术-望　　视频微课:问诊技术-闻　　视频微课:问诊技术-问诊综合　　视频微课:问诊技术-切　　视频微课:问诊技术-饮食与胃口

2) 问病技术

问病过程也是与患者沟通的过程,掌握良好的沟通技巧是必需的。以下是注意事项。

①认真聆听。问病时应亲切和蔼,热情耐心认真。问病人员认真地倾听会让患者感觉到自己被重视,从而在心理上有安全感。聆听既表达尊重和礼貌,同时表示关注和重视程度。问病人员要仔细听取揣摩患者表述信息的内容和意思,不要轻易打断对方的谈话,以免影响说话者的思路和内容的连贯性。

②用语技巧。注意语言的表达,与患者沟通时注意多使用服务用语和通俗易懂的语言,尽量避免使用专业术语,谈话时尽量使用短句。因此,问病人员一定要多用日常用语,这样才能够在与患者的交流时做到深入浅出。可以用打比方等方法尽量形象地向患者说明,使用开放式的提问方式,如:"关于该药医生都跟您说了什么?"而不是问:"医生告诉您怎么用药了吗?"(用"是""不是"或简单一句话就可以答复的问题);问病时应避免套问和揭示性诱问,如"你胃痛时痛感向左肩放射吗?"而应问:"你胃痛时对别的部位有什么影响吗?"避免病人在不甚解其意的情况下随声附和,给判断疾病和给药针对性造成困难。

③边问边听边思考。在问病的过程中,问病人员要边听患者的叙述边观察病人,并及时分析病人所陈述的各种症状间的内在联系,分清主次,辨明因果,抓住重点。在倾听病人陈述病情的时候,要根据所述事实,联想到有哪些可能的疾病,经过详细询问,逐步确定证型,便于推荐药品。特别是对诊断和鉴别诊断有意义的部分,一定要询问得清楚无误。

④注意掌握时间。谈话时间不宜过长,有时过多的信息不利于对病情的掌握。问清症状主

次,能够辨别诊断某种疾病的某种证型即可。也可准备一些资料发给患者,方便在问询时沟通。

⑤关注特殊人群。对婴幼儿、老年人、少数民族和境外患者等,需要特别详细提示服用药品的方法。例如,对老年人,其视力、听力和用药依从性差,应反复交代药品的用法、禁忌证和注意事项,直至患者完全明白。同时,老年人的记忆力减退、反应迟钝,容易忘服或误服药品,甚至因商品名的不同而致重复用药导致药物过量的现象时有发生。因此,在用药时,宜选择每日服用几次药品,在书面写清楚用法并交代清晰(或贴附提示标签),有条件可配备单剂量药盒,并叮嘱老年患者家属、亲属或子女督促老年人按时、按量服用。

视频微课:
数智机器人使用

2.9.3 荐药的基本原则

问病荐药要求药学技术人员正确诊断、合理选药,并向购药病人提供科学、合理、客观、可靠的用药指导和咨询等服务,对不适合自我药疗的病人,或药学技术人员不能确切肯定地向病人推荐药品,以及无法判断病人拟购买的药品是否对症病情时,应向病人提出到医院诊治或向医院临床药师寻求合理用药意见。

正确荐药的基本原则是保障用药的安全性、有效性、经济性、适当性,维护人民身体健康。

1)安全性

安全性是合理用药的首要条件,直接体现了药学技术人员对病人和公众切身利益的保护。安全性不是药物的毒副作用最小,或者无不良反应这类绝对的概念,而是强调让用药者承受最小的治疗风险获得最大的治疗效果(风险/效益)尽可能小。按照药品分类管理,非处方药安全性比处方药相对高,乙类非处方药安全性又比甲类相对高,荐药时应优先考虑。

2)有效性

药物的使用是希望达到预定的治疗目的。问病辨证后确立相应治法,对证起效的药物可能不止一种,而是一大类中成药,药学技术人员可根据工作经验和患者具体要求在其中选择两三种进行推荐。

3)经济性

经济性并不是指尽量少用药或使用廉价药品,其正确含义应当是获得单位用药效果所投入的成本(成本/效果)应尽可能低,获得最满意的治疗效果。经济地使用药物,强调用尽可能低的治疗成本取得较高的治疗效果,合理用药,减轻病人及社会的经济负担。

4)适当性

适当性是指选适当的药物、适当的剂型,以适当的剂量,在适当的时间,经适当的途径,给适当的病人,使用适当的疗程,达到适当的治疗目标。

①适当的药物。根据疾病与患者机体条件,权衡多种因素的利弊,选择最为适当的药物满足治疗的需要。需要多种药物联合使用的情况,还必须注意适当地合并用药,但相类似作用的药物不宜超过三种。如感冒发烧伴有咳嗽的患者,可选羚翘解毒丸解热,伍用清气化痰丸缓解咳嗽痰黄的症状。

②适当的剂型。选药时,应综合考虑药物性质的要求,治疗目的与给药途径的要求,以及

应用、携带、保管方便的要求,选择适当的剂型。如常用药藿香正气丸还有散剂、口服液、软胶囊、滴丸等剂型,外出备药宜选滴丸这一轻便的剂型,不耐受药物气味的可选择软胶囊,病势较急的则可用口服液。

③适当的用法用量、疗程　强调因人而异的个体化给药的原则,是指以药品说明书或医药典籍推荐的给药剂量、使用次数为基础,按照患者的体重或体表面积,以及病情轻重,确定适宜的用药剂量、次数、治疗周期。

2.9.4　荐药技术

问病荐药要求向购药病人提供科学、合理、客观、可靠的用药指导和咨询等服务,对不适合自我药疗的病人,或驻店执业药师不能确切肯定向病人推荐的药品或病人拟购买的药品是否对症病情时,药店药学技术人员应向病人提出到医院诊治或向医院临床药师寻求合理用药意见。正确荐药应符合上面提到的中成药合理应用原则,掌握好正确选用、合理配伍、正确的用量用法,避免用药禁忌等。

 技能赛点

1. 中成药是指在中医药理论指导下,以中医方剂为依据,以中药饮片为原料,经过药学和临床研究,获得国家药品管理部门的批准,按照规定生产工艺和质量标准制成一定剂型,质量可控,安全有效,可供临床医生辨证使用,或患者根据需要直接购用的一类药品,简称成药。方剂是中成药制作的依据,中成药是方剂的主要体现。中成药处方来源有历代医药文献、经验方和新研方等。

2. 中成药常用的命名方法包括按功效、主治病证、组成、主药、味数等。中成药的分类可以按科门系统、功效、剂型、科与功效相结合等。

3. 阅读中成药说明书时应留意【功能主治】、【用法用量】、【注意事项】等项目。管理、选择药品时还要看清批准文号、生产批号和有效期。

4. 中成药管理也分为处方药和非处方药(OTC),要注意区别两类药品适应的疾病类型、取药地点、疾病诊断者、专有标识等。

5. 中成药合理应用包括正确选用、合理配伍、正确的用量和用法、避免用药禁忌四个方面。

6. 中成药也存在不良反应,其发生与药物本身、患者体质等有关,要科学看待中成药的不良反应,发生不良反应时应及时进行救治。

7. 中成药的陈列要体现出科学分类、整齐美观的特点,储存养护要符合避光、控温、控湿的要素。

8. 问病荐药注意抓住病情特点进行发问,对病情信息进行整理,做好辨证,确立治法,由此选择正确的药物,合理配伍,指导患者掌握用量用法和注意事项。

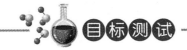

目标测试

答案解析

一、单项选择题

1. 补中益气丸按哪种方法命名？（　　）

　　A. 处方组成　　　　　　　　　　　　B. 方剂来源

　　C. 成药功效　　　　　　　　　　　　D. 成药产地

2. 维C银翘片的处方属于（　　）。

　　A. 新研方　　　　B. 经验方　　　　C. 秘方　　　　D. 医药文献方

3. 批准文号"国药准字Z××××××"，其中Z代表（　　）。

　　A. 化学药　　　　B. 生物制品　　　　C. 中药　　　　D. 辅料

4. 以下哪项属于正确合理使用药物？（　　）

　　A. 含丁香的中成药与含郁金的中成药同用

　　B. 老年人按说明书用量的两倍使用

　　C. 服用含人参的中成药同时吃萝卜

　　D. 云南白药撒布在外伤患处使用

5. 中成药储存养护中错误的做法是（　　）。

　　A. 口服液存放在阴凉避光处　　　　B. 注射液堆垛至屋顶

　　C. 存放蜜丸的库房经常进行消毒灭虫　　D. 外用药和内服药存放应分开

6. 小青龙颗粒属于（　　）。

　　A. 历代医药文献　　　　　　　　　　B. 经验方

　　C. 新研方　　　　　　　　　　　　　D. 秘方

7. 非处方药简称（　　）。

　　A. TOC　　　　B. OTC　　　　C. OCT　　　　D. COT

8. 5~10岁可服（　　）的成人量。

　　A. 1/4　　　　B. 1/3　　　　C. 1/2　　　　D. 相同

9. 引起特异性反应的原因是（　　）。

　　A. 抗原刺激　　　　　　　　　　　　B. 机体缺乏某种酶

　　C. 药物用量过大　　　　　　　　　　D. 都不是

10. 阴凉处是指不超过（　　）的环境。

　　A. 20 ℃　　　　B. 15 ℃　　　　C. 10 ℃　　　　D. 5 ℃

二、多项选择题

1. 九味羌活丸按哪种方法命名？（　　）

　　A. 处方组成　　　　B. 方剂主药　　　　C. 中药味数

　　D. 成药功效　　　　E. 形状

2. 中成药不良反应的发生原因主要与（　　）有关。

　　A. 患者体质　　　　B. 药不对证　　　　C. 用药时间过长

　　D. 配伍禁忌　　　　E. 使用变质的药物

3. 中成药的配伍应用包括（　　）。

A. 中成药与中成药配伍　　　　B. 中成药与汤药配伍

C. 中成药与西药配伍　　　　　D. 外用中成药与内服中成药配伍

E. 中成药与药引配伍

4. 下列有关处方药与非处方药的叙述,正确的是(　　)。

A. 非处方药需要处方购买　　　B. 都可在药店销售　　　　C. 都可在专业刊物上广告

D. 都是安全的　　　　　　　　E. 非处方药具专有标识

5. 服用中成药的药引包括(　　)。

A. 黄酒　　　　B. 淡盐水　　　　C. 鲜芦根汤　　　　D. 清茶　　　　E. 米汤

三、简答题

1. 中成药合理应用的原则有哪些?

2. 如何避免中成药不良反应的发生?

3. 查阅六味地黄丸的说明书,简要说明该药陈列的位置。

4. 中成药的命名方法有哪些?

5. 处方药与非处方药的区别是什么?

6. 以银翘解毒片所致病证为例,设计问病荐药过程。

【书网融合】

教学课件:　　　　　　　　　　视频微课:

学会中成药基础知识　　　　　中成药基础知识与技能

项目3 学会中药调剂知识与技能

【学习目标】

知识目标：

1. 掌握处方类型及书写格式；中药调剂程序。

2. 熟悉中药调剂设施及工具，中成药调剂；中药调剂管理制度。

3. 了解处方应付常规。

技能目标：

1. 学会综合应用中医药知识进行审方，熟练进行中药调剂。

2. 能熟练进行处方书写，维护中药调剂工具；按照中药调剂管理制度等措施，管理药店药房。

素质目标：

1. 培养学生学习传统中药调剂文化知识的热情，热爱中药调剂岗位，增强用药责任意识，继承和发扬中药特色技术，助力健康中国建设。

2. 提升学生基本操作技能的熟练程度，精益求精。

3. 培养学生归纳总结、终身学习的能力。

动画：岗位情境导学

【岗位情境导学】

情境描述：荆某，男，65岁，拿着一张处方走进药店，多个药物都不认识，如仙遗粮、鼠黏子、苦薏、假苏等药，寻求店员帮助。店员看后，进行详细解答，荆某终于搞清楚了是什么药。

情境分析：现实生活中，很多医生开的处方，字难辨认。上述方中医生用了药物的别名，土茯苓（仙遗粮）、牛蒡子（鼠黏子）、野菊花（苦薏）、荆芥（假苏）等，具有专业医药知识者是不难辨认的。

讨论：常用中药的别名有哪些？

学前导语：以《中国药典》、部颁药品标准以及各省、自治区、直辖市颁布的地方标准中收载的中药名称，为中药正名。中药除了正名，就是别名。由于有些药物别名经历代相继沿用成习，至今仍用。调剂人员应熟记常用药物别名，如仙灵脾、国老，有些药物别名有多个，如大力子、牛大力、牛子等。

那么，如何知晓中药的别名呢？

中药调剂是在中药理论指导下,调剂人员根据医师处方将中药饮片或中成药调配成供患者使用的药剂的过程,是一项负有法律责任的专业操作技能。中药调剂是中医药学的重要组成部分,也是方药基础知识的实践运用。根据中药调剂工作的技术岗位不同,对专业技术的要求也不同。中药调剂主要分为中药饮片调剂和中成药调剂两部分。

任务 3.1　处方类型及书写格式

处方是指由注册的执业医师和执业助理医师在诊疗活动中为患者开具的,由取得药学专业技术职务任职资格的药学专业技术人员审核、调配、核对,并作为患者用药凭证的医疗文书。处方包括医疗机构病区用药医嘱单。

处方是药学专业技术人员为患者调配、发药的凭据。处方开具者与处方调配者之间的书面依据,具有法律、技术和经济上的意义。

3.1.1　处方类型

处方按其性质一般分为法定处方、医师处方、协定处方、古方、经方和时方,以及单方、验方(偏方)和秘方。

1)法定处方

法定处方是指《中国药典》、局颁标准收载的处方。它具有法律约束力。在制备法定制剂时,应严格按此执行。

2)医师处方

医师处方是医师为患者诊断、治疗和预防用药所开具的处方。

3)协定处方

协定处方是医院药剂科与临床医师根据医院日常医疗用药的需要协商制定的处方。一般适用于使用频率较高的药品,可提前大量配制和储备,以提高工作效率,减少病人取药等候的时间。每个医院的协定处方仅限于在本医院使用。

4)古方、经方和时方

古方泛指古医籍中所记载的方剂。经方是指经典医籍中所记载的处方,如《黄帝内经》《伤寒论》《金匮要略》等经典著作所记载的方剂。时方是指从清代到现在的处方。

【想一想】

药典收载的处方类型是什么?

5)单方、验方(偏方)和秘方

单方是指比较简单的处方,往往只有 1~2 味药组成。验方是指民间积累

答案解析

的经验处方,简单有效。秘方是指有一定疗效,但秘而不传的单方和验方。这些单方和验方确有特殊疗效的,应努力发掘、整理和提高。

3.1.2 处方书写格式及要求

处方的书写格式和要求都是有严格规定的。

1)处方的组成

处方作为一种特殊文件,具有一定的组成及格式,已被国际公认。各医院根据要求都印有自己的处方笺。处方的组成可分为以下三部分。

①处方前记。各医院的专用处方,均在其处方抬头处印有医院名称,患者姓名、性别、年龄(婴幼儿要写体重)、科别、病历号(门诊处方为门诊号,住院处方为住院号)、日期等,以上项目均为处方前记的必备部分,也称自然项目。处方前记的认真填写,有利于药师在审查处方及调配药物时作为参考。

②处方正文。处方正文是医师为患者或其他需要用药者开写的用药依据。汤剂的处方正文包括饮片名称、剂量、剂数、一般用法用量及脚注。中成药处方和西药处方的正文主要包括药品名称、剂型、规格、数量及用法用量。正文部分是处方的核心部分,药品名称可以开药典名、通用名或商品名,本院制剂可以开协定的药名,药品的剂量单位均应按法定要求书写。

③处方后记。它包括医师签名、药师签名(包括计价、调配、复核及发药四栏)、药价及现金收讫印戳。

有些中医处方通常在正文的左侧还要求记录脉案,包括病因、症状、脉象、舌苔及治法。如儿科处方、毒麻药处方等。

2)处方的格式

处方笺,横竖长方形均可,其大小各医院自定,内容需包括处方的基本要素。

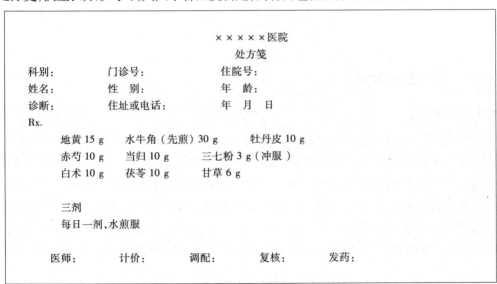

图 3.1 中药处方示例

```
                              ××××× 医院
                                处方笺

    科别：        门诊号：         住院号：
    姓名：        性  别：         年  龄：
    诊断：        住址或电话：      年  月  日
    Rp.  ①头孢噻肟钠注射剂   1.0 g×6

                                              Sig. 1.0 g Q.12.h,im

         ②维生素 C 片   100 mg×30

                                              Sig. 100 mg T. id


    医师：      计价：      调配：       复核：       发药：
```

图 3.2　西药处方示例

```
                              ××××× 医院
                                处方笺

                                        现金      药价
                                                记账

    科别：        门诊号：         住院号：
    姓名：        性  别：         年  龄：     年  月  日
    诊断：


    Rp.  ①磷酸可待因片       12 片/1 片     必要时服用
         ②美可            60 mL×4/10 mL    3 次/日


    医师：      计价：      调配：       复核：       发药：
```

图 3.3　麻醉药品处方示例

3.1.3　处方相关制度

1）处方权限规定

经注册的执业医师在执业地点取得相应的处方权；经注册的执业助理医师在医疗机构开具的处方，应当经所在执业地点执业医师签名或加盖专用签章后方有效；经注册的执业助理医师在乡、民族乡、镇、村的医疗机构独立从事一般的执业活动，可在注册的执业地点取得相应的处方权；医师应在注册的医疗机构签名留样或者专用签章备案后，方可开具处方；试用期人员开具处方，应经所在医疗机构有处方权的执业医师审核，并签名或加盖专用签章后方有效；进修医师由接收进修的医疗机构对其胜任本专业工作的实际情况进行认定后授予相应的处方权。

2）处方内容

医院全称、门诊或住院号、处方编号、年、月、日、科别、病员姓名、性别、年龄、药品名称、剂型、规格及数量、用药方法、医师签字、配方人签字、检查发药人签字、药价。

中药饮片处方可按君、臣、佐、使的顺序排列，对药物调剂、煎煮的特殊要求要注明在药品之后上方，并加括号，如先煎、后下、包煎、烊化或冲服等。对药物的产地、炮制有特殊要求，要在药名之前写出。

3）处方书写

患者姓名必须是患者的真实姓名，每张处方限于一名患者的用药，处方一般用钢笔或毛笔书写，字迹要清楚，不得涂改。若有涂改，医师必须在涂改处签名及注明修改日期，药师方可调配；处方一律用规范的中文或英文名称书写。不得自行编制药品缩写名或用代号。年龄项要写实足岁；婴幼儿写日龄、月龄，必要时要注明体重。西药、中成药、中药饮片要分别开具处方。西药、中成药处方每一种药品需另起一行。每张处方不得超过5种药品。开具处方的空白处应画一斜线，以示处方完毕。

4）剂量要求

药品名称和使用剂量应以现行《中国药典》及各级卫生行政部门颁发的药品标准为准，必须超过剂量时，医师应在剂量旁重新签字以示负责。一般门诊、急诊患者每张处方为3日用药量。慢性病为1周用药量。癫痫、结核、高血压等慢性病为2周用药量。

处方上药品数量一律用阿拉伯数字书写。药品用量单位以克（g）、毫克（mg）、毫升（mL）计算；片剂、丸剂、胶囊剂以片、丸、粒为单位，注射剂以支、瓶为单位，并注明含量。

5）有效日期

处方当日有效，有特殊情况当日不能取药的，不得超过3天，超过期限需经医师更改日期、重新签字后方可调配。

6）保存日期

一般药品处方留存1年，含毒性中药处方留存2年，含麻醉中药处方留存3年备查。处方留存期满后登记，由单位负责人批准销毁。

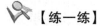 【练一练】

含有罂粟壳的处方，保存的年限是（　　　）。

A.1年　　　　　B.2年　　　　　C.3年　　　　　D.4年　　　　　E.5年

答案解析

7）其他有关要求

急诊处方应有明显标志。贵重中药处方应每天按不同品种分类登记统计销量，以便掌握库存。有关毒、麻，限剧药处方，遵照毒、麻、限剧药品管理制度的规定及国家有关管理麻醉药品的规定办理。例如，注射剂类麻醉药品每张处方不得超过2日常用量，药用罂粟壳等非注射剂麻醉药品每张处方不超过3日常用量（3～6 g/d，即总共18 g），须混入群药，不得单包，防止套购。连续使用不得超过7日。

药爱生命

　　罂粟壳为罂粟科植物罂粟的干燥成熟果壳,主要含生物碱类成分,如吗啡、可待因、那可汀、那碎因、罂粟碱、罂粟壳碱等,用药后可能产生依赖性,长期使用后突然停止,则会出现戒断症状。因此,须严格按医嘱或建议剂量使用中药材罂粟壳。在每张处方中,不得超过3日常用量,须混入群药,不得单包,防止套购。

　　含有罂粟壳的复方制剂如枇杷止咳软胶囊、强力枇杷露、固肠止泻胶囊、二母安嗽丸、克咳胶囊等,使用时要注意。

表3.1　处方中常用拉丁术语缩写

分类	拉丁缩写	中文	拉丁缩写	中文	拉丁缩写	中文
药物剂型	Amp.	安瓿剂	Inf	浸剂	Pil	丸剂
	Caps.	胶囊剂	Lot	洗剂	Syr	糖浆剂
	Dec.	煎剂	Lin	擦剂	Sol	溶液剂
	Emul.	乳剂	Muc	胶浆剂	Sp. ,Spt	醋剂
	Empl.	硬膏剂	Mist(Mixt)	合剂	Supp	栓剂
	Ext.	浸膏剂	Ol	油剂	Tab	片剂
	Garg.	含漱剂	Ocul	眼膏剂	Tinc(Tr)	酊剂
	Gt	滴剂	Past	糊剂	Ung	软膏剂
	Inj	注射剂	Pulv	散剂	Vin.	酒剂
剂量单位	Kg	千克	gtt	滴	m ci	毫居里
	g	克	mL	毫升	μci	微居里
	mg	毫克	L	升	ad lib	随意、任意量
	μg	微克	IU	国际单位	qs	适量
	ng	毫微克	U	单位	ss., SS.	一半,半量
	ppg	微微克	MEq	毫当量	ppm	百万分之几
给药途径	applic	撒布	iv 或 v	静脉注射	Pr. urethr	尿道用
	adus. ext	[为]外用	Pro. o	眼用	Pr. narcosi	麻醉用
	Consp	敷用	Pro. anr	耳用	SC 或 B	皮下注射
	Claus. loc	局部封闭用	Pro. nar	鼻用	po	口服
	im 或 m	肌内注射	pr. vagin	阴道用	PR	灌肠
	i. v. gtt(v. lgtt)	静脉滴注	pr. rect	肛门用	Pr. semibaln	坐浴
给药次数	s. i. d	每天1次	quing. i. d	每天5次	q3d	每3天1次
	b. i. d	每天2次	sex. i. d	每天6次	p. d	一次服用
	t. i. d	每天3次	q. o. a	隔天1次		(一次量)
	q. i. d	每天4次	q2d	每2天1次		

续表

分类	拉丁缩写	中　文	拉丁缩写	中　文	拉丁缩写	中　文
给药时间	a. c	饭前	d. i. d.	每日	q. h	每小时
	a. coen	晚餐前	h.	小时	q. 4h	每4小时
	a. d	睡前	hs	临睡前	q. m(o. m)	每晨
	a. j	早餐前	hd	睡觉时	q. n(o. n)	每晚
	a. m	午前	i. c	食间	S. O. S	必要时
	alv. adstr	便秘时	p. c	饭后	St, stat	立即
	c. m	明晨	p. m.	下午	s. i. m	一同,同时
	cito!	急速地	p. r. n	按情酌定,必要时	t. u	咳嗽急剧时
	d.	日	q. d	每天	ventr. jej	空腹时
其他	aa	每、各	ft	做	Pr. inf	婴儿用
	ad. , add.	加,加至	M. . D. S	混合、投予、用法	pr. sen	老人用
	aq.	水	NS	生理盐水	p. p. a	先将瓶振荡
	co, comp	复合的	No	数目,号	q. s	适量
	dil.	稀释的,淡的	O. D.	右眼	qs. ad	加足量
	div.	分成,分开	O. L. (O. S.)	左眼	RP	取(请给)
	d. t. d	如量服	O. U.	双眼	s. ,sig	标记、用法
	et	和	p. a	于患处	ut. dict	如医师所嘱

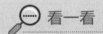 看一看

麻醉药品罂粟壳的使用注意

用量一般为3～6 g,具有成瘾性;孕妇及儿童禁用;运动员慎用。处方保存3年备查;不准生用,严禁单味零售;凭医生处方使用;禁止在中药材市场销售罂粟壳;需专柜、专锁、专账、专人管理。

任务3.2　处方应付常规

　　处方应付是指调剂人员根据医师处方的要求,选用符合规格标准的药物,进行处方调配。中医根据辨证论治,依病情不同,在立方时要选择不同的经过加工炮制的药物,以求发挥更好的治疗效果,减少药物的毒副作用。药材经加工炮制后,能改变其性味归经和功能主治。因此,在调配处方时,要注意药物的应付常规。

3.2.1 中药处方通用名称

1）正名

以《中国药典》、部颁药品标准以及各省、自治区、直辖市颁布的地方标准中收载的中药名称，为中药正名。中药名称应尽量使用正名，避免同名异物、同物异名现象。如黄连、大黄、金银花、芒硝等。

2）处方全名

由于中药饮片的基原、产地（道地药材）、性状特征、炮制、新陈程度、气味、色泽、采收时间等方面的不同，质量存在差异。因此，需要在中药正名前加上说明语，即为中药的全名，以确保疗效。如霜桑叶、光知母、熟大黄、绵茵陈、鲜地黄、香白芷、明天麻等。

3）别名

中药除了正名外，就是别名。由于有些药物别名经历代相继沿用成习，至今仍用，调剂人员应熟记常用药物别名，以保证用药安全有效。例如，仙灵脾为淫羊藿的别名；国老为甘草的别名；有些药物别名有多个，如大力子、牛大力、牛子为牛蒡子的别名等。

表3.2 中药饮片规范名称及处方别名

正名	处方别名	正名	处方别名	正名	处方别名
麻黄	麻黄草、麻黄咀	桑螵蛸	螳螂子	补骨脂	破故纸
紫苏叶	苏叶、紫苏	川楝子	金铃子	佩兰	佩兰叶、醒头草
紫苏梗	苏梗	槟榔	花槟榔、海南子、大腹子	金银花	双花、二花、银花、忍冬花
生姜	姜、鲜姜、均姜	艾叶	蕲艾、灸草、冰台	细辛	小辛、辽细辛、北细辛
桑叶	霜桑叶、冬桑叶	肉苁蓉	大芸	泽泻	建泽泻
桑枝	嫩桑枝、童桑枝	益母草	坤草	茜草	血见愁、红茜草
桑椹	黑桑葚	木瓜	宣木瓜	茺蔚子	益母草子、坤草子
菊花	白菊花、黄菊花、茶菊花、杭菊花、滁菊、亳菊、贡菊	千金子	续随子	茵陈	绵茵陈、茵陈蒿
		天冬	天门冬、明天冬	栀子	山栀
野菊花	野菊、苦薏	麦冬	麦门冬、寸冬	五加皮	南五加皮
防风	口放风、软放风、旁风、屏风	天花粉	栝楼根、瓜蒌根、花粉	香加皮	北五加皮、杠柳皮
葛根	粉葛根、甘葛根	牛蒡子	大力子、鼠黏子、牛子、恶实	香附	香附子、莎草根
辛夷	辛夷花、木笔花、望春花			藜芦	山葱、鹿葱
西河柳	柽柳、山川柳	乌药	台乌药	墨旱莲	旱莲草
白芷	香白芷、杭白芷、川白芷	功劳叶	十大功劳叶	砂仁	阳春砂、缩砂蜜
龙胆	龙胆草、胆草	牛膝	怀牛膝	牵牛子	黑丑、白丑、二丑
蒲公英	公英、黄花地丁、婆婆丁	甘草	国老	重楼	七叶一枝花、蚤休、草河车
鱼腥草	蕺菜	大黄	将军、川军、锦纹	首乌藤	夜交藤

正名	处方别名	正名	处方别名	正名	处方别名
熟地黄	熟地、大熟地	西红花	藏红花、番红花	前胡	信前胡、岩风
地黄	生地、大生地、生地黄	白芍	杭白芍、白芍药	秦艽	左秦艽
木通	细木通、子木通	百部	肥百部、野天门冬	桔梗	苦桔梗、白桔梗
土茯苓	仙遗粮	白果	公孙果	拳参	紫参
茯苓	白茯苓、云茯苓、赤茯苓安苓	丹参	赤参、紫丹参	海螵蛸	乌贼骨
		山茱萸	枣皮	海浮石	石花
玄参	元参、黑元参、乌元参、润元参	山豆根	广豆根、南豆根	淫羊藿	三枝九叶草、仙灵脾
射干	乌扇	大血藤	五花血藤、红藤、血通	黄芩	子芩、条芩、枯芩
紫草	西紫草、紫草根、软紫草	马钱子	番木鳖	桑白皮	桑根白皮、桑皮
牛黄	京牛黄、丑宝	升麻	绿升麻、周升麻	续断	接骨草、川断
秦皮	白蜡树皮	延胡索	元胡、玄胡索	蒺藜	白蒺藜、刺蒺藜
大青叶	青叶、板蓝叶	血余炭	血余、发炭、乱发炭	罂粟壳	米壳、御壳
忍冬藤	金银藤、银藤	莱菔子	萝卜子	僵蚕	白僵蚕
天麻	明天麻	杜仲	木棉、川杜仲	蛤壳	海蛤壳
夏枯草	枯草、枯草穗	牡丹皮	粉丹皮、丹皮、牡丹根皮凤丹皮	穿山甲	山甲珠、鳞鲤
薄荷	苏薄荷、南薄荷、鸡苏			牡蛎	左牡蛎
荆芥	假苏	赤小豆	红小豆、红豆	血竭	麒麟竭
白茅根	茅根、干茅根	红花	红蓝花、草红花	防己	粉防己
芦根	苇根	决明子	草决明、马蹄决明	苍术	茅苍术
三七	参三七、田七	红粉	红升丹、升药	灶心土	伏龙肝
北沙参	莱阳沙参、辽沙参	沙苑子	沙苑蒺藜、潼蒺藜	全蝎	全虫
南沙参	空沙参、泡沙参	诃子	诃子肉、诃黎勒	薏苡仁	薏米、苡米
枳壳	江枳壳	骨碎补	申姜	洋金花	曼陀罗花、风茄花
玉竹	葳蕤、明玉竹、肥玉竹	郁李仁	李仁	鸦胆子	苦参子
丁香	公丁香	款冬花	冬花、连三朵	母丁香	鸡舌香
火麻仁	麻子仁、大麻仁	金钱草	过路黄、对坐草	青果	橄榄、干青果
蛇蜕	龙衣	芒硝	皮硝、朴硝、牙硝	西青果	藏青果
蝉蜕	蝉衣、虫衣、仙人衣	天竺黄	竺黄	瞿麦	石竹草
芡实	鸡头米	白前	鹅管白前、南白前	大腹皮	槟榔毛、腹皮

4）并开药名

　　将疗效基本相似或具有协同作用的饮片缩写在一起，就构成了并开药名。调配处方时，调剂人员应知晓并开药物的品种、规格和剂量。如苍白术、青陈皮、二活、焦三仙等。

表3.3　中药并开药名应付

二术(苍术、白术)	二丑(黑丑、白丑)	荆防(荆芥、防风)
苍白术(苍术、白术)	二乌(制川乌、制草乌)	冬瓜皮子(冬瓜皮、冬瓜子)
二门冬/二冬(麦冬、天冬)	金银花藤(金银花、忍冬藤)	砂豆蔻(砂仁、蔻仁)
二芍(赤芍、白芍)	忍冬花藤(金银花、忍冬藤)	全荆芥(荆芥、荆芥穗)
白术芍(炒白术、炒白芍)	生龙牡(生龙骨、生牡蛎)	生熟薏仁(生薏仁、炒薏仁)
赤白芍(赤芍、白芍)	龙牡(煅龙骨、煅牡蛎)	棱术(三棱、莪术)
二活(羌活、独活)	二甲(龟甲、鳖甲)	生炒蒲黄(生蒲黄、炒蒲黄)
二苓(猪苓、茯苓)	二母(知母、浙贝母)	谷麦芽(炒谷芽、炒麦芽)
猪茯苓(猪苓、茯苓)	腹皮子(大腹皮、槟榔)	生熟麦芽(生麦芽、炒麦芽)
二风藤(青风藤、海风藤)	桃杏仁(桃仁、杏仁)	生熟谷芽(生谷芽、炒谷芽)
二地(地黄、熟地黄)	荷叶梗(荷叶、荷梗)	生熟稻芽(生稻芽、炒稻芽)
二地丁(紫花地丁、蒲公英)	茅芦根(白茅根、芦根)	苏子叶(紫苏子、紫苏叶)
二决明(石决明、决明子)	羌独活(羌活、独活)	全藿香(藿香、藿香叶、藿香梗)
二蒺藜(刺蒺藜、沙苑子)	青陈皮(青皮、陈皮)	焦三仙(焦神曲、焦麦芽、焦山楂)
潼白蒺藜(刺蒺藜、沙苑子)	炒知柏(盐知母、盐黄柏)	焦四仙(焦神曲、焦麦芽、焦山楂、焦槟榔)
乳没(乳香、没药)	知柏(知母、黄柏)	龙齿骨(龙齿、龙骨)

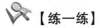 【练一练】

血见愁的正名是(　　　)。

A. 茜草　　　　B. 三七　　　　C. 益母草　　　　D. 蒲黄　　　　E. 丹参

5) 中药处方应付常规

答案解析

中药调剂工作,根据医师处方要求和地区传统调配习惯,经多年形成一套用药规律,称为处方应付常规。中药处方应付常规,使调剂人员和医师对处方名称和给付不同炮制品达成共识,在处方中不需要注明炮制规格时,调剂人员也可按医师处方用药意图给药。

由于各地区的用药习惯和炮制方法的差异,处方应付很难统一。一般有以下两种情况:

①处方中书写药名或炮制品名称时给付炮制品,写生品名时才给付生品。此类饮片一般需炮制后使用,很少生用。例如,写"麦芽"给付炒麦芽,写"生麦芽"给付生麦芽,写"乳香"给付制乳香,写"生乳香"给付生乳香;写"杜仲"给付盐炙杜仲,写"生杜仲"给付生杜仲;未注明生用则一律给付炮制品。

②处方中书写药名时给付生品,写炮制品时才给付炮制品。因炮制品与生品的作用有较大不同。例如,写"生龙骨""生牡蛎"给付生品;写"甘草"给付生甘草,写"炙甘草"给付蜜炙甘草;写"柴胡"给付生柴胡,写"醋柴胡"给付醋炙柴胡;写"黄柏"给付生黄柏,写"盐黄柏"给付盐炙黄柏等。

中药调剂中,严禁生炙不分,以生代炙和乱代乱用。在未注明生熟炒炙的情况下,可根据处方应付常规合理调配生熟炒炙等不同"饮片"。因此,处方应付常规是调配中医处方的主要依据之一。

表 3.4　中药处方应付常规

处　方	应　付	代表药物
直接写药名(或炒)调配清炒的药品	清炒品	谷芽、麦芽、稻芽、山楂、牵牛子、紫苏子、莱菔子、王不留行、槐花、苍耳子、牛蒡子、芥子、决明子、酸枣仁
直接写药名(或炒)调配麸炒的药品	麸炒品	枳壳、白术、僵蚕、薏苡仁、半夏曲、六神曲
直接写药名(或炒或炙)调配烫制的药品	烫制品	龟板、鳖甲、穿山甲、刺猬皮、狗脊、骨碎补、肉豆蔻
直接写药名(或炒或炙)调配蜜炙的药品	蜜炙品	黄芪、枇杷叶、瓜蒌子、桑白皮、甘草
直接写药名(或炙)调配酒炙的药品	酒炙品	乌梢蛇、乌蛇肉、蕲蛇、蕲蛇肉、肉苁蓉、何首乌、黄精、女贞子、山茱萸、蛇蜕、熟大黄
直接写药名(或炒或炙)调配醋炙的药品	醋炙品	乳香、没药、五灵脂、延胡索、莪术、香附、京大戟、芫花、甘遂、商陆
直接写药名(或炒或炙)调配盐炙的药品	盐炙品	补骨脂、葫芦巴、小茴香、刺蒺藜、车前子、益智、橘核
直接写药名(或炙)调配炮制的药品	制(炙)品	天南星(矾制)、白附子(矾制)、附子(炮制)、吴茱萸(甘草水制)、远志(甘草水制去心)、草乌(水制)、川乌(水制)、硫黄(豆腐制)、藤黄(豆腐制)、巴戟天(甘草水制去心)、淫羊藿(油炙)、厚朴(姜炙)
直接写药名(或煅)调配煅制的药品	煅制品	龙骨、龙齿、牡蛎、瓦楞子、蛤壳、赭石、硼砂、自然铜、花蕊石、寒水石、赤石脂

注意:目前各地由于传统调配习惯不尽相同,处方应付常规也不一致,有待进一步研讨。

3.2.2　中药处方脚注

中药处方脚注是指医师在开写处方时,在药物的旁边(常在某味药的右上角或左下角)作简明的注解。调剂人员应熟悉脚注,严格按脚注的要求,认真进行调配。《中国药典》对需特殊处理的品种都有明确规定,但在行业中,特殊处理的药物也不尽相同,不同地域的用药方法也不一样,需要引起注意。脚注的内容主要包括煎法、服法、炮制法等。常用的脚注有先煎、后下、包煎、另煎、冲服、烊化、兑服,部分药物需要捣碎,详见书末附录。处方脚注有时还对药物的质量提出要求,如怀山药、怀地黄、怀牛膝、怀菊花、辽细辛、川黄连、川贝母、杭白芷、杭菊花等。

3.2.3　中药处方的药引

中药处方的药引是在中医理论的指导下,中医临床治疗疾病、组方用药的特点之一。药引如生姜、大枣、葱白、粳米、芦根、竹叶、米汤、食盐、醋、黄酒、蜂蜜、冰糖、红糖、饴糖等,大都容易获得。

药引在处方中的使用目的,有以下几个方面:一是引经,如黄酒辛温,具升发走窜之性,可引药直达病所,常作为通经活络、活血化瘀、祛风湿药的药引。二是增强疗效,使用清解暑热的成药,可选用鲜芦根,因鲜芦根可增强清热解暑的作用。三是消除某些药物的毒性和副作用,如十枣汤,因含大戟、甘遂、芫花,药性峻猛,用红枣为引,就缓解了药物毒性。四是矫味,苦涩药物,难以口服,选用红糖、冰糖等,能矫正口味,便于服用。

现将常用的药引简介如下:

①生姜:用于外感风寒、胃寒呕吐及风寒束肺咳嗽等,取其解表止咳、和胃止呕、温中散寒之功。一般用 3~5 片,水煎服。

②大枣:用于脾胃虚弱、中气不足等证,取其补中益气、养血宁神之功。一般用 3~10 枚。

③大枣加生姜:用于虚寒病人,可补益脾胃、增加食欲、促进药物吸收。

④葱白:有发汗解表、散寒通阳的功效,适用于外感风寒以及阴寒内盛、格阳于外的寒凝证。一般用 2~3 根,切碎煎汤送服。

⑤黄酒、白酒:用于风寒湿痹、跌打损伤、妇人血寒闭经等,因酒性辛热,有温通经络、发散风寒之功。根据性别、年龄、体质、耐酒量等因素,一般黄酒用 15~50 mL,白酒酌减,不要致人醉。

⑥米汤:可用大米或小米煮饭时取汤汁送服。取其顾护胃气之功,可防苦寒药物伤胃。如为防龙胆、芦荟伤胃气,当归龙荟丸宜用米汤送服。

⑦竹叶、灯心草:用于热淋、心火移热小肠之小便淋沥涩痛等,取其清心火、利小便之功,一般用 3~5 g,煎水送服。

⑧红糖:常用于妇科血虚、血寒、产后恶露未净等,取其补血散寒、祛瘀之功。一般用 15~30 g,冲开水送服。

⑨盐:适用于肾阴亏损之证,其味咸,能引药入肾经。一般用 1~2 g,加水溶化即可。

⑩蜂蜜:用于肺燥咳嗽、阴虚久咳、习惯性便秘等,取其补中缓急、润肺止咳、润肠通便之功。用时可用适量温开水送服。

⑪醋:本品有散瘀止痛、解毒杀虫之功,服用失笑散时,取适量加温开水送服,可增强散瘀止痛的作用。

⑫芦根:用于外感风热、口渴咽干等,取其清热生津、止渴止呕之功。一般用 10~30 g。

除了上述药引外,尚有薄荷、荷叶、荆芥、紫苏叶等均可作为药引。

药引的选用,一般可根据中成药功能主治、病情、患病时间等不同情况酌定,可选用一种或几种。

看一看

中药调剂药名

中药调剂时,要注意药物正名、别名、处方全名、处方调配。下面,以大黄为例进行说明。

【正名】大黄。因其根大色黄故名。来源于蓼科植物掌叶大黄、唐古特大黄、药用大黄的根及根茎。

【别名】将军、生军、川军、锦纹。大黄苦寒泻降,能荡涤胃肠积滞,为泻下的主药,故名"将军"。断面红棕色,有清晰的纹理,又名"锦军"。苏颂曰:"以蜀川锦纹者佳。"

【处方全名】酒大黄、炒大黄、炙大黄、熟大黄、大黄炭。

【处方调配】处方开大黄、生大黄、川军、生军、锦纹、应付生大黄。处方开炒大黄、酒大黄,应付酒炒大黄。处方开熟大黄、炙大黄、熟军,应付酒蒸大黄(熟大黄)。处方开大黄炭、军炭、应付炒炭品。

【功效】大黄泻下攻积,清热泻火,凉血解毒,逐瘀通经,利湿退黄。生大黄泻下作用峻烈。酒大黄善清上焦血分热毒。熟大黄泻下力缓,泻火解毒。大黄炭凉血化瘀止血。

任务 3.3　中药调剂设施及工具

视频微课:
斗柜

3.3.1 中药调剂室常用设施和工具

中药调剂室是为患者配方、发药的重要场所,其基本设施有中药饮片斗柜、调剂台、贵重药柜、成药柜、包装台、药架等设施,以及戥、碾、钵、筛等调剂工具。以上物品,应因地制宜,进行合理布局。要求放置整齐、美观、大方,方便操作。

1)中药药柜

中药药柜一般为抽屉式。抽屉式中药药柜是一种传统式中药柜,为立方形抽屉式结构的组合柜,目前仍多用。一般一个柜子设横七层、竖八层,俗称"横七竖八",最下一层常设两个大抽屉,用于放置质地疏松、体积较大的中药(如淫羊藿、竹茹)。一般质地较重者放下层,常用者放中央层,质地较轻者放上层。一个抽屉设置2~3个格,抽屉中的格俗称药斗(每层抽屉数及每个抽屉的药斗数可根据具体情况而定)。制作材料一般为木质或铝合金。

2)调剂台

调剂台是调配、预分装、包装中药的主要场地,又称柜台,一般置于调剂室与候药室中间。一般高约100 cm、宽约60 cm,其长度可按调剂室大小而定。在调剂台内面的上层安装大抽屉,下层设有方格,备放调剂用品及日常应用饮片。

3）冲筒

冲筒又称捣筒、铜缸子,用于某些特殊中药临配前的捣碎处理,如栀子、砂仁、川楝子等。冲筒有铜制、铁制两种,由缸体、杵棒、缸盖组成。使用方法:用干净软布擦拭缸内和杵棒,放入需捣的药材,一手扶持缸体,另一手提起杵棒,用手腕的"甩劲"(爆发力)捣下,做到每次用力均匀有节奏,捣时要常换杵头方向,使缸内药材均匀受力,粉碎后的颗粒大小相近。

4）戥秤

视频微课:
戥秤

戥秤是中药计量最常用的计量工具,又称戥子。中药计量工具还包括盘秤、台磅、钩秤和天平等。在此,重点介绍戥秤。戥秤是一种小型的杆秤,由戥杆、戥盘、戥铊、铊弦、戥毫等组成。戥秤是中药房称量中药的常用衡器,根据称量范围大小,有不同规格,大的主要用于调配一般中药饮片,小的主要用于调配一些细料类贵重中药。对后者,现在基本不用,往往用更精密的电子秤。

①戥秤的构造:戥秤是一种单杠杆不等臂秤器,由戥杆、戥铊、戥钮、戥盘等组成。戥铊是力点,戥毫纤纽是支点,戥盘是重点。铊和盘是用金属制成,戥杆可用铜、塑料、木质或骨头制成。戥杆上面和内侧面是用铜或铅嵌成两排小点以指示分量,称为"戥星"。戥钮有两个,靠左侧的叫"里钮"(也称"前毫"),用以称较轻的物品。里钮的戥星(内侧面)一般从 1 g 开始(定盘星在外),每隔 1 粒星为 1 g,以此类推,到杆梢大多为 70 g。靠右侧的戥钮叫"外钮",外钮的戥星一般从 50 g 开始(没有定盘星,称取大于 50 g 药材用),常用 5 粒星表示,每颗星表示 2 g,至杆梢大多为 250 g。

②戥秤的使用:戥秤使用,首先要熟悉戥杆上指示分量的两排戥星,然后校验定盘星,以确定戥杆平衡度,即校戥,称量时以此平衡为准。使用要领:一是用左手虎口和食指、中指挟持戥杆,无名指、小指拢住戥绳;二是戥盘靠近药斗,右手拉斗抓药,手心向上将药取出,至戥盘上方翻手放药;三是右手提钮使戥盘悬空,左手拇、食指将戥绳移至所需质量的戥星上,左手稍离开戥杆,提戥齐目,当戥杆取得平衡时,戥星的指数即是所称药物的质量。

③戥秤的使用注意:戥铊的质量是固定的,每个戥秤的铊、盘不能随意替换;戥盘与戥杆连接的 3 条绳(或金属链)长度相同,全面展开时戥盘呈水平状态;要轻拿轻放,保持干净;有条件时最好每年一次到标准计量单位检查戥秤的准度。

称量 1 g 以下时,就需要选择一种较小的戥秤,称为厘戥,衡量范围为 0.2～50 g,主要用于细料、贵重和剧毒药的称量。现在基本不用。

④戥秤的保养:想保养好戥秤,要做到轻拿轻放,避免盘、铊、杆、刀口碰撞损伤;保持干燥洁净,避免金属部分生锈;戥绳一直要套在戥杆上;每年做一次校验,以保证准确。

5）钵

乳钵也称研钵,用于研磨药物。有玻璃制、金属制、瓷制等。

3.3.2 饮片斗谱排列原则

饮片置于药斗的位置和排列方式有一定可循的规律,称为"斗谱"。各家药店斗谱的编排虽不完全统一,但基本一致。

1）斗谱编排原则

饮片无论用量大小、质地如何，摆放均需依据中医处方用药的配伍规律和中药的性能而设置。由于中医处方遣药多以历代传统名方为基础，根据患者病情对方进行加减，因此在饮片摆放时尽量将处方中经常配伍应用的饮片存放在一起，便于调剂，提高效率。

①常用饮片应放在斗架的中上层，便于调剂时称取。如金银花、连翘、菊花、荆芥、防风、柴胡、当归、白芍、川芎、黄芩、栀子、玄参、地黄、甘草、桔梗、党参、白术、牡丹皮、丹参等。

②质地较轻、用量较少的饮片宜放在斗架的高层。如密蒙花、谷精草、木贼、月季花、白梅花、佛手花、韭菜子、没食子、一枝蒿、九香虫、苦楝皮、卷柏等。

③质地沉重的药物多放在斗架的低层。如磁石、紫石英、珍珠母、寒水石、海蛤壳、藕节炭、槐花炭、茅根炭、地榆炭、大黄炭、棕榈炭、蒲黄炭等。

④质地轻泡并用量较大的药物，多放在斗架的最下层的大药斗中。如茵陈蒿、竹茹、夏枯草、丝瓜络、通草丝、大腹皮、灯心草、鸡冠花、马勃、荷叶、淫羊藿、艾绒等。

2）斗谱药物组合书写原则

①组合原则：

a.功能相近。如防风、荆芥；升麻、葛根；金银花、连翘；知母、黄柏；牡丹皮、赤芍；桔梗、前胡；龟板、鳖甲；紫菀、款冬花；当归、川芎；砂仁、豆蔻；车前子、木通；生龙骨、生牡蛎等。

b.配伍同用。如麻黄、桂枝；辛夷、苍耳子；板蓝根、大青叶；火麻仁、郁李仁；酸枣仁、远志；党参、黄芪；桃仁、红花；陈皮、青皮；杜仲、续断；泽泻、猪苓；山药、薏苡仁等。

c.同出一源。将源于一种物质的数种药或者同属于一类物质的数药组合。如同一药物的不同炮制品，常同放一斗。如生栀子、炒栀子；黄芩、酒黄芩；生黄芪、炙黄芪；生甘草、炙甘草；炒白术、土白术；生内金、炒内金；生苡米、炒苡米；炒槟榔、焦槟榔；生、煅牡蛎；生首乌、制首乌等。

d.名如兄弟。将名称如同兄弟的药物组合在一起。如野菊花、黄菊花、白菊花；黄芩、黄连、黄柏等。

②书写原则：上一、右中、左内三。即斗面上方横写的是第一斗的中药名称，右侧竖写的是中斗的中药名称，左侧竖写的是里面第三斗的中药名称，左右竖写的中药名称的数字必须相等，且多以隶书书写。

3.3.3　特殊中药的存放

为了避免差错事故，形状类似饮片和相反、相畏饮片不能放在一起或不宜放入斗内，防止因疏忽造成意外事故。

1）形状类似的饮片

形状类似者，如炙甘草片与炙黄芪片；天南星片与白附子片；血余炭与干漆炭；山药片与天花粉片；牛膝与川牛膝等。

2）配伍相畏的饮片

配伍相畏者，如芒硝（牙硝、朴硝、玄明粉）与三棱，丁香（母丁香）与郁金，人参与五灵脂，肉桂（官桂）与石脂（赤石脂和白石脂），均不宜放在一起。

3）配伍相反的饮片

配伍相反者,如乌头类(附子、川乌及草乌)与半夏的各炮制品、瓜蒌(瓜蒌皮、瓜蒌子、瓜蒌仁霜及天花粉);甘草与京大戟、红大戟、甘遂、芫花;藜芦与人参、党参、西洋参、丹参、南沙参、北沙参、玄参、苦参、白芍、赤芍、细辛,均不宜放在一起。

4）为防止灰尘污染,有些中药不宜放在一般的药斗内

为防止污染,如熟地黄、龙眼、青黛、玄明粉、蒲黄等,宜存放在加盖的瓷罐中,以保持清洁卫生。

5）细料药品(价格昂贵或稀少的中药)

细料药品应设专柜存放,专人管理。不能存放在一般的药斗内,以免丢失。

6）毒性中药和麻醉中药

毒性中药和麻醉中药必须按《医疗用毒性药品管理办法》和《麻醉药品管理办法》规定的品种和制度存放,绝不能放在一般药斗内,必须专柜、专账由专人管理,严防意外恶性事故的发生。如川乌、草乌、斑蝥等27种毒性中药和麻醉中药罂粟壳。

任务 3.4　中药调剂程序

处方调剂是指药房(店)的调剂人员,按医师处方要求进行调配发药的过程。中药处方调配程序分为收方、审核、调配、核对、包装、发药六个环节。按顺序进行,前一环节未完成不得进入下一环节。

3.4.1　收方

药剂人员从患者手中接收处方并进行审查的过程称为收方。处方后要对处方相关内容进行审查,审查合格的处方才能正式接收,否则应予以退回。审查的主要内容有处方是否收费、处方的合法性、处方是否在有效期内。处方当日有效,特殊情况下,处方医师注明有效期限,但最长不得超过3天。过期处方不予调配,要告知病人处方已过期,需找原处方医师更改日期,并重新签字后方可调配。经审查已经交费、合法并在有效期内的处方,方可转入处方审核环节。

【想一想】

审方的注意事项有哪些?

视频微课:
审方

答案解析

3.4.2　审核

处方审核是保证病人安全、有效、合理用药的第一关,是一项技术性要求很高的工作。要求从事处方审核的药剂人员要有较全面的药学知识与技能。规定由持有药师以上专业技术职称的人员负责。需审核处方前记、处方后记、处方正文书写是否规范,审核处方用药是否合理,审核药物有无超量,审核药物配伍禁忌和不合理用药,中药、中成药配伍禁忌主要是审查"十八反""十九畏"和妊娠禁忌。对有配伍禁忌或者超剂量的处方,应当拒绝调配;必要时,经处方医师更正或者重新签字,方可调配。审核工作完成后转入调配环节。

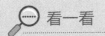看一看

中药"十八反"

药　　物	配伍禁忌
川乌、草乌、附子	生半夏、清半夏、姜半夏、法半夏、瓜蒌皮、瓜蒌子、天花粉、川贝母、浙贝母、平贝母、伊贝母、湖北贝母、白蔹、白及
甘草	海藻、京大戟、红大戟、甘遂、芫花
藜芦	人参、丹参、玄参、南沙参、北沙参、人参叶、西洋参、党参、苦参、细辛、白芍、赤芍
"十八反"歌诀:本草明言十八反,半蒌贝蔹及攻乌,藻戟遂芫俱战草,诸参辛芍叛藜芦	

中药"十九畏"

药　　物	配伍禁忌	"十九畏"歌诀:
硫黄、三棱	牙硝、朴硝、皮硝、芒硝	硫黄原是火中精,朴硝一见便相争
水银	砒霜	水银莫与砒霜见,狼毒最怕密陀僧
狼毒	密陀僧	巴豆性烈最为上,偏与牵牛不顺情
巴豆	牵牛子	丁香莫与郁金见,牙硝难合京三棱
丁香	郁金	川乌草乌不顺犀,人参最怕五灵脂
犀角	川乌、草乌、附子	官桂最能调冷气,若逢石脂便相欺
人参	五灵脂	"十九畏"简要记忆:
肉桂	赤石脂	硫朴水砒狼密陀,巴牵丁郁川草犀,牙三官石人参五

审方基本内容

审方基本内容:①配伍禁忌;②字迹是否清晰;③妊娠禁忌;④医师签字;⑤超时间用药;⑥用法;⑦临时缺药;⑧剂数;⑨剂量;⑩有否重名;⑪自费药等。

3.4.3　调配

按照医师处方进行配药的过程称为调配。最常用的称量药物的衡器是戥秤(戥子),其次是盘秤、钩秤、台磅和天平等。

视频微课:
调配和复核

1)对戥

每天工作前应首先检查定盘星的平衡度是否准确,以确保调剂量的准确性,即校戥。

2）称取饮片

工作前应先将调剂台打扫干净。处方调配时应将处方放在调剂台上,在它的左侧压一个重物,防止处方移动(称取克数＝单剂数×剂数)。

3）分剂量

分剂量又称分戥、回戥,对一方多剂的处方应按"等量递减""逐级复戥"的原则将称取的饮片倒在包装之上。配方称量应该力求准确,一般要求实际称量总和和处方总量的误差不得超过5%。毒、剧药及贵重药称量误差不得超过1%。称量要求一味一称,逐剂回戥,切勿估量取药或分药。

4）调配注意事项

①注意处方药名与实际应付品种的正确性。
②注意药物的别名与并开。
③注意称量准确无误。
④注意称量顺序和摆放要求。

称量时,要按处方所开中药的顺序逐一称量,每味中药称好后,要按顺序放置在包装纸上,单独放置,不能混淆,以便于核对。要求间隔平放,以利于复核人员复核。对体积大的药物,应先称取倒在包装纸中心,如淫羊藿、茵陈蒿、蒲公英等,防止盖住其他药,否则不利于复核;如果遇到黏度大的饮片,在称量后,应放在其他饮片之上,如瓜蒌、熟地黄等,以免沾染包装纸;如果是易抛散滚动的颗粒性药物,应最后称取,倒在其他药中间,以免撒散损耗,如菟丝子、紫苏子等。

5）注意特殊处理要求

遇到特殊处理的药物要特别对待,如遇见需捣碎的药物,应称取后放入专用的铜缸内捣碎后分剂量;需特殊煎煮的中药应单独包,如先煎、后下、包煎、另煎、冲服和烊化等应分剂量后单包并在小包上注明用法,再放入群药包内。最后,还要注意配方时应看懂脚注,照注进行。处方调配完毕经检查无误后,调配人员签字,再交他人复核。

3.4.4　复核

《中华人民共和国药品管理法》规定,医疗机构的药剂人员调配处方,必须经过核对。处方药品调配完成后,要由具有中药师以上专业技术职称的药剂人员进行核对。核对无误,核对人员在处方相应处签字,以示负责。核对工作完成后转入包装。

3.4.5　包装

包装是指将调配好并已核对过的中药按剂分别装入中药袋中(或用包装纸包装)的过程。需单包的中药,在小包上注明用法,一并装入中药袋中。包装好后,要在包装上写明病人的姓名、用法。包装工作完成后转入发药环节。

3.4.6　发药

视频微课：
包装和发药

发药是指将调配好并已包装好的药品发给患者的过程。发药是处方调配工作的最后环节，要使差错不出门，必须把好这一关。发药操作的程序为：核对患者姓名→交付药品→提供用药咨询服务→签名。

 看一看

中药调剂基本程序

一般认为，中药处方调剂程序包括：审方、计价、调配、复核、发药。但在现实生活中，计价环节与传统意义上的珠算不同，多由电脑完成。调配好的药物是否包装，要看不同药房、药店的习惯，有些按照传统进行包装捆扎，有些直接装入胶袋。

任务 3.5　中药调剂管理制度

3.5.1　中药调剂管理制度

中药调剂应遵守以下管理制度：

①取得药学专业技术职务任职资格的人员方可从事处方调剂、调配工作。非药学专业技术人员不得从事处方调剂、调配工作。

②药师应当凭医师处方调剂处方药品，非经医师处方不得调剂。

③药品调剂人员应当对处方用药适宜性进行审核，认为存在用药不适宜时，应当告知处方医师，请其确认或者重新开具处方。

④接到处方后应仔细审核、检查，及时调配，发现问题应立即与开具处方的医师联系解决。书写缺项者要求其补写。对有配伍禁忌或者超剂量处方，应当拒绝调配。必要时经处方医师更改或重新签字，方可调剂配发。药学技术人员对处方所列药品不能擅自更改或使用代用品。

⑤配方时应细心准确，按照调配技术规程进行调配。中药配方应按处方应付的统一标准调配，称量要准确。严禁估量抓药。毒性药材要按剂称量。凡需先煎、后下、烊化、冲服、包煎的药材应单包，并在包上注明煎、服方法。

⑥药学技术人员调配处方时应做到"四查十对"：查处方，对科别、姓名、年龄；查药品，对药名、剂型、规格、数量；查配伍禁忌，对药品性状、用法用量；查用药合理性，对临床诊断。

⑦对有效期的药品应建立登记管理制度，确保药品质量。饮片应定期检查，霉变、虫咬、鼠害的饮片一律不得调配。

⑧发出药品应注明患者姓名、药品名称、用法、用量，并向患者交代清楚服药注意事项，以提高患者用药的依从性。

⑨超过期限的处方需经开具处方医师或同专业医师重新签字方可调配。

⑩药师有权监督医师的合理用药,发现问题有权质疑或拒绝调配;对违反规定滥用药物或药物滥用者应及时报告。

3.5.2 毒性中药处方调剂管理

根据《中华人民共和国药品管理法》的规定,国务院于1988年12月27日发布了《医疗用毒性药品管理办法》。办法里毒性药品的法定定义是指毒性剧烈,治疗剂量与中毒剂量相近,使用不当会致人中毒或死亡的药品。

管理办法里规定了毒性药品的管理品种,毒性中药28种。

调配毒性中药应凭医师签名的正式处方。每次处方剂量不得超过2日剂量。

调配处方时,必须按医嘱的要求,认真调配,准确计量,并由配方人员及具有药师以上技术职称的复核人员签名盖章后方可发出。对处方未注明"生用"的毒性中药应当付炮制品。如发现处方有疑问时,须经原处方医生重新审定后再行调配。处方一次有效,取药后处方保存两年备查。

科研和教学单位所需的中药毒性药品,必须持本单位的证明信,经单位所在地县以上药品监督管理部门批准后方能调配。

群众自配民间单、秘、验方需用毒性中药,购买时要持有本单位或城市街道办事处、乡(镇)人民政府的证明信,方可调配。每次购用量不得超过2日剂量。

表3.5 毒性中药品种及注意事项

名 称	用法用量	注意事项
红粉	外用适量,研极细粉单用或与其他药味配成散剂或制成药捻	只可外用,不可内服;外用也不宜久用;孕妇禁用
闹羊花	0.6~1.5 g,浸酒或入丸散。外用适量,煎水洗	不宜多服、久服;体虚及孕妇禁用
轻粉	外用适量,研末掺敷患处。内服每次0.1~0.2 g,一日1~2次,多入丸散或装入胶囊,服后漱口	不可过量;内服慎用;孕妇禁用
洋金花	内服,0.3~0.6 g,宜入丸散;也可作卷烟分次燃吸(一日量不超过1.5 g)。外用适量	外感及痰热咳喘、青光眼、高血压及心动过速患者禁用
斑蝥	内服,0.03~0.06 g,炮制后入丸散用。外用适量,研末或浸酒醋,或制油膏涂敷,不宜大面积用	内服慎用;孕妇忌用
雄黄	0.05~0.1 g,入丸散用。外用适量,熏涂患处	内服宜慎,不可久用;孕妇禁用

名　称	用法用量	注意事项
蟾酥	0.015～0.03 g，多入丸散。外用适量	孕妇慎用
砒石（红砒、白砒）*	内服0.002～0.004 g，入丸散用。外用适量，研末敷、调敷或入膏药中贴之	毒性大，用时宜慎；不宜与水银同用；体虚及孕妇忌服
白降丹*	外用适量，或作药捻	不可内服，具有腐蚀性
生草乌	一般炮制后用	生品内服宜慎；孕妇禁用；不宜与半夏、瓜蒌、瓜蒌子、瓜蒌皮、天花粉、川贝母、浙贝母、平贝母、伊贝母、湖北贝母、白蔹、白及同用
生川乌	一般炮制后用	余同"生草乌"
附子	3～15 g，先煎，久煎	孕妇慎用；不宜与半夏、瓜蒌、瓜蒌子、瓜蒌皮、天花粉、川贝母、浙贝母、平贝母、伊贝母、湖北贝母、白蔹、白及同用
生白附子	3～6 g，一般炮制后用，外用生品适量捣烂，熬膏或研末以酒调敷患处	孕妇慎用；生品内服宜慎
生半夏	内服一般炮制后使用。外用生品适量，磨汁涂或研末以酒调敷患处	不宜与乌头类药材同用；生品内服宜慎
生巴豆	外用适量，研末涂患处，或捣烂以纱布包擦患处	孕妇禁用；不宜与牵牛子同用
生千金子	1～2 g，去壳。去油用，多入丸散服。外用适量，捣烂敷患处	孕妇禁用
生甘遂	内服，0.5～1.5 g，炮制后多入丸散用。外用适量，生用	孕妇禁用，不宜与甘草同用
生狼毒	熬膏外敷	不宜与密陀僧同用
生藤黄△	内服，0.06～0.6 g。外用适量	内服慎用
天仙子	内服，0.06～0.6 g	心脏病、心动过速、青光眼患者及孕妇禁用
青娘虫*	内服，0.03～0.06 g，多入丸散用。外用适量	体虚及孕妇忌服
红娘虫*	内服，0.1～0.3 g，多入丸散用。外用适量	体虚及孕妇忌服
生马钱子	内服，0.3～0.6 g，炮制后入丸散	孕妇禁用；不宜生用、多服久服；运动员慎用。有毒成分能经皮肤吸收，外用不宜大面积涂敷
雪上一枝蒿*	内服研末，0.06～0.12 g。浸酒外用适量，酒磨敷	未经炮制，不宜内服；服药期间，忌食生冷、豆类及牛羊肉
生天南星	外用生品适量，研末以醋或酒调敷患处	孕妇慎用；生品内服宜慎
砒霜*	0.009 g，多入丸散。外用适量	不能久服，口服、外用均可引起中毒
水银*	外用适量	不可内服，孕妇忌用

注：* 为《中国药典》（2015 年，一部）未收载品种；△为部颁标准《药品标准》（1992 年）收载品种。

任务 3.6 中成药调剂

3.6.1 中成药包装、标签及说明书的有关规定

中成药的包装、标签和说明书有严格规定。

①药品包装、标签及说明书必须按照国家药品监督管理部门规定的要求印制,其文字及图案不得加入任何未经审批同意的内容。

②凡在中国境内销售、使用的药品,其包装、标签及说明书所用文字必须以中文为主,并使用国家语言文字工作委员会公布的现行规范化汉字。

③民族药可增加其民族文字。企业根据需要,在其药品包装上可使用条形码和外文对照;我国专利的产品也可标注专利标记和专利号,并标明专利许可的种类。

④提供药品信息的标志及文字说明字迹应清晰易辨,标示清楚醒目,不得有印字脱落或粘贴不牢等现象,并不得用粘贴、剪切的方式进行修改或补充。

⑤药品包装、标签上印刷的内容对产品的表述要准确无误,除表述安全、合理用药的用词外,不得印有各种不适当宣传产品的文字和标识,如"国家级新药""中药保护品种""GMP 认证""名贵药材"等。

 看一看

中成药说明书

中成药说明书格式中所列的【药品名称】、【性状】、【功能主治】、【用量用法】、【规格】、【贮藏】项的内容,均应按各品种的国家药品标准的规定书写。

中成药说明书格式中所列的【药理作用】、【不良反应】、【禁忌】、【注意事项】项目的内容,可按药品实际情况客观、科学地书写。若其中有些项目缺乏可靠的实验数据,则可以不写,说明书中不再保留该项标题。

中成药说明书内容如下:药品名称(通用名、汉语拼音)、主要成分、性状、功能主治、用量用法、药理作用、不良反应、禁忌、注意事项(孕妇及哺乳期妇女用药,儿童用药,药物相互作用和其他类型的相互作用,如烟、酒)、规格、贮藏、包装、有效期、批准文号、生产企业等内容。如某一项目尚不明确,应注明"尚不明确"字样;如明确无影响,应注明"无"。

3.6.2 中成药处方颜色

①普通处方的印刷用纸为白色。

②急诊处方印刷用纸为淡黄色,右上角标注"急诊"。

③儿科处方印刷用纸为淡绿色,右上角标注"儿科"。

④麻醉药品和第一类精神药品处方印刷用纸为淡红色,右上角标注"麻、精一"。

⑤第二类精神药品处方印刷用纸为白色,右上角标注"精二"。

3.6.3　中成药调剂

中成药调剂技术系指按医师处方调配各种中成药的专业操作技术,同样包括处方审查、计价、调配、复核和发药五个过程。

1) 处方审查

处方审查基本同中药饮片处方审查方法。主要包括处方字迹是否清楚,书写是否规范,剂量尤其是含毒性成分的中成药是否超量,有无配伍禁忌、妊娠用药禁忌、重复用药,以及有无医师签字等。

2) 处方计价

中成药处方计价同中药饮片处方计价方法为:一般药价 $= \sum$ (药品单价 × 数量)。现在主要靠电脑完成。

3) 处方调配

调配中成药处方,应根据处方的内容,逐一进行取药,贴上标签。虽过程简单,但要注意:慎读处方,谨防相似药品名称的混淆;明确处方用药意图,防止同名异物药品的串用;做到"三看三对",即严守操作规程,取药完毕明确标注用法、用量及用药注意事项;取药前:看所取药品标签,对所配药品名称;取药时:看所取药名称,对照药品性状;取药后:看所取药品包装,对照所配药品。取药完毕,贮放药品的容器或包装应及时归原位。配齐处方后,要再核对一遍。

4) 处方药物的核对与付发

中成药处方药品的核对与付发由一个岗位负责,核对所配药品与处方药名是否一致;核对所配药物剂量是否与处方相同。

①询问:主要是询问患者姓名,核对处方姓名,严防错取错用,延误病情,甚至造成严重后果。只有完全核对无疑后,才能将药物发给病人或其家属。

②交代:发药时要做好交代,需要明确交代用法、用量及有关用药注意事项。必要时除在药包上注明外,还应当在发药时交代病人或其家属。同时,在饮食方面也应该交代清楚,即"忌口"。

一般规律如下:不宜吃性质相反的食物。如服用含人参的中成药(人参健脾丸、人参养荣丸等)不宜吃萝卜;服用清热类中成药(如牛黄解毒片、清开灵胶囊)应避免吃肥甘厚味、辛辣炙煿、温热食物(如辣椒、胡椒、花椒、油条、羊肉、狗肉、雀肉、海参、海虾、韭菜、大葱、龙眼、荔枝等);服用温性中成药(如附子理中丸、桂附地黄丸)不宜吃寒凉的食物(如海蜇、荠菜、苋菜、芹菜、冬瓜、苦瓜、绿豆、梨、西瓜、香蕉、菠萝、甘蔗等)。另外,服用含铁的中成药(如脑立清、紫雪等)不宜喝茶、吃柿子等。

技能赛点

1.处方类型分为法定处方、医师处方、协定处方等。其组成为处方前记、处方正文、处方后记。要知晓处方相关制度,毒麻中药须遵照相关管理制度,要注意罂粟壳的用量用法。

2.中药处方通用名称包括正名、处方全名、别名和并开药名。中药处方应付常规要注意,目前各地处方应付不一致。中药处方脚注,有先煎、后下、包煎等,应根据药典,详参见书末附录。

3.中药调剂室是为患者配方、发药的重要场所,其基本设施有中药饮片斗柜、调剂台、成药柜等设施以及戥秤等调剂工具。计量的主要工具是戥秤,正确使用戥秤,对中药调剂的质量至关重要。中药斗谱的编排,注意编排原则、药物组合书写原则和特殊中药的存放要求。

4.中药调剂程序分为收方、审核、调配、核对、包装、发药六个环节,需按顺序进行。要明确中药调剂管理制度和毒性中药品种及注意事项。

5.中成药调剂要明确中成药包装、标签及说明书的有关规定、中成药处方的有关内容。中成药调剂包括处方审查、计价、调配、复核和发药等工作过程。

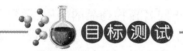 目标测试

一、单项选择题

1.《中国药典》收载的制剂处方称为( )。
A.时方　　　　　　　　　　B.法定处方
C.协定处方　　　　　　　　D.经方

2.下列不属于处方正文内容的是( )。
A.药物名称　　B.药品规格　　C.药品剂量　　D.医师签字

3.医师和药师根据临床需要,相互协商制定的处方,称为( )。
A.时方　　　　B.协定处方　　C.验方　　　　D.法定处方

4.麻黄汤载于《伤寒论》,被称为( )。
A.经方　　　　B.时方　　　　C.秘方　　　　D.验方

5.下列关于处方管理要求,不正确的是( )。
A.每张处方只限于一名患者的用药
B.西药、中成药、中药饮片要分别开具处方
C.审方或调配人员应对超剂量用药给予修改
D.年龄项要写实足年岁,婴幼儿写日龄、月龄

6.甘草可与下列哪种药物配伍使用?( )
A.大戟　　　　B.甘遂　　　　C.芫花　　　　D.莱菔子

7.下列配伍中属于"十八反"的是( )。
A.人参与藜芦　B.人参与花椒　C.人参与五灵脂　D.人参与大蓟

8.下列不属于"十九畏"的是( )。

答案解析

A. 白丑与巴豆霜　B. 企边桂与赤石脂　C. 郁金与母丁香　　　D. 黑顺片与白及

9. 处方中棱术中的术是指(　　)。

    A. 苍术　　　　　　B. 白术　　　　　　C. 莪术　　　　　　D. 玉竹

10. 下列关于审查处方,不正确的是(　　)。

    A. 审查处方前记书写是否规范

    B. 审查药物名称、规格、用法用量是否正确

    C. 遇有缺药应主动更换功能相似的药代替

    D. 审核药物配伍禁忌和用药合理性

11. 朴硝不宜与(　　)同用。

    A. 肉桂　　　　　　B. 狼毒　　　　　　C. 硫黄　　　　　　D. 郁金

12. 下列与乌头相反的中药是(　　)。

    A. 天南星　　　　　B. 半夏　　　　　　C. 芫花　　　　　　D. 党参

13. 下列需要后下的药物是(　　)。

    A. 益母草　　　　　B. 薄荷　　　　　　C. 旋覆花　　　　　D. 当归

14. 下列属于配伍禁忌的是(　　)。

    A. 川乌与甘草　　　B. 大戟与海藻　　　C. 贝母与制附片　　D. 大戟与芫花

15. 急诊处方印刷用纸为(　　)。

    A. 淡红色　　　　　B. 淡黄色　　　　　C. 淡绿色　　　　　D. 白色

二、多项选择题

1. 处方的意义包括(　　)。

    A. 法律性　　　　B. 技术性　　　　C. 经济性　　　　D. 规范性　　　　E. 道德性

2. 药学技术人员调配处方时应做到"四查十对","四查"包括(　　)。

    A. 查处方　　　　　　　　　B. 查药品　　　　　　　　　　　C. 查配伍禁忌

    D. 查用药合理性　　　　　　E. 查临床诊断

3. 属于中药调配工具的是(　　)。

    A. 冲筒　　　　　B. 铁碾　　　　　C. 乳钵　　　　　D. 计算器　　　　E. 戥秤

4. 中药处方调配程序包括(　　)。

    A. 收方　　　　　B. 审核　　　　　C. 调配　　　　　D. 核对　　　　　E. 发药

5. 处方制度要求医师必须签字的情况是(　　)。

    A. 调配药品　　　　　　　　B. 调配过期处方　　　　　　　C. 修改处方

    D. 开具处方　　　　　　　　E. 超剂量处方

6. 审方的内容包括(　　)。

    A. 前记中是否有患者年龄、性别　B. 药名书写是否正确

    C. 有否医师签名　　　　　　　　D. 药品剂型、剂量是否清楚

    E. 药品用法用量是否正确

7. 谷麦芽是指(　　)。

    A. 生麦芽　　　　B. 炒麦芽　　　　C. 生谷芽　　　　D. 炒谷芽　　　　E. 焦麦芽

8. 处方中淡附片不能与哪些药材同用?(　　)

    A. 法半夏　　　　B. 瓜蒌子　　　　C. 炉贝　　　　　D. 天花粉　　　　E. 白及

9. 中药配伍禁忌中,硫黄不能与下列哪些药同用?(　　)

    A. 皮硝　　　　　B. 芒硝　　　　　C. 马牙硝　　　　D. 玄明粉　　　　E. 元明粉

10. 中药配伍禁忌中,藜芦不可与下列哪些药同用?(　　　)

A. 人参　　　　B. 党参　　　　C. 玄参　　　　D. 太子参　　　　E. 泡参

三、思考题

1. 处方的含义和重要意义是什么?

2. 处方由哪几部分组成?

3. 中药调剂程序工作过程包括哪几个程序?

4. 药学技术人员调配处方时应做到"四查十对",主要包括哪些内容?

5. 中成药说明书主要包括哪些内容?

【书网融合】

教学课件:
学会中药调剂知识与技能-
处方类型及书写格式

教学课件:
学会中药调剂知识与技能-
处方应付常规

教学课件:
学会中药调剂知识与技能-
中药调剂设施及工具

教学课件:
学会中药调剂知识与技能-
中药调剂程序(一)

教学课件:
学会中药调剂知识与技能-
中药调剂程序(二)

教学课件:
学会中药调剂知识与技能-
中药调剂管理制度

教学课件:
学会中药调剂知识与技能-
中成药调剂

教学课件:
学会中药调剂知识与技能-
药品标准＋药学职业道德

视频微课：
中药调剂注意事项

视频微课：
中药调剂工作示范

视频微课：
中药调剂包大包示范

视频微课：
中药调剂包小包示范

视频微课：
川贝母和浙贝母的比较

视频微课：
川芎

视频微课：
地黄和玄参的比较

视频微课：
粉葛和茯苓的比较

视频微课：
甘草和苦参的比较

视频微课：
黄芩、黄连和黄柏的比较

视频微课：
荆芥和薄荷的比较

视频微课：
羌活和独活的比较

视频微课：
山药和天花粉的比较

视频微课：
月季花和玫瑰花的比较

项目4 学会解表方药

📖【学习目标】

知识目标:

1.掌握解表方药的概念、分类及使用注意;麻黄汤、桂枝汤、麻黄杏仁甘草石膏汤、通宣理肺丸、银翘散、桑菊饮、参苏丸的功能与主治、临床应用,理解其组方分析。

2.熟悉九味羌活丸、午时茶颗粒、双黄连颗粒、板蓝根颗粒、抗病毒口服液、羚翘解毒丸、败毒散的功能与主治、用法及使用注意。

3.了解风寒感冒冲剂等药的功能与主治、临床应用。

技能目标:

1.学会解表方药重点成药的功能与主治、临床应用和辨证要点。

2.能根据解表方药的所治证型,熟练进行问病荐药角色扮演,掌握本项目的问病荐药过程。

素质目标:

1.引导学生坚定文化自信,厚植中医药情怀,学会合理使用感冒药,培养健康至上的敬业精神,助力健康中国建设。

2.培养学生具备解表方药用药指导的能力,精益求精。

3.培养学生博学强记、勤于思考、归纳总结的能力。

动画:岗位情境导学

📖【岗位情境导学】

情境描述:张某,女,47岁。1天前冒雨受寒后导致感冒,家人建议煮生姜红糖水喝,趁温热喝下,盖被子捂汗。

情境分析:日常生活中,有时淋了雨出现怕冷、打冷战现象,用生姜红糖水熬一碗汤,趁热服下,出汗后,盖上被子睡一觉,醒来就感觉好了。

讨论:请问张某的感冒为哪种证型?应使用哪些方药治疗?

学前导语:生姜为发散风寒药,性温味辛,是汗法中常用的药物。受寒感冒属于外感风寒表证,治宜疏散表邪,使用发散风寒方药。生姜不仅能调味、温中,还具有解表散寒、温中止呕等作用,常用治风寒感冒。

那么,治疗感冒的方药还有哪些呢?

　　由解表药为主组成,具有发汗、解肌、透疹等作用,用以治疗表证的方剂和中成药,称为解表方药。属"八法"中的"汗法"。

　　因外感六淫有寒热之异,人体有虚实之别。表证病证,证为表寒者,治宜辛温解表;证为表热者,治宜辛凉解表;若兼有气、血、阴、阳之虚者,需结合补益之法,以扶正解表。因此,本项目方药相应分为辛温解表、辛凉解表和扶正解表三类。

　　使用本类方药时,应注意:①有无表证,表证是本类方药使用的基础,有表证才可使用。若见表邪未尽,而又出现里证者,需考虑先解表,后治里;表里并重者,则当表里双解。对于外邪入里,或麻疹已透,或疮疡已溃,或虚证水肿,均不宜使用。②本类方药多用辛散轻扬之品,不宜久煎。③服用时,宜温服,服后宜避风寒,或增加衣被,以助汗出。发汗的程度以遍身持续微汗为佳。若汗出不彻,病邪不解;汗出太过则易耗气伤津。④服药期间,应注意避免食用生冷、油腻的食物,以免影响药效。

 看一看

解表方药的药理作用

　　现代研究表明,本类方药具有发汗、解热、抗炎、抗过敏、抗菌、抗病毒、止咳平喘祛痰等作用。主要用于治疗普通感冒、流行性感冒、上呼吸道感染、支气管炎、支气管炎哮喘、肺炎、过敏性皮炎、荨麻疹等疾患。

任务 4.1　辛温解表

　　辛温解表方药具有发散风寒的功效,适用于外感风寒表证。症见恶寒发热、头身疼痛、无汗或有汗,鼻塞流涕,苔薄白,脉浮紧或浮缓等。代表方药有麻黄汤、桂枝汤、小青龙颗粒、九味羌活丸等。

麻黄汤《伤寒论》

　　【组成】麻黄9 g　桂枝6 g　杏仁6 g　炙甘草3 g

　　【功能与主治】发汗解表,宣肺平喘。主治外感风寒表实证。症见恶寒发热、头身疼痛、无汗而喘、舌苔薄白、脉浮紧。

　　【组方分析】本方证治为外感风寒所致。因风寒之邪侵袭肌表,使卫阳被遏,腠理毛窍闭塞,营阴郁滞,故见恶寒、发热、无汗、头身疼痛;因肺合皮毛,寒邪外束肌表,肺气不宣,故上逆为喘;苔薄白,脉浮紧为风寒袭表之证。治宜发汗解表,宣肺平喘。

　　方中辛温之麻黄,善解表发汗,祛肌表之风寒,又能宣肺平喘,为君药。桂枝解肌发表,温通经脉,透营达卫,既助麻黄解表,又可畅行营阴,除身疼,为臣药,二者相须为用。佐以苦杏仁降气平喘,与麻黄相配,一宣一降,以助肺气之宣降,加强平喘之功。使以炙甘草,既可缓和麻、桂之峻烈,又可防止汗出太过而耗伤正气。

【临床应用】

(1)本方为治外感风寒表实证的基础方。以恶寒发热、无汗而喘、脉浮紧为辨证要点。

(2)常用治感冒、流行性感冒、急性支气管炎、支气管哮喘等属风寒表实证者。

【用法】水煎温服。麻黄先煎,去上沫,再与余药共煎。

【使用注意】本方为辛温发汗之峻剂,故外感风温、表虚自汗、阴血亏虚者不宜使用。服后盖被取微汗。

麻黄汤加减方

麻黄汤见于张仲景《伤寒杂病论》,为治外感风寒所致风寒表证之基础方。在麻黄汤基础上,通过加减变化,衍生出麻黄加术汤、麻黄苡甘汤、大青龙汤、三拗汤等方,为医家所常用。

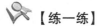

【练一练】

麻黄汤的功能是(　　　)。

A. 发汗解表　　　B. 解表清热　　　C. 解肌发表　　　D. 宣肺止咳

E. 调和营卫

答案解析

桂枝汤《伤寒论》

【组成】桂枝9 g　芍药9 g　甘草6 g　生姜9 g　大枣4枚

【功能与主治】解肌发表,调和营卫。主治外感风寒表虚证。症见恶风发热、汗出头痛、鼻鸣干呕、苔白不渴、脉浮缓或浮弱。

【组方分析】本方证治为外感风寒,营卫不和所致。本证因外感风邪,风性开泄,令卫失于固守,致营阴不能内守而外泄,故见恶风发热,汗出头痛,脉浮缓等。邪气郁滞,肺胃失和,则鼻鸣干呕,治宜解肌发表,调和营卫。方中桂枝助卫阳,通经络,解肌发表,祛在表之风邪,为君药。芍药敛固外泄之营阴,为臣药。桂、芍等量合用,一散一收,调和营卫。生姜辛温,助桂枝辛散表邪,又可和胃止呕;大枣益气补中,养血生津。姜枣相配为补脾和胃、调和营卫的常用组合,共为佐药。炙甘草调和药性,合桂枝辛甘化阳以实卫,合芍药酸甘化阴以和营,为使药。

【临床应用】

(1)本方为治外感风寒表虚证的基础方,又是调和营卫、调和阴阳治法的代表方。以恶风、发热、汗出、脉浮缓为辨证要点。

(2)常用治感冒、流行性感冒、原因不明的低热、产后及病后低热、妊娠呕吐、冻疮、荨麻疹等属营卫不和者。

【用法】水煎服。温覆取微汗。

【使用注意】外感风寒表实无汗者禁用;服药期间禁辛辣、生冷、油腻煎炸、酒肉等食物。

看一看

名家论述桂枝汤

桂枝汤,被称为"仲景群方之冠,解肌发汗,调和营卫之第一方"。鉴于本方具有调和营卫、气血、阴阳的作用,被后世医家广泛应用,不仅可用于外感疾病,还可通过加减治疗内伤杂病。此外,在经方传统功能及剂型特征基础上,经现代制药技术精制而成的中成药制剂——桂枝合剂,已广泛用治风寒感冒、妊娠呕吐、冻疮等疾患。

小青龙颗粒《中国药典》

【组成】麻黄 154 g　桂枝 154 g　芍药 154 g　干姜 154 g　细辛 77 g　炙甘草 154 g　法半夏 231 g　五味子 154 g

【功能与主治】解表化饮,止咳平喘。主治风寒水饮证。症见恶寒发热、无汗、喘咳痰稀。

【组方分析】本方证治为外感风寒,寒饮内停所致。因风寒之邪侵袭肌表,卫阳被遏,营阴郁滞,故恶寒发热、无汗、头身疼痛;素有水饮者,每致表寒引动内饮,水寒搏结于肺,肺失宣降,故喘咳、痰多而稀;水饮溢于肌肤,故浮肿身重。

方中麻黄、桂枝发汗散寒以解表,且麻黄又能宣肺平喘,桂枝化气行水,二者相须为用,为君药。干姜、细辛,温肺化饮,兼助麻、桂解表祛邪,为臣药。五味子敛肺止咳,芍药养血和营,半夏燥湿化痰,降逆和胃,为佐药。炙甘草益气和中,调和诸药,为佐使。八药合用,使风寒解,水饮去,则诸症自平。

【临床应用】

(1)本品用于风寒水饮证。以恶寒发热、喘咳、痰涎清稀为辨证要点。

(2)常用治支气管炎、支气管哮喘、肺炎、肺心病、过敏性鼻炎等有上述证候者。

【性状规格】为浅棕色至棕色颗粒,或棕色至棕褐色的颗粒(无蔗糖);气微香,味甜、微辛。每袋装 6 g(无蔗糖)或 13 g。

【用法用量】开水冲服。一次 6 g(无蔗糖)或一次 13 g,一日 3 次。

【使用注意】风热咳喘、阴虚干咳无痰者不宜使用。

【其他制剂】小青龙合剂。

九味羌活丸《中国药典》

【组成】羌活 150 g　防风 150 g　苍术 150 g　细辛 50 g　川芎 100 g　白芷 100 g　黄芩 100 g　甘草 100 g　地黄 100 g

【功能与主治】疏风解表,散寒除湿。用于外感风寒挟湿所致的感冒。症见恶寒、发热、无汗、头重而痛、肢体酸痛。

【组方分析】本方证治为外感风寒湿邪,内有蕴热所致。风寒湿邪侵袭肌表,郁遏卫阳,闭塞腠理,阻滞经络,故恶寒发热、头痛项强、无汗、肢体酸楚;里有蕴热,故口苦微渴、苔微黄。治宜疏风解表,散寒除湿。

方中羌活祛风散寒,除湿止痛,为君药。防风、苍术祛风除湿止痛,助羌活解表,为臣药。细辛、白芷、川芎祛风散寒,止头身疼痛;黄芩、地黄清热生津,防方中辛散苦燥之品伤津,治里热口苦微渴,为佐药。甘草调和诸药为使。9味配伍,共奏疏风解表、散寒除湿之功。

【临床应用】

(1)本品为治外感风寒湿邪感冒的常用方。以恶寒发热、头痛无汗、肢体酸楚疼痛为辨证要点。

(2)常用治感冒、风湿性关节炎、偏头痛等属外感风寒湿邪,兼有里热者。

【性状规格】为棕褐色的水丸;气香,味辛,微苦。每袋装6 g,每袋装18 g,每盒30袋。

【用法用量】姜葱汤或温开水送服。一次6~9 g,一日2~3次。

【使用注意】本品辛温,风热表证及阴虚内热者不宜使用。

【其他制剂】九味羌活颗粒、口服液。

通宣理肺丸 《中国药典》

【组成】紫苏叶144 g　前胡96 g　桔梗96 g　苦杏仁72 g　麻黄96 g　甘草72 g　陈皮96 g　半夏(制)72 g　茯苓96 g　枳壳(炒)96 g　黄芩96 g

【功能与主治】解表散寒,宣肺止嗽。主治感冒咳嗽。症见发热、恶寒、咳嗽、鼻塞流涕、头痛、无汗、肢体酸痛。

【组方分析】本方证治为外感风寒,肺气不宣所致。方中麻黄、紫苏叶解表散寒,宣肺达表,为君药。前胡、苦杏仁、陈皮、桔梗、半夏止咳化痰,为臣药。茯苓健脾,杜生痰之源,枳壳宽胸下气,黄芩防肺气郁久化热,共为佐药。甘草调和诸药,为使药。诸药合用,共奏解表散寒、宣肺止嗽之功。

【临床应用】

(1)本品用于风寒感冒咳嗽。以咳嗽、发热恶寒、鼻塞流涕为辨证要点。

(2)常用治上呼吸道感染、急慢性支气管炎等有上述证候者。

【性状规格】为黑棕色至黑褐色的水蜜丸或大蜜丸;味微甜、略苦。水蜜丸每100丸重10 g,大蜜丸每丸重6 g。

【用法用量】口服。水蜜丸一次7 g,大蜜丸一次2丸,一日2~3次。

【使用注意】风热感冒及阴虚咳嗽者忌用。忌食辛辣、煎炸油腻食物。

【其他制剂】通宣理肺胶囊。

午时茶颗粒 《中国药典》

【组成】苍术50 g　柴胡50 g　羌活50 g　防风50 g　白芷50 g　川芎50 g　广藿香50 g　前胡50 g　连翘50 g　陈皮50 g　山楂50 g　枳实50 g　麦芽(炒)75 g　甘草50 g　桔梗75 g　六神曲(炒)50 g　紫苏叶75 g　厚朴75 g　红茶1 600 g

【功能与主治】祛风解表,化湿和中。主治外感风寒,内伤食积证。症见恶寒发热、头痛身楚、胸脘满闷、恶心呕吐、腹痛腹泻。

【组方分析】本方证治为外感风寒,内伤食积所致。方中紫苏叶、广藿香、柴胡、羌活、防风、白芷、川芎祛风散寒;苍术、厚朴、陈皮、枳实燥湿健脾,理气和胃;山楂、麦芽、六神曲消食除积;连翘清解食积化热;桔梗、前胡宣肺化痰;红茶引诸药入脾胃,和中化滞;甘草调和诸药。诸药合同,共奏祛风解表、化湿和中之功。

【临床应用】

(1)本方为治外感风寒、内伤食积证的常用方。以恶寒发热、胸闷吐泻、食积腹胀为辨证要点。

(2)常用治感冒风寒、内伤食积、水土不服等有上述证候者。

【性状规格】为棕色的颗粒;气微香,味甜,微苦。每袋装6 g。

【用法用量】开水冲服。一次6 g,一日1~2次。

【其他制剂】午时茶胶囊。

任务 4.2 辛凉解表

辛凉解表方药适用于风热表证,具有发散风热的功效。症见发热、微恶风寒、头痛、咽痛、口渴、舌尖红、苔薄黄、脉浮数等。代表方药有银翘散、桑菊饮、板蓝根颗粒、抗病毒口服液等。

银翘散《温病条辨》

【组成】金银花30 g 连翘30 g 薄荷18 g 芥穗12 g 淡豆豉15 g 牛蒡子18 g 苦桔梗18 g 竹叶12 g 甘草15 g

【功能与主治】辛凉透表,清热解毒。主治温病初起。症见发热、微恶风寒、无汗或有汗不畅、头痛口渴、咳嗽咽痛、舌尖红、苔薄白或薄黄、脉浮数。

答案解析

【想一想】

银翘散煎煮方法如何?

【组方分析】本方证治为温热之邪,侵袭肺卫所致。温病初起,邪在卫分,卫气被遏,故发热、微恶风寒;邪自口鼻而入,上犯于肺,肺气失宣,则见咳嗽;风热蕴结成毒,侵袭肺系门户,则见咽喉红肿疼痛;温邪伤津,故口渴。舌尖红,苔薄白或薄黄均为温病初起之象。治宜辛凉透表,清热解毒。

方中金银花、连翘辛凉,既能疏散风热,又能清热解毒,为君药。薄荷、牛蒡子辛凉,疏散风热,清利头目,解毒利咽;荆芥穗、淡豆豉解表散邪,为臣药。竹叶清热生津,桔梗开宣肺气而止咳利咽,为佐药。甘草调和药性,合桔梗利咽止咳,为佐使药。《温病条辨》称本方为"辛凉平剂"。

【临床应用】

(1)本方为治外感风热表证的常用方。以发热、微恶寒、咽痛、口渴、脉浮数为辨证要点。

(2)常用治急性发热性疾病的初起阶段,如感冒、流行性感冒、急性扁桃体炎、上呼吸道感染、肺炎、麻疹、流行性脑膜炎、乙型脑炎、腮腺炎等证属温病初起、邪郁肺卫者。皮肤病如风疹、荨麻疹、痈疮疖肿,也多用之。

【用法用量】制作成散,一次服 18 g。现代多作汤剂,用量按原方比例酌减。

【使用注意】外感风寒及湿热病初起者禁用。方中药物多为芳香轻宣之品,不宜久煎。

【其他制剂】在原方基础上,制成的中成药有银翘解毒丸、片、颗粒、软胶囊及维 C 银翘片。

 看一看

银翘散

银翘散是我国清代医家吴瑭(字鞠通)创制的著名方剂,始见于清代 1788 年刻印出版的吴瑭的代表中医著作《温病条辨》,当时以治疗风温、温热病及某些杂病属于邪在卫分、上焦而闻名,并一直沿用至今。药理研究表明,本方具有解热、抗菌、抗病毒、镇痛、抗炎、抗过敏、增强免疫等作用。

【练一练】

被称为"辛凉轻剂"的方药是(　　　)。

A. 桂枝汤　　　B. 银翘解毒片　　　C. 桑菊饮　　　D. 板蓝根颗粒

E. 通宣理肺丸

答案解析

桑菊饮《温病条辨》

【组成】桑叶 7.5 g　菊花 3 g　连翘 5 g　薄荷 2.5 g　杏仁 6 g　苦桔梗 6 g　芦根 6 g
生甘草 2.5 g

【功能与主治】疏风清热,宣肺止咳。主治风温初起,表热轻证。症见咳嗽、身热不甚、口微渴、脉浮数。

【组方分析】本方证治为风温袭肺,肺失清肃所致。温邪从口鼻而入,邪犯肺络,肺失清肃,故以咳嗽为主;受邪轻浅,故身热不甚、口微渴。治当疏风清热,宣肺止咳。

方中桑叶善走肺络,能清肺止咳;菊花疏散风热,清利头目而肃肺,二者疏散肺中风热,为君药。薄荷辛凉,疏散风热,以助君药解表之力;杏仁降肺止咳,桔梗开宣肺气,与杏仁相合,一宣一降,以复肺脏宣降而止咳,为臣药。连翘透邪解毒,芦根清热生津,为佐药。甘草调和诸药为使药。诸药相伍,疏散风热,宣降肺气,则表证解,咳嗽止。与银翘散相比,其清肺止咳之力大,而解表清热作用较弱,故《温病条辨》称为"辛凉轻剂"。

【临床应用】

(1)本方用于风热犯肺之咳嗽证。以咳嗽、发热不甚、微渴、脉浮数为辨证要点。

(2)常用治感冒、急性支气管炎、上呼吸道感染、肺炎、角膜炎等属风热犯肺或肝经风热者。

(3)依据桑菊饮制成的中成药主要有桑菊感冒片、合剂等。

【用法】水煎温服。

【使用注意】风寒咳嗽者不宜使用。

麻黄杏仁甘草石膏汤《伤寒论》

【组成】麻黄9 g　石膏18 g　杏仁9 g　甘草6 g

【功能与主治】辛凉疏表,清肺平喘。主治外感风邪,邪热壅肺证。症见发热、喘咳气急、甚则鼻煽、口渴、苔薄黄、脉数。

【组方分析】本方证治为表邪入里化热,壅遏于肺,肺失宣肃所致。风热袭表,表邪入里,或风寒之邪郁而化热入里,邪热充斥内外,故发热、汗出、口渴、苔薄黄、脉数。热壅于肺,肺失宣降,故喘咳气急,甚则鼻煽。治当辛凉透邪,清热平喘。

方中麻黄宣肺平喘,解表散邪;石膏辛甘大寒,清泄肺热,生津止渴。麻黄辛温,以宣肺为主;石膏辛寒,以清肺为主。二者俱能透邪于外,二者相配有相反相成之意,为君药。方中石膏用量倍于麻黄,寒大于温,既能宣肺,又能泄热,使本方不失为辛凉之剂。麻黄得石膏,宣肺平喘而不助热;石膏得麻黄,清解肺热而不凉遏。杏仁止咳平喘,为臣药。炙甘草益气和中,调和诸药,为佐使。

【临床应用】

(1)本方用于外感风邪,邪热壅肺证。以恶寒发热、无汗而喘、脉数为辨证要点。

(2)常用治感冒、上呼吸道感染、急性支气管炎、支气管肺炎、大叶性肺炎、支气管哮喘等属表邪未尽、热邪壅肺者。

【用法】水煎温服。

【使用注意】风寒咳喘、痰热壅盛者不宜使用。

 药爱生命

　　麻黄杏仁甘草石膏汤出自《伤寒论》,主治外感风邪、邪热壅肺证,是小儿肺热咳喘口服液的主要组成之一。本方也是治疗新型冠状病毒感染普通型湿毒郁肺证、重型疫毒闭肺证的主要方子,在治疗新型冠状病毒感染的过程中发挥了重要作用,值得深入研究。

双黄连颗粒《中国药典》

【组成】金银花1 500 g　黄芩1 500 g　连翘3 000 g

【功能与主治】疏风解表,清热解毒。主治风热感冒。症见发热、咳嗽、咽痛。

【想一想】

本品命名的依据是什么?

【组方分析】本方证治为外感风热所致。方中金银花甘寒,擅清热解毒,清泄肺经热邪,为君药。黄芩苦寒,擅清肺火及上焦实热;连翘清解热毒透邪,散上焦风热,为臣药。三药合用,共奏辛凉解表、清热解毒之功。

答案解析

【临床应用】

(1)本品用于风热感冒,以发热、咳嗽、咽喉疼痛为辨证要点。

(2)常用治急性上呼吸道感染、急性气管炎、急性咽炎、急性扁桃体炎、肺炎、肺脓疡等属外感风热证候者。

【性状规格】为棕黄色的颗粒;气微,味甜、微苦或味苦,微甜(无蔗糖),每袋装 5 g。

【用法用量】口服或开水冲服。一次 10 g,一日 3 次;儿童酌减。

【使用注意】风寒感冒不适用。脾胃虚寒者,症见腹痛、喜暖、泄泻者慎用。

【其他制剂】双黄连栓剂、片、口服液、粉针剂。

板蓝根颗粒 《中国药典》

【组成】板蓝根 1 400 g

【功能与主治】清热解毒,凉血利咽。主治肺胃热盛证。症见咽喉肿痛、口咽干燥、腮部肿胀;急性扁桃体炎、腮腺炎见上述证候者。

【组方分析】本方证治为肺胃热盛所致。方中板蓝根性味苦寒,具有清热解毒、凉血利咽的作用。

【临床应用】

(1)本品用于肺胃热盛证。以咽喉肿痛、口咽干燥为辨证要点。

(2)常用治上呼吸道感染、急性扁桃体炎、流行性感冒、流行性腮腺炎等属肺胃热盛证者。

【性状规格】为棕色或棕褐色的颗粒;味甜、微苦或味微苦(无蔗糖)。每袋装 5 g(相当于饮片 7 g);每袋装 10 g(相当于饮片 14 g);每袋装 3 g(无蔗糖,相当于饮片 7 g)。

【用法用量】开水冲服。一次 5 ~ 10 g 或一次 3 ~ 6 g(无蔗糖),一日 3 ~ 4 次。

【其他剂型】板蓝根茶剂、片剂、糖浆、注射剂。

 看一看

板蓝根的抗病毒作用

研究表明,板蓝根具有抗病毒作用,对流感病毒的防治效果佳。作为传统的抗病毒中药,《本草纲目》记载,板蓝根主治"热病发斑,热毒下痢,喉痹、丹毒等"。感冒期间服用板蓝根,有利于增强免疫力,杀灭体内病毒和致病菌,利于康复;流感期间和病毒性疾病感染期间服用,有利于增强抵抗力,避免传染。

抗病毒口服液 《中国药典》

【组成】板蓝根　石膏　芦根　地黄　郁金　知母　石菖蒲　广藿香　连翘

【功能与主治】清热祛湿,凉血解毒。主治风热感冒,温病发热及上呼吸道感染,流感,腮腺炎病毒感染疾患。

【组方分析】本方证治外感风热,温病发热所致。方中地黄、郁金、芦根,清热养阴生津;广藿香、石菖蒲芳香化浊,辟秽开窍;石膏、知母相须为用,清肺胃实热;板蓝根、连翘擅清热解毒。诸药合用,共奏清热祛湿、凉血解毒之功。

【临床应用】

(1)本品用于风热感冒、温病发热,以发热、口渴、咽喉肿痛、咳吐黄痰为辨证要点。

(2)常用治风热感冒、病毒性上呼吸道感染及支气管炎、流行性出血性结膜炎、流行性腮腺炎等。

【性状规格】为棕红色液体;味辛、微苦。每支装 10 mL。

【用法用量】口服。一次 10 mL,一日 2 ~ 3 次(早饭前和午饭、晚饭后各服 1 次);小儿酌减。

【使用注意】若病程较长、症状较重或伴有细菌感染者,应合用其他药物。

【其他剂型】抗病毒颗粒剂、胶囊。

 看一看

抗病毒口服液的抗病毒作用

研究表明,本品具有抑制甲、乙、丙型流感病毒,副流感病毒,呼吸道合胞病毒,腺病毒等作用。

羚翘解毒丸《部颁标准》

【组成】羚羊角　金银花　连翘　荆芥穗　薄荷　淡豆豉　淡竹叶　牛蒡子(炒)　桔梗　甘草

【功能与主治】疏风清热,解毒。主治风热感冒。症见恶寒发热、头晕目眩、咳嗽、咽痛、两腮赤肿等。

【组方分析】本方证治外感风热所致。方中以金银花、连翘清热解毒,清宣透表,疏散风热。配伍羚羊角,清肺热解毒之功更甚;薄荷透热外出;牛蒡子、桔梗、甘草能解毒利咽散结,宣肺化痰;甘草兼能调和药性。荆芥穗、淡豆豉助主药解表透邪之力,淡竹叶清热除烦,生津止渴。诸药相合,共奏疏散风热、清热解毒之功。

【临床应用】

(1)本品用于风热感冒。以发热、口渴、咳嗽、咽痛为辨证要点。

(2)常用治感冒、流行性感冒、急性咽炎、急性扁桃体炎、急性支气管炎、麻疹、流行性腮腺炎等属风热表证者。

【用法用量】口服。浓缩丸,一次 8 丸,一日 3 次;水丸一次 5 g,一日 2 ~ 3 次;大蜜丸一次 1 丸,一日 2 ~ 3 次。

【性状规格】为黑褐色大蜜丸、水丸或浓缩丸,气微,味苦、微甜。浓缩丸,每 8 丸相当于原药材 4 g;水丸,每袋装 5 g;大蜜丸,每丸重 9 g。

【使用注意】风寒型感冒慎用。忌食辛辣油腻食物。

【其他剂型】羚翘解毒颗粒、片、袋泡剂。

任务 4.3 扶正解表

扶正解表方药具有补虚扶弱、发散表邪的功效,适用于表证而兼有正气虚弱者。代表方药如败毒散、参苏饮。

败毒散《小儿药证直诀》

【组成】柴胡 前胡 川芎 枳壳 羌活 独活 茯苓 桔梗 人参各9 g 甘草5 g

【功能与主治】散寒祛湿,益气解表。主治气虚,外感风寒湿表证。症见恶寒发热、无汗、头项强痛、肢体酸痛、鼻塞声重、胸膈痞闷、咳嗽有痰、舌淡苔白、脉浮而按之无力。

【组方分析】本方证治为虚人感受风寒湿邪所致。风寒湿邪袭于肌表,卫阳郁遏,故见恶寒发热;邪气客于肢体、骨节、经络,气血运行不畅,故头项强痛、肢体酸痛;风寒犯肺,肺气不宣,津液不布,故咳嗽有痰、鼻塞声重、胸膈痞闷;舌苔白腻,脉浮按之无力,是虚人外感风寒湿之象。治宜散寒祛湿,益气解表。

方中羌活、独活发散风寒,除湿止痛。羌活长于祛上部风寒湿邪,独活长于祛下部风寒湿邪,二者同用,为治一身风寒湿邪的常用组合,为君药。川芎活血行气,祛风止痛;柴胡解肌透邪。二者既助君药解表,又可行气活血加强宣痹止痛之功,为臣药。桔梗宣肺利咽,枳壳理气宽中,前胡化痰止咳,茯苓渗湿以消痰,为佐药。生姜、薄荷助解表之力;甘草调和药性,兼益气和中,为佐使。人参也为佐药,既扶助正气以祛邪外出,又令全方散中有补,不致耗伤真元。

【临床应用】

(1)本方用于虚人感风寒湿邪证。以恶寒发热、肢体酸痛、胸膈痞闷、咳嗽有痰、脉按之无力为辨证要点。

(2)常用治感冒、流行性感冒、支气管炎、风湿性关节炎、过敏性皮炎、湿疹等属外感风寒湿邪兼气虚者。

【用法】上药为末,每服6 g,入生姜、薄荷同煎。

【使用注意】方中多为辛燥之品,外感风热及阴虚外感者忌用。

参苏丸《中国药典》

【组成】党参 紫苏叶 葛根 前胡 茯苓 半夏(制)各75 g 陈皮 桔梗 枳壳(炒) 木香 甘草各50 g

【功能与主治】益气解表,疏风散寒,祛痰止咳。主治身体虚弱、感受风寒所致感冒。症见恶寒发热、头痛鼻塞、咳嗽痰多、胸闷呕逆、乏力气短。

【组方分析】本方证治为素体脾肺气虚,内有痰湿,复感风寒而致。风寒束表,肺气闭郁,故见恶寒发热、无汗头痛、鼻塞;痰湿壅肺,阻滞气机,故咳嗽痰多、胸闷呕逆;乏力气短、苔白脉弱是气虚之征。

方中紫苏叶发散表邪,宣肺止咳,行气宽中,为君药。葛根解肌发汗,人参益气健脾,为臣药。紫苏叶、葛根得人参相助,则无发散伤正之弊;半夏、前胡、桔梗止咳化痰,宣降肺气;木香、枳壳、陈皮理气宽胸,寓"治痰先治气"之意;茯苓健脾渗湿以杜生痰之源,以上7味俱为佐药。甘草补气安中,调和诸药,为佐使。

【临床应用】

(1)本品用于身体虚弱,感受风寒之感冒证。以恶寒发热、无汗头痛、咳痰色白、胸脘满闷、倦怠乏力为辨证要点。

(2)常用治感冒、上呼吸道感染等属气虚外感风寒兼有痰湿者。

【性状规格】为棕褐色的水丸,气微、味微苦。每10丸重0.6 g。

【用法用量】口服。一次6~9 g,一日2~3次。

【其他剂型】参苏颗粒剂。

 看一看

参苏丸的使用

本品是"扶正解表"的代表方药,体质素虚、内有痰湿者,选用本品往往有良效。

表4.1　其他解表方药简表

分类	方名	组成	功能与主治	用法及用量	规格
辛温解表	风寒感冒冲剂《部颁标准》	白芷、陈皮、防风、干姜、甘草、葛根、桂枝、桔梗、苦杏仁、麻黄、紫苏叶	解表发汗,疏风散寒。主治风寒感冒,发热头痛,恶寒,无汗,咳嗽,鼻塞,流清涕	口服。一次1袋,一日3次	每袋重8 g
	感冒清热颗粒《中国药典》	荆芥穗、薄荷、防风、柴胡、紫苏叶、葛根、桔梗、苦杏仁、白芷、苦地丁、芦根	疏风散寒,解表清热。主治风寒感冒,头痛发热,恶寒身痛,鼻流清涕,咳嗽咽干	开水冲服。一次1袋,一日2次	每袋装12 g;每袋装6 g(无蔗糖);每袋装3 g(含乳糖)
	荆防冲剂《部颁标准》	荆芥、防风、羌活、独活、柴胡、前胡、川芎、枳壳、茯苓、桔梗、甘草	发汗解表,散风祛湿。主治风寒感冒,头痛身痛,恶寒无汗,鼻塞流涕,咳嗽	口服。一次15 g,一日3次	每袋重15 g
	正柴胡饮颗粒《中国药典》	柴胡、陈皮、防风、甘草、赤芍、生姜	发散风寒,解热止痛。主治外感风寒所致的发热恶寒、无汗、头痛、鼻塞、喷嚏、咽痒咳嗽、四肢酸痛;流感初起、轻度上呼吸道感染见上述证候者	开水冲服。一次10 g或3 g,一日3次;小儿酌减或遵医嘱	每袋装10 g;每袋装3 g(无蔗糖)
	风寒咳嗽颗粒《中国药典》	麻黄、紫苏叶、苦杏仁、陈皮、法半夏、青皮、桑白皮、五味子、生姜、炙甘草	宣肺散寒,祛痰止咳。主治外感风寒、肺气不宣所致的头痛鼻塞,痰多咳嗽,胸闷气喘	开水冲服。一次5 g,一日2次	每袋装5 g

续表

分类	方名	组成	功能与主治	用法及用量	规格
辛凉解表	感冒退热颗粒《中国药典》	大青叶、板蓝根、连翘、拳参	清热解毒,疏风解表。用于上呼吸道感染、急性扁桃体炎、咽喉炎属外感风热、热毒壅盛证,症见发热、咽喉肿痛	开水冲服。一次1~2袋,一日3次	每袋装18 g;每袋装4.5 g(无蔗糖)
	风热感冒冲剂《部颁标准》	板蓝根、连翘、薄荷、荆芥穗、桑叶、芦根、牛蒡子、菊花、苦杏仁、桑枝、六神曲	清热解毒,宣肺利咽。主治感冒身热,头痛,咳嗽,痰多	开水冲服。一次1袋,一日3次;小儿酌减	每袋装10 g
辛凉解表	连花清瘟胶囊《中国药典》	连翘、金银花、炙麻黄、炒苦杏仁、石膏、板蓝根、绵马贯众、鱼腥草、广藿香、大黄、红景天、薄荷脑、甘草	清瘟解毒,宣肺泄热。主治流行性感冒属热毒袭肺证,症见发热或高热,肌肉酸痛,咳嗽,头痛,咽干咽痛,舌偏红,苔黄或黄腻	口服。一次4粒,一日3次	每粒装0.35 g
	广东凉茶颗粒《部颁标准》	岗梅、山芝麻、五指柑、淡竹叶、蝴蝶、布渣叶、火炭母、金沙藤、广金钱草、金樱根	清热解暑,祛湿生津。主治四时感冒,发热喉痛,湿热积滞,口干尿黄	开水冲服。一次1袋,一日1~2次	每袋装10 g(含糖);每袋装1 g(无糖)
	清热灵颗粒《中国药典》	黄芩、连翘、大青叶、甘草	清热解毒。主治感冒热邪壅肺证,症见发热,咽喉肿痛	开水冲服。周岁以内小儿一次5 g,1~6岁一次10 g,一日3次;7岁以上一次5 g(无蔗糖),一日3~4次	每袋装5 g;每袋装15 g;每袋装5 g(无蔗糖)
	小儿肺热咳喘口服液《中国药典》	麻黄、苦杏仁、石膏、甘草、金银花、连翘、知母、黄芩、板蓝根、麦冬、鱼腥草	清热解毒,宣肺化痰。用于热邪犯于肺卫所致发热、汗出、微恶风寒、咳嗽、痰黄、或兼喘息、口干而渴	口服。1~3岁一次10 mL,一日3次;4~7岁一次10 mL,一日4次;8~12岁一次20 mL,一日3次,或遵医嘱口服	每支装10 mL

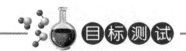技能赛点

解表方药根据功用不同,分为辛温解表、辛凉解表和扶正解表药。

1. 辛温解表药　具有发散风寒的作用,适用于外感风寒表证。其中,麻黄汤为辛温发汗之重剂,用于外感风寒表实证。桂枝汤发汗解表之力不如麻黄汤,但能调和营卫,用于外感风寒、发热有汗而恶风之表虚证。小青龙颗粒用治外寒内饮之证。九味羌活丸用治外感风寒湿邪兼有里热证。通宣理肺丸用于感冒兼有咳嗽之证。午时茶颗粒用治外感风寒、内伤食积证。

2. 辛凉解表药　具有发散风热作用,适用于外感风热表证和温病初起。银翘散解表之中长于清热解毒,用于温病初起表热甚者,热毒偏重,为"辛凉平剂"。桑菊饮长于宣肺止咳,用于风温初起、表热轻证,为"辛凉轻剂"。麻黄杏仁甘草石膏汤,用治外感风邪、邪热壅肺证。双黄连颗粒长于清热解毒,用于热毒犯肺。板蓝根颗粒长于解毒利咽,用于肺胃热盛之咽喉肿痛。抗病毒口服液长于清热祛湿,凉血解毒,用于风热感冒、温病发热及流行性感冒等。

3. 扶正解表药　具有扶正解表作用,用于素体虚弱、感受外邪所致表证。败毒散擅散寒祛湿,益气解表,用治气虚外感风寒湿表证。参苏丸长于益气解表,祛痰止咳,用治气虚外感风寒、内有痰湿证。

目标测试

一、单项选择题

1. 具有解肌发表、调和营卫功效的是(　　　)。

A. 麻黄汤　　　　　　　　　　B. 桂枝汤

C. 银翘散　　　　　　　　　　D. 桑菊饮

答案解析

2. 桂枝汤所治病证无(　　　)。

A. 恶风　　　　B. 无汗　　　　C. 头痛　　　　D. 鼻鸣干呕

3. 麻黄汤中组成无(　　　)。

A. 麻黄　　　　B. 桂枝　　　　C. 甘草　　　　D. 大枣

4. 九味羌活丸的功能是(　　　)。

A. 祛风散寒,除湿止痛,兼清里热　　　B. 疏风散寒,解表清热

C. 温肺化饮,止咳平喘　　　　　　　D. 解表散寒,宣肺止咳

5. 某患者症见恶寒重、发热轻、头痛鼻塞、咳嗽痰多、气短神疲,宜选用(　　　)。

A. 午时茶颗粒　　B. 感冒清热颗粒　　C. 败毒散　　　D. 参苏丸

6. 主治外感风寒表实证的方药是(　　　)。

A. 桂枝汤　　　B. 小柴胡颗粒　　　C. 麻黄汤　　　D. 抗病毒口服液

7.用于外感风寒,内伤食积证的方药是(　　)。

    A.参苏丸　　　　　B.午时茶颗粒　　　　C.正柴胡饮颗粒　　　D.感冒清热颗粒

8.被称为"辛凉平剂"的方药是(　　)。

    A.桂枝汤　　　　　B.银翘散　　　　　　C.桑菊饮　　　　　　D.羚翘解毒丸

9.抗病毒口服液的功能是(　　)。

    A.清热祛湿,凉血解毒　　　　　　　　B.清热解毒,疏风解表

    C.清热解毒,宣肺利咽　　　　　　　　D.清热解暑,祛湿生津

10.小青龙汤中所用姜是(　　)。

    A.生姜　　　　　　B.生姜皮　　　　　　C.炮姜　　　　　　　D.干姜

二、多项选择题

1.双黄连的处方组成有(　　)。

    A.金银花　　　　　B.黄连　　　　　　C.黄芩　　　　　D.连翘　　　　　E.栀子

2.参苏丸的功效是(　　)。

    A.发汗解表　　　　B.益气解表　　　　C.疏风散寒　　　D.祛痰止咳　　　E.润肺止咳

3.风寒感冒常用的方剂和中成药有(　　)。

    A.九味羌活丸　　　　　　　B.正柴胡饮颗粒　　　　　　C.感冒退热颗粒

    D.感冒清热颗粒　　　　　　E.桑菊饮

4.风热感冒常用的中成药有(　　)。

    A.感冒清热颗粒　　B.银翘散　　　　C.双黄连颗粒　　D.参苏丸　　　　E.板蓝根颗粒

5.九味羌活丸的功效是(　　)。

    A.疏风解表　　　　B.清热解毒　　C.解表化饮　　　D.宣肺散寒　　E.散寒除湿

三、分析题

(一)病例分析

1.张某,男,45岁。昨日因受凉后出现发热,微恶寒,体温38.2℃,头身疼痛,咽喉肿痛,舌尖红,苔薄黄,脉浮数。根据所学中医药知识,为该患者推荐常用的方剂与中成药,并作简要分析。

2.刘某,女,60岁。平时身体较弱,易出汗,畏风寒。1周前患感冒,现四肢倦怠,乏力,鼻流清涕,舌体胖大。根据所学中医药知识,为该患者推荐常用的方剂与中成药,并作简要分析。

(二)处方分析

1.处方:

紫苏叶9g　麻黄6g　前胡6g　桔梗6g　苦杏仁12g　陈皮10g　法半夏10g　枳壳9g　黄芩6g　甘草6g

请简要分析此方适用于何种表证。

2.审核处方,指出调配时应注意的事项。

荆芥9g　连翘10g　牛蒡子9g　桔梗3g　金银花9g　甘草3g　苏荷3g　苦杏仁9g　忍冬花9g　淡竹叶6g

3.根据银翘散所治病证的特点,设计问病荐药过程。

【书网融合】

教学课件：
学会解表方药

视频微课：
麻黄汤

视频微课：
桂枝汤

视频微课：
通宣理肺丸

视频微课：
银翘散

视频微课：
板蓝根颗粒

视频微课：
连花清瘟胶囊

视频微课：
参苏丸

拓展学习：
连花清瘟胶囊

项目5　学会清热方药

【学习目标】

知识目标：

1.掌握清热方药的概念、分类及使用注意；白虎汤、清营汤、犀角地黄丸、黄连解毒汤、牛黄解毒片、导赤散、清胃散、龙胆泻肝丸、六一散、青蒿鳖甲汤的功能与主治、临床应用，理解其组方分析。

2.熟悉竹叶石膏汤、六神丸、清开灵胶囊、左金丸、黄连上清丸、牛黄上清丸、香连丸、十滴水的功能与主治、用法及使用注意。

3.了解穿心莲片等方药的功能与主治、临床应用。

技能目标：

1.学会根据患者的症状正确辨别热证的类型，并合理选用清热方药。

2.能根据清热方药的所治证型，熟练进行问病荐药角色扮演，掌握本项目的问病荐药过程。

素质目标：

1.培养学生良好的合理用药责任意识，继承和发扬中药特色技术，助力健康中国建设。

2.培养学生具备清热方药用药指导的能力，精益求精。

3.培养学生博学强记、勤于思考、归纳总结的能力。

动画：岗位情境导学

【岗位情境导学】

情境描述：张某，女，40岁。近日食用辛辣煎炸食物后，出现口干舌燥、咽喉刺痛、牙龈红肿、口腔溃疡等"上火"症状，于是到药店买药。

情境分析：日常生活中，出现火毒症状，需要买一些清热泻火解毒药，如板蓝根颗粒、穿心莲片等，服用1～2天后症状缓解。

讨论：请问张某的症状为热证的哪种类型？可选用哪些方药治疗？

学前导语：热证的治疗，按照八法中的清法组方，可选用板蓝根颗粒、穿心莲片、牛黄解毒片、黄连上清片等。这些清热中成药都是很常用的药物，属于家庭常备药物。

那么，治疗热证的方药还有哪些呢？

　　以清热药为主组成,具有清热、泻火、凉血、解毒等作用,用以治疗里热证的方剂和中成药,称为清热方药。属于"八法"中的"清法"。

　　温、热、火、毒四者名异质同,温盛为热,热极为火,火炽为毒,其区别只是程度不同,统属里热证。里热证的形成,究其病因,不外内伤、外感两类。外感六淫,皆可入里化热;五志过极,脏腑偏盛,也可化火;内伤久病,阴液耗损,虚热乃生,而形成里热证。根据里热证临床表现之不同,有热在气分、血分之分;实热、虚热之异;脏腑偏盛、轻重缓急之殊。因此,本项目方药分为六类:清热泻火、清营凉血、清热解毒、清脏腑热、清热祛暑及清退虚热。

　　使用清热方药,应当注意以下事项:

　　①使用原则:当表证已解,邪热入里,或里热已盛而尚未成实的情况下使用。

　　②邪热在表,尚未入里者,应发汗解表;邪热入里,热已成实者,又当通便泻热;表邪未解,热已入里,又宜表里双解。

　　③辨明热证的真假,真寒假热不可误用。

　　④辨别热证的虚实,要注意屡用清热泻火之剂而热仍不退者,切忌再用苦寒药,以免化燥伤阴。

　　⑤使用时,清热方药多苦寒凉,易败伤胃气,或内伤中阳,不宜过量久服。若服药入口即吐者,可佐少许辛温之品,或凉药热服。

 看一看

清热方药的药理作用

　　现代药理研究表明,本类方药具有解热、抗炎、抗菌、抗病毒、调节免疫等作用。主要用于治疗细菌性感染、病毒性感染、非感染性疾病见里热证等疾患。

任务5.1　清热泻火

　　清热泻火方药适用于热在气分证。症见壮热、不恶寒反恶热、多汗、烦渴、脉数有力等。治宜清热生津,代表方药如白虎汤。

白虎汤《伤寒论》

【组成】石膏50 g　知母18 g　甘草(炙)6 g　粳米9 g

【功能与主治】清热生津。用于气分热盛证。症见壮热面赤、烦渴引饮、汗出恶热、脉洪有力。

【想一想】

白虎汤为何选用石膏、知母作为君臣药?

【组方分析】本方证治为伤寒热邪内传阳明经,或外感寒邪入里化热,或温热病邪热传入气分所致。里热炽盛,故壮热不恶寒;热灼津伤,见烦渴引饮;

答案解析

里热蒸腾,迫津外泄,则大汗;大热之邪,充斥经脉,而见脉洪有力。即大热、大渴、大汗出、脉洪大之气分热盛四大证。气分热盛,但未致阳明腑实,故不宜攻下;热盛津伤,又不能苦寒直折。

方中生石膏,辛甘大寒,辛能透热,寒能胜热,故能外解肌肤之热,内清肺胃之火,为君药。知母苦寒质润,既助石膏清肺胃之热,又可滋阴润燥,救热邪已伤之阴,为臣药。石膏与知母相须为用,可增强清热生津之功。粳米、甘草和胃护津,也可防止石膏、知母寒凉伤中之弊,为佐药。炙甘草调和诸药为使药。诸药配伍,共奏清热生津、止渴除烦之功,使烦热清,津生渴止,则诸证平。

【临床应用】

(1)本方为治气分热盛证的基础方,也是清法的代表方。以身大热、汗大出、口大渴、脉洪大为辨证要点。

(2)常用治感染性疾病,如大叶性肺炎、流行性乙型脑炎、流行性出血热等属气分热盛者。

【用法】水煎服。

【使用注意】表证未解的无汗发热,口不渴者,脉见浮细或沉者;血虚发热,脉洪不胜重按者;真寒假热的阴盛格阳证,均不宜用。

【附】

(1)白虎加人参汤(《伤寒论》) 由知母18 g、石膏50 g、炙甘草6 g、粳米9 g、人参10 g组成。功能清热益气生津,用于汗、吐、下后,里热炽盛,而见四大证者;白虎汤证见有背微恶寒,或饮不解渴,或脉浮大而芤,以及暑热病见有身大热属气津两伤者。

(2)白虎加桂枝汤(《金匮要略》) 由知母18 g、炙甘草6 g、石膏50 g、粳米6 g、桂枝9 g组成。功能清热,通络,和营卫,用于温疟,其脉如平,身无寒但热,骨节疼烦,时呕,以及风湿热痹,壮热,气粗烦躁,关节肿痛,口渴苔白,脉弦数者。

(3)白虎加苍术汤(《类证活人书》) 由知母18 g、炙甘草6 g、石膏50 g、苍术9 g、粳米9 g组成。功能清热祛湿,用于湿温病,症见身热胸痞、汗多、舌红苔白腻等,以及风湿热痹、身大热、关节肿痛等。

看一看

白虎汤石膏用量

有关白虎汤中石膏用量,古今认识不一。大部分医家认为用量宜大。因石膏寒凉,用量过大会产生副作用。故在应用时,应根据患者年龄、体质、病情等因素,酌情选用,一般用量为30～120 g。研究表明,本方具有显著的解热作用,也能抗病毒、调节免疫功能。

【练一练】

白虎汤的功效是( )。

A.清热生津　　B.益气生津　　C.清透虚热　　D.凉血散瘀

E.泻火解毒

答案解析

竹叶石膏汤《伤寒论》

【组成】竹叶6g　石膏50g　半夏9g　麦门冬20g　人参6g　甘草6g　粳米10g

【功效主治】清热生津,益气和胃。主治伤寒、温病、暑病余热未清,气津两伤证。症见身热多汗、心胸烦闷、气逆欲呕、口干喜饮,或虚烦不寐、舌红苔少、脉虚数。

【组方分析】本方证治为热病后期,余热未清,气津两伤,胃气不和所致。热病后期,余热留恋气分,故仍见身热有汗不解,余热内扰,故心胸烦闷,口干,舌红少苔是阴伤之象;气短神疲,脉虚是气虚之征;胃失和降,而致气逆欲呕。

方中竹叶配石膏清透气分余热,除烦止渴为君药。人参配麦冬补气养阴生津为臣药。半夏降逆和胃以止呕逆为佐药。甘草、粳米和脾养胃以为使药。纵观全方,清热与益气养阴并用,祛邪扶正兼顾,清而不寒,补而不滞。

【临床应用】

(1)本方为治热病后期,余热未清,气阴耗伤的常用方。以身热多汗、烦渴喜饮、舌红少津、脉虚数为辨证要点。

(2)常用治中暑、夏季热、流脑后期或高热病后余热未退等属余热未清,气津两伤者。糖尿病的干渴多饮属胃热阴伤者也可应用。

【用法】水煎温服。

【使用注意】本方清凉质润,如内有痰湿,或阳虚发热,忌用。

任务5.2　清营凉血

清营凉血方药适用于邪热入营,或热入血分之证。邪热入营,症见身热夜甚、心烦少寐、神昏谵语、舌绛而干、脉虚数;热入血分则病势更为深重,除见有上述诸证外,尚见出血、发斑、昏狂、舌绛起刺等。代表方药有清营汤、犀角地黄丸。

清营汤《温病条辨》

【组成】犀角(水牛角代)30g　地黄15g　元参9g　竹叶心3g　麦冬9g　丹参6g　黄连5g　金银花9g　连翘6g

【功能与主治】清营解毒,透热养阴。主治热入营分证。症见身热夜甚、神烦少寐、时有谵语、目常喜开或喜闭、口渴或不渴、斑疹隐隐、脉细数、舌绛而干。

【组方分析】本方证治为邪热内传营分,耗伤营阴所致。邪热传营,伏于阴分,入夜阳气内归营阴,与热相合,故身热夜甚;营气通于心,热扰心营,故神烦少寐、时有谵语;邪热深入营分,蒸腾营阴,使血中津液上承于口,故本应口渴而反不渴;若邪热初入营分,气分热邪未尽,灼伤肺胃阴津,故身热口渴、苔黄燥;目喜开、闭不一,是为火热欲从外泄,阴阳不相既济所致;斑疹隐隐,乃热伤血络,血不循经,溢出脉外之征;舌绛而干,脉数为热入营分之象。

方中水牛角,苦咸寒,清解营分之热毒,为君药。地黄凉血滋阴,麦冬清热养阴生津,玄参滋阴降火解毒,三药相合,养阴保津,助君药清营凉血解毒,为臣药。金银花、连翘、竹叶清热解毒,轻清透泄,使营分热邪有外达之机,促其透出气分而解;黄连苦寒,擅清心解毒;丹参清热凉血,活血散瘀,为佐药。本方以清营解毒为主,配以养阴生津和"透热转气",使入营之邪透出气分而解,则诸症自平。

【临床应用】

(1)本方为治温热病邪入营分的基础方。以身热夜甚、神烦少寐、斑疹隐隐、舌绛而干、脉数为辨证要点。

(2)常用治乙型脑炎、流行性脑脊髓膜炎、败血症、伤寒或其他热性病属热入营分者。

【用法】水煎服。水牛角镑片先煎,后下余药。

【使用注意】舌苔白滑湿盛者不宜使用。

 看一看

犀牛角的替代品——水牛角

原方用犀牛角,药源稀少,价格昂贵,现在常以水牛角代之。水牛角的成分、性味、功效和药理作用与犀牛角基本相同,但作用和缓,用于热病发烧不退,一般退热效果较好;若与犀牛角相比,作用相差甚远,在用量上应增至犀牛角的 10 倍或以上。

犀角地黄汤《备急千金要方》

【组成】水牛角 30 g　生地黄 24 g　白芍 12 g　牡丹皮 9 g

【功能与主治】清热解毒,凉血散瘀。主治温热病热入血分证。症见高热烦躁、神昏谵语、斑色紫黑、吐血、衄血、舌绛起刺、脉细数。

【组方分析】本方证治为热毒炽盛于血分,扰神动血所致。热入血分,热扰心神,致躁扰昏狂;热邪迫血妄行,致使血不循经,血溢脉外则吐血、衄血、便血、尿血。外溢肌肤,则发斑。

方中水牛角,咸寒,清热凉血解毒,为君药。地黄清热凉血,养阴生津为臣药。芍药、丹皮清热凉血、活血散瘀,为佐药。诸药合用,共成清热解毒,凉血散瘀之剂。

【临床应用】

(1)本方为治温热病热入血分的常用方。以各种失血、斑色紫黑、神昏谵语、身热舌绛为辨证要点。

(2)常用治重症肝炎、肝昏迷、弥散性血管内凝血、急性白血病、尿毒症、败血症等属血分热盛者。

【用法】水煎服,水牛角镑片先煎,余药后下,一日 3 次。

【使用注意】本方药性寒凉,对于阳虚失血,脾胃虚弱者忌用。

任务5.3　清热解毒

清热解毒方药适用于温疫、温毒、火毒或疮疡疔毒等证。温疫热毒侵袭机体,充斥内外,可见大热烦渴、神昏谵语、吐衄发斑等;温毒上攻头面,气血壅滞,可见头面红肿热痛、咽喉肿痛等;三焦火毒炽盛,可见烦热错语、吐衄发斑及疔毒痈疡;胸膈热聚,可见身热面赤、口舌生疮、胸膈烦热、便秘溲赤等。代表方药有黄连解毒汤、牛黄解毒片、六神丸、清开灵胶囊等。

黄连解毒汤《外台秘要》

【组成】黄连　栀子各9 g　黄芩　黄柏各6 g

【功能与主治】泻火解毒。主治三焦火毒证。症见大热烦躁、错语不眠,或热病吐衄,或热甚发斑,或湿热黄疸,或外科痈疡疔毒之重症。

【想一想】

本方组成,为何可治三焦火毒证?为何选用黄连为君药?

答案解析

【组方分析】本方证治为热毒壅盛,充斥三焦所致。因火毒炽盛,上扰神明,故烦热错语;血为热迫,随火上逆,则为吐衄;热伤络脉,血溢肌肤,则为发斑;热壅肌肉,则为痈肿疔毒;舌红苔黄,脉数有力,皆为火毒炽盛之证。综上诸症,皆为实热火毒为患。

方中黄连,大苦大寒,擅清泻心火,兼泻中焦之火,为君药。黄芩擅清上焦之火为臣。黄柏泻下焦之火,栀子清泻三焦之火,导热下行,引邪热从小便而出。四药合用,苦寒直折,三焦之火邪去而热毒解,诸症可愈。

【临床应用】

(1)本方为苦寒直折、清热解毒的基础方。以大热烦躁、口燥咽干、舌红苔黄、脉数有力为辨证要点。

(2)常用治败血症、脓毒血症、痢疾、肺炎、乙型脑炎及感染性炎症等属热毒的患者。

【用法】水煎服。

【使用注意】本方为大苦大寒之品,易化燥伤阴,损伤脾胃,非火毒炽盛者不宜使用。

【附】

(1)泻心汤(《金匮要略》)　由大黄6 g、黄连3 g、黄芩3 g组成。功能泻火消痞,用于邪热壅滞心下,气机痞塞之心下痞满,按之柔软,心烦口渴,小便黄赤,大便不爽或秘结,或吐血衄血等。

(2)栀子金花汤(《医宗金鉴》)　即黄连解毒汤加大黄。功能泻火解毒,用于实热火毒炽盛兼大便秘者,也可用于阳证之疮痈疔疖的治疗。

牛黄解毒片《中国药典》

【组成】人工牛黄5 g　雄黄50 g　石膏200 g　大黄200 g　黄芩150 g　桔梗100 g　冰

片 25 g　甘草 50 g

【功能与主治】清热解毒。主治火热内盛证。症见咽喉肿痛、牙龈肿痛、口舌生疮、目赤肿痛。

【组方分析】本方证治为火热毒盛所致。火毒上攻,则咽喉肿痛,牙龈肿痛,口舌生疮,目赤肿痛。

方中牛黄,味苦气凉,功善清热凉心解毒,为君药。生石膏擅清热泻火,除烦止渴;黄芩擅清热燥湿,泻火解毒;大黄擅清热泻火,泻下通便,为臣药。雄黄、冰片清热解毒,消肿止痛;桔梗宣肺利咽,为佐药。甘草调和诸药,为使药。诸药合用,共奏清热解毒泻火之效。

【临床应用】

(1)牙龈病,症见牙龈肿痛,甚则牙龈化脓,患侧面部、颊部亦肿,舌红苔黄。

(2)口疮,症见口舌生疮,或口舌起溃疡点,口疮处疼痛。

(3)常用治急性扁桃体炎、咽炎、腮腺炎、牙周炎、牙周间隙脓肿、疖肿等属于火热毒盛者。

【性状规格】为素片、糖衣片或薄膜衣片,素片或包衣片除去包衣后显棕黄色;有冰片香气,味微苦,辛。每片重 0.4 g。

【用法用量】口服。大片一次 2 片,小片一次 3 片,一日 2~3 次。

【使用注意】孕妇禁用。

【其他剂型】牛黄解毒丸、胶囊、软胶囊。

看一看

牛黄解毒片的应用

本品常用于火热毒盛所致疾病的治疗,价格适中,效果优良。研究表明,本品具有抗炎、解毒、镇痛、抑菌等作用。

药爱生命

牛黄解毒片为日常生活所常用,但组方中含有雄黄,长久使用容易导致中毒。雄黄的化学成分主要是二硫化二砷,二硫化二砷是砷的硫化物之一,加热到一定温度后在空气中可以被氧化为剧毒成分三氧化二砷,即砒霜,有剧毒。雄黄有毒,故一般只能外用,内服需相当谨慎。务必在医生指导下使用。

六神丸《部颁标准》

【组成】珍珠粉 4.5 g　牛黄 4.5 g　麝香 4.5 g　雄黄 3 g　蟾酥 3 g　冰片 3 g

【功能与主治】清凉解毒,消炎止痛。主治咽喉肿痛,喉风喉痛,单双乳蛾,小儿热疖,痈疡疔疮,乳痈发背,无名肿毒。

【组方分析】本方证治为外感疫毒或者热毒蕴结所致。方中以牛黄清心开窍、清热解毒,为君药。蟾酥、珍珠、雄黄解毒化腐生肌,为臣药。冰片、麝香活血消肿止痛。诸药合用,共奏清凉解毒、消炎止痛之功,是治热毒蕴结所致之咽喉肿痛、痈疽疔疮的良药。

【临床应用】

(1)本品适用于外感疫毒或者热毒蕴结证。以热毒所致之咽喉肿痛、痈疡疔疮等为辨证要点。

(2)常用治咽喉肿痛、白喉、急性扁桃体炎、咽炎、痈疽、疔疮等。

【性状规格】为黑色有光泽的小水丸;味辛辣。每1 000粒重3.125 g。

【用法用量】口服。一次8~10粒,一日1~2次。含服或温开水吞服。外用:取10粒用温开水或米汤调成糊状,每日涂搽数次。

【使用注意】孕妇忌服。

看一看

六神丸的应用

六神丸具有高效、速效、易用等特点,是家庭常备良药之一。研究表明,本品具有强心、增强免疫力等作用,为支气管哮喘、病毒性肝炎、寻常疣等疾病的治疗开拓了新途径。但六神丸含有蟾酥(有效成分为蟾酥毒、蟾毒素等),一旦滥用,可引起中毒症状,中毒症状的出现离服药时间快则20分钟,慢则半小时至2小时或以上,必须严格控制剂量。小儿慎用,新生儿禁用,孕妇禁用。不宜与阿托品联用,否则会促使雄黄氧化,增加毒性反应。

清开灵胶囊《中国药典》

【组成】胆酸　珍珠母　猪去氧胆酸　栀子　水牛角　板蓝根　黄芩苷　金银花

【功能与主治】清热解毒,镇静安神。用于外感风热时毒、火毒内盛所致高热不退、烦躁不安、咽喉肿痛、舌质红绛、苔黄、脉数者;上呼吸道感染、病毒性感冒、急性化脓性扁桃体炎、急性咽炎、急性气管炎、高热等病症属上述证候者。

【想一想】

结合个人生活经验,谈谈对清开灵的认识。

【组方分析】本方证治为外感风热、火毒内盛所致。方中胆酸、猪去氧胆酸清热解毒开窍、定惊安神,为君药。水牛角清热凉血解毒;栀子、板蓝根、黄芩苷、金银花清热解毒为臣药。珍珠母息风化痰、定惊安神为佐药。诸药合用,共奏清热解毒、镇痛安神之功。

答案解析

【临床应用】

(1)本品适用于外感风热、火毒内盛证。以高热不退、烦躁不安、咽喉肿痛、舌质红绛、脉数为辨证要点。

(2)常用治各种感染性疾病所致的高热、神昏惊厥等,如流行性乙型脑炎、流行性腮腺炎、肺性脑病、热病神昏、中风偏瘫,也可用于急、慢性肝炎、乙型肝炎、上呼吸道感染、肺炎高烧,以及脑血栓形成、脑出血等见上述证候者。

【性状规格】为硬胶囊,内容物为浅棕色至棕褐色的粉末;味苦。每粒装 0.25 g(含黄芩苷 10 mg);每粒装 0.40 g(含黄芩苷 20 mg)。

【用法用量】口服。规格 0.25 g,一次 2 ~ 4 粒;规格 0.40 g,一次 1 ~ 2 粒,一日 3 次。儿童酌减或遵医嘱。

【使用注意】久病体虚者出现腹泻时慎用。

【其他制剂】清开灵片、泡腾片、注射液。

 看一看

清开灵剂型的改进

清开灵胶囊是 20 世纪 70 年代对《温病条辨》中古方"安宫牛黄丸"进行改革而制成的。研究表明,清开灵具有抗菌、抗病毒、解热、清除自由基、保肝等作用。

剂型改进后,制成的注射液即清开灵注射液,对上呼吸道感染疗效较好,具有起效快、疗程短,解热作用稳定,疗效显著之特点。对急性扁桃体炎、急性支气管炎及支气管肺炎等小儿肺系疾患发热有良效,使用方便,给药途径确切,及时使用能缩短治疗时间,尤其适合于发热重的急症用药。

【练一练】

清开灵胶囊的主治病证是(　　　)。

A. 火毒内盛　　B. 阴虚火旺　　C. 热毒血瘀　　D. 肝胆湿热　　E. 虚热内扰

答案解析

银黄口服液《中国药典》

【组成】金银花提取物(以绿原酸计)2.4 g　　黄芩提取物(以黄芩苷计)24 g

【功能与主治】清热疏风,利咽解毒。主治外感风热,肺胃热盛证。症见咽干、咽痛、喉核肿大、口渴、发热等。

【组方分析】本方证治为风热外袭,肺胃热盛所致。方中金银花性寒,功善清热解毒,疏风散热,透散表邪,为君药。黄芩既清上焦湿热火毒,又清肺热、泻肺火,为臣药。共奏清热疏风、利咽解毒之功效。

【临床应用】

(1)本品适用于风热外袭,肺胃热盛证。以咽干、咽痛、喉核肿大等为辨证要点。

(2)常用治急性扁桃体炎、急慢性咽炎、上呼吸道感染属外感风热,肺胃热盛证者。

【性状规格】为红棕色澄清液体,味甜,微苦。

【用法用量】口服。一次 10 ~ 20 mL,一日 3 次。小儿酌减。

【使用注意】忌辛辣、鱼腥食物。大便溏者慎用。

【其他制剂】银黄颗粒。

三黄片《中国药典》

【组成】大黄300 g　盐酸小檗碱5 g　黄芩浸膏21 g

【功能与主治】清热解毒,泻火通便。主治三焦热盛证。症见目赤肿痛、口鼻生疮、咽喉肿痛、牙龈肿痛、心烦口渴、尿黄、便秘;亦用于急性胃肠炎、痢疾。

【组方分析】本方证治为三焦热盛所致。方中大黄泻热通肠、凉血解毒、逐瘀通经;盐酸小檗碱为黄连的有效成分,与黄芩均能清热燥湿、泻火解毒。大黄粉末、黄芩浓缩浸膏、盐酸小檗碱细粉加适量辅料混合,减少服药剂量,易于患者服用。

【临床应用】

(1)本品适用于三焦热盛证。以目赤肿痛、咽喉肿痛、心烦口渴、尿黄、便秘等为辨证要点。

(2)常用治痢疾、急性胃肠炎、急性肺部感染、咽喉炎、扁桃体炎等属三焦热盛证者。

【性状规格】为糖衣或薄膜衣片,除去包衣后显棕色,味苦、微涩。薄膜衣小片重0.26 g。薄膜衣大片重0.52 g。

【用法用量】口服。小片一次4片,大片一次2片,一日2次,小儿酌减。

【使用注意】孕妇慎用。

看一看

盐酸小檗碱的应用

盐酸小檗碱为黄连的有效成分,也称黄连素。研究表明,本品对溶血性链球菌、金黄色葡萄球菌、淋球菌和弗氏、志贺氏痢疾杆菌均有抗菌作用。常用治胃肠炎、细菌性痢疾等肠道感染、眼结膜炎、化脓性中耳炎等疾患。

任务5.4　清脏腑热

清脏腑热方药适用于某一脏腑邪热偏盛(如心火、肺热、胃热、肝火等)所产生的火热证候。根据脏腑火热证候不同,分别选用不同的清热药。代表方药有导赤散、龙胆泻肝丸、黄连上清丸等。

导赤散《小儿药证直诀》

【组成】生地黄　木通　生甘草梢各6 g

【功能与主治】清心利水养阴。主治心经火热证。症见心胸烦热、口渴面赤、意欲饮冷、口舌生疮,或心热移于小肠,小便赤涩刺痛、舌红、脉数。

【组方分析】本方证治为心经热盛或移于小肠所致。心火循经上炎,故心胸烦热、面赤、口舌生疮;火热内灼,阴液被耗,故见口渴、意欲饮冷;心与小肠相表里,心热下移小肠,泌别失职,故小便赤涩刺痛;舌红、脉数均为内热之象。

方中地黄甘寒而润,凉血滋阴以制心火;木通入心与小肠经,上清心经之火,下导小肠之热,两药相配,滋阴制火而不恋邪,利水通淋而不伤阴,共为君药。煎煮时加入竹叶,能清心除烦,导心火下行,为臣药。生甘草梢清热解毒,可直达茎中而止痛,并能调和诸药,为佐使。四药相合,得清热利水养阴之效。

【临床应用】

(1)本方为治心经火热证的常用方。以心胸烦热、口渴、口舌生疮或小便赤涩、舌红脉数为辨证要点。

(2)常用治口腔炎、鹅口疮、小儿夜啼等属心经有热者;急性泌尿系感染属下焦湿热者。

【用法】上药为末,每服3钱(9 g),水一盏,入竹叶同煎至五分,食后温服。

【使用注意】脾胃虚弱者慎用。

【附】

导赤丸(《中国药典》) 由连翘120 g、黄连60 g、栀子(姜炒)120 g、木通60 g、玄参120 g、天花粉120 g、赤芍60 g、大黄60 g、黄芩120 g、滑石120 g组成。功能清热泻火,利尿通便。用于口舌生疮,咽喉疼痛,心胸烦热,小便短赤,大便秘结。

导赤丸的药物组成与古方导赤散相比变动很大,清心降火之力更强。临床常用治口腔炎、尿道炎、急慢性肾盂肾炎,也可用于泌尿系结石、泌尿系结核等疾患。

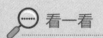 看一看

木通的区别应用

马兜铃科植物木通马兜铃的藤茎,称关木通,能清心泻火,通淋,通经下乳,但含有毒性马兜铃酸A,主要是对肾小管间质有损害。在龙胆泻肝丸、导赤散、导赤丸、大黄清胃丸、分清五淋丸、排石颗粒等70余种成药中都含有关木通,按照现在《中国药典》的规定,须全部用木通科木通替代。

清胃散《脾胃论》

【组成】生地黄 当归身各6 g 黄连6 g 牡丹皮9 g 升麻9 g

【功能与主治】清胃凉血。主治胃火牙痛。症见牙痛牵引头疼,面颊发热,其齿喜冷恶热,或牙宣出血,或牙龈红肿溃烂,或唇舌腮颊肿痛,口气热臭,口干舌燥,舌红苔黄,脉滑数。

【组方分析】本方证治为胃火循经上攻所致。足阳明胃经循经入上齿,胃中热盛,循经上攻,故牙痛牵引头痛、面颊发热、唇舌腮颊肿痛;胃热上冲,则口气热臭;胃热血络受伤,故牙宣出血,甚则牙龈溃烂;口干舌燥,舌红苔黄,脉滑数,为胃热津伤之候。

方中黄连苦寒,擅清胃火,为君药,直折胃腑之热。升麻清热解毒,以治胃火牙痛。生地黄凉血滋阴,牡丹皮凉血清热,皆为臣药。当归养血活血,以助消肿止痛,为佐药。升麻兼以引经为使药。诸药合用,共奏清胃凉血之效。

【临床应用】

(1)本方为治胃火牙痛的常用方。以牙痛牵引头痛、口气热臭、舌红苔黄、脉滑数为辨证要点。

(2)常用治口腔炎、牙周炎、三叉神经痛等属胃火上攻者。

【用法】水煎服。

【使用注意】牙痛属风寒及肾虚火炎者不宜用。

龙胆泻肝丸《中国药典》

【组成】龙胆120 g　柴胡120 g　黄芩60 g　栀子(炒)60 g　泽泻120 g　木通60 g　盐车前子60 g　酒当归60 g　地黄120 g　炙甘草60 g

【功能与主治】清肝胆,利湿热。主治肝胆湿热证。症见头晕目赤、耳鸣耳聋、牙肿疼痛、胁痛口苦、尿赤涩涌、湿热带下。

【组方分析】本品证治为肝胆实火上炎或肝胆湿热下注所致。肝火上炎,则见头晕目眩,口苦,目赤,耳鸣耳聋,胁痛;湿热下注,则尿赤涩痛。

方中龙胆泻肝胆实火、利下焦湿热为君药。黄芩、栀子清热利湿,以助君药之力,为臣药。泽泻、木通、车前子利尿通淋,引湿热下行;地黄、当归益阴养血,祛邪而不伤正;柴胡引诸药入肝胆经,条达肝郁为佐药。甘草调和诸药。诸药相合,具有清肝胆、利湿热之功。

【临床应用】

(1)本品为治肝胆实火上炎、湿热下注的常用方。以口苦溺赤、舌红苔黄、脉弦数有力为辨证要点。

(2)常用治顽固性偏头痛、高血压、急性结膜炎、急性黄疸型肝炎、急性胆囊炎,以及泌尿生殖系炎症、急性肾盂肾炎、急性膀胱炎、尿道炎等证属肝胆湿热者。

【性状规格】大蜜丸:为黄褐色的大蜜丸,味苦、微甜,每丸重6 g。水丸:为黑棕色的浓缩丸,味苦。

【用法用量】口服。水丸一次3~6 g,一日2次;大蜜丸一次1~2丸,一日2次。

【使用注意】孕妇慎用。脾胃虚寒者不宜用。

左金丸《中国药典》

【组成】黄连600 g　吴茱萸100 g

【功能与主治】泻火,疏肝,和胃,止痛。主治肝火犯胃证。症见脘胁疼痛、口苦嘈杂、呕吐酸水、不喜热饮。

【组方分析】本方证治为肝郁化火,横逆犯胃,肝胃不和所致。肝经自病,故胁肋胀痛;肝火犯胃则胃失和降,故嘈杂吞酸、呕吐口苦;舌红苔黄,脉象弦数乃肝经火郁之候。

方中黄连量大,擅清泻肝火,肝火得清,自不横逆犯胃;亦善清泻胃热,胃火降则其气自和。一药而两清肝胃,标本兼顾,为君药。辛热之吴茱萸,疏肝解郁,以使肝气条达,郁结得开;反佐制黄连之寒,使泻火而无凉遏之弊;取其下气之用,以和胃降逆;又可引领黄连入肝经,为佐药。一味而功兼四用,以为佐使。二药合用,共收泻火、疏肝、和胃、止痛之效。

【临床应用】

(1)本方为治肝火犯胃、肝胃不和证的常用方。以呕吐吞酸、胁痛口苦、舌红苔黄、脉弦数为辨证要点。

(2)常用治慢性胃炎、食道炎、胃溃疡等属肝火犯胃者。

【性状规格】为黄褐色的水丸。气特异,味苦,辛。每50粒重3 g,每袋18 g。

【用法用量】口服。一次3~6 g,一日2次。

【使用注意】忌食生冷、辛辣、油腻饮食。孕妇及肝血虚所致胁痛不宜使用。

【附】

戊己丸《中国药典》 由黄连300 g、吴茱萸(制)50 g、白芍(炒)300 g组成。功能泻肝和胃,降逆止呕,主治肝火犯胃、肝胃不和所致的胃痛,症见胃脘灼热疼痛、呕吐吞酸、口苦嘈杂、腹痛泄泻。

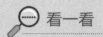 看一看

左金丸的药理作用

研究表明,本品具有抗溃疡、抑制胃酸分泌,以及明显抑制小鼠胃排空和小肠推进运动作用。此外,本品能镇痛、抗炎和抑菌。

黄连上清丸《中国药典》

【组成】黄连10 g　栀子(姜制)80 g　连翘80 g　炒蔓荆子80 g　防风40 g　荆芥穗80 g　白芷80 g　黄芩80 g　菊花160 g　薄荷40 g　酒大黄320 g　黄柏(酒炒)40 g　桔梗80 g　川芎40 g　石膏40 g　旋覆花20 g　甘草40 g

【功能与主治】散风清热,泻火止痛。主治风热上攻、肺胃热盛证。症见头晕目眩、暴发火眼、牙齿疼痛、口舌生疮、咽喉肿痛、耳痛耳鸣、大便秘结、小便短赤。

【组方分析】本品证治为上焦风热证所致。实火上炎,故见头痛,眩晕,面赤,烦躁,暴发火眼;热盛入血,故见牙龈肿痛,口舌生疮,咽喉肿痛;下焦热盛,大肠传导不利,故见大便秘结;膀胱气化不利,故见小便短赤;舌脉均为实火内蕴的现象。

方中以苦寒的黄连为君药,清热泻火。黄连、黄柏、栀子通泻三焦实火,取其苦降直折,疗效迅速,且栀子通利三焦,具有凉血、除烦、利尿作用,促使邪热从小便排出;大黄导滞通便,引热下行;生石膏清肺胃热,除烦止渴;又以连翘清热解毒,均为臣药。佐用荆芥穗、防风、川芎、白芷散风止头痛;薄荷、菊花、蔓荆子清宣上焦风热,又可明目消肿;桔梗、甘草清肺利咽喉。使用旋覆花降其上壅之气,使上焦实火迅速下降。本方配伍,具有清热降火、宣散邪热之功。

【临床应用】

(1)本品用于上焦风热,肺胃热盛证。以症见头晕目眩、牙龈肿痛、口舌生疮、咽喉肿痛,大便干燥、小便黄赤为辨证要点。

(2)常用治急性扁桃体炎、急性口腔炎、急性牙龈炎、急性结膜炎、急性中耳炎(未化脓者)等。

【性状规格】为暗黄色至黑褐色的水丸、黄棕色至棕褐色的水蜜丸或黑褐色的大蜜丸,气芳香,味苦。每丸重 6 g。

【用法用量】口服。水丸或水蜜丸一次 3~6 g,大蜜丸一次 1~2 丸,一日 2 次。

【使用注意】忌食辛辣食物。孕妇慎用。脾胃虚寒者禁用。

【其他制剂】黄连上清片。

牛黄上清丸《中国药典》

【组成】人工牛黄2 g　薄荷30 g　菊花40 g　荆芥穗16 g　白芷16 g　川芎16 g　栀子50 g　黄连16 g　黄柏10 g　黄芩50 g　大黄80 g　连翘50 g　赤芍16 g　当归50 g　地黄64 g　桔梗16 g　甘草10 g　石膏80 g　冰片10 g

【功能与主治】清热泻火,散风止痛。主治热毒内盛、风火上攻证。症见头痛眩晕、目赤耳鸣、咽喉肿痛、口舌生疮、牙龈肿痛、大便燥结。

【组方分析】本品证治为热毒内盛,风火上攻所致。在黄连上清丸基础上增加人工牛黄、冰片、赤芍、当归、地黄,而减防风、旋覆花、蔓荆子组成。其效用与黄连上清丸略同,但清热泻火作用较强。

【临床应用】

(1)本品用于热毒内盛,风火上攻证。以头痛眩晕、目赤耳鸣、口舌生疮、牙龈肿痛、大便燥结为辨证要点。

(2)常用治急慢性结膜炎、急性咽炎、急性扁桃体炎、牙龈炎、牙龈脓肿、高血压等病。

【性状规格】为红褐色或黑褐色的大蜜丸或棕黄色至深棕色的水丸;气芳香,味苦。每袋装 6 g。

【用法用量】口服。水丸一次 3 g,大蜜丸一次 1 丸,一日 2 次。

【使用注意】孕妇慎用。

【其他制剂】牛黄上清片。

香连丸《中国药典》

【组成】黄连(吴茱萸制)800 g　木香200 g

【功能与主治】清热化湿,行气止痛。主治大肠湿热证。症见大便脓血、里急后重、发热腹痛;肠炎、细菌性痢疾见上述证候者。

【组方分析】本品证治为大肠湿热所致。方中黄连大苦大寒,清化肠中湿热,解毒止痢;然黄连苦寒,配吴茱萸同炒可佐制其苦寒之性,并能利气;湿热之邪,壅滞肠中,每致气机不畅,故配伍辛温的木香调理气机,消胀止痛。

【临床应用】

(1)痢疾见下痢赤白,脓血相杂,腹痛,里急后重,舌质红,苔黄腻,脉滑数,辨证属湿热内滞大肠、气血壅滞、传导失常者。

(2)泄泻见腹痛泄泻,泻下急迫,或泻而不爽,粪色黄褐,烦渴尿赤,舌红苔黄腻,脉濡数或滑数。辨证属湿热内伤胃肠者。

【性状规格】为淡黄色至黄褐色的水丸;气微,味苦。每 10 丸重 1.7 g;每 10 丸重 2 g。

【用法用量】口服。一次 3 ~ 6 g,一日 2 ~ 3 次;小儿酌减。

【使用注意】忌食生冷油腻。

【其他制剂】香连片。

 看一看

香连丸的应用

香连丸常用治急性细菌性痢疾、急性肠炎、单纯性消化不良、肠伤寒等病,辨证属胃肠湿热者。此外,本药对伤寒病慢性带菌者有一定疗效。

任务 5.5 清热祛暑

清热祛暑方药适用于夏月暑热证。症见身热烦渴、汗出体倦、小便短赤、脉数或洪大等。夏日感受暑热,易伤津耗气;夏月多雨,暑多挟湿,故暑病多夹有湿邪。代表方药有六一散、十滴水等。

六一散《中国药典》

【组成】滑石粉 600 g 甘草 100 g

【功能与主治】清暑利湿。主治暑湿证。症见发热、身倦、口渴、泄泻、小便黄少;外用治痱子。

【组方分析】本品证治为暑热挟湿所致。暑为阳邪,其性升散,易耗气伤津。伤于暑者,多见身热、心烦;暑热伤津,则见口渴;暑病每多夹湿,阻遏三焦,三焦气化不利,升降失司,故见小便不利;湿走肠间,则为泄泻。

方中滑石,甘淡性寒,质重而滑,既可清解暑热,治暑热烦渴,又可通利水道,使三焦湿热从小便而泄,为君药。生甘草清热泻火,益气和中,与滑石相伍,一可甘寒生津,利小便而津液不伤;二可防滑石之寒滑重坠以伐胃,为臣药。二药合用,消暑利湿,能使三焦暑湿之邪从下焦渗泄,则热、渴、淋、泻诸症可愈。本方应用滑石六份,与甘缓和中的一份甘草相配,清热利水,甘寒生津,使清热而不留湿,利水而不伤正。本方用六份滑石,一份甘草,研为散服,故名“六一散”。

【临床应用】

(1)本方为治暑湿所致小便不利的基础方。以身热烦渴、小便不利为辨证要点。

(2)常用治胃肠型感冒、胃肠炎、中暑、膀胱炎、尿道炎、泌尿系结石等属湿热引起者。外用扑撒可治痱子。夏季饮用可预防中暑。

【性状规格】为浅黄白色的粉末;具甘草甜味,手捻油润滑感。散剂,每袋装 9 g,每袋装 15 g,

每袋装 25 g,每袋装 30 g,每袋装 50 g,每袋装 60 g。

【用法用量】调服或包煎服。一次 6~9 g,一日 1~2 次。外用:扑撒患处。

【使用注意】阴亏液伤,内无湿热,或小便清长者,忌用。

【附】

益元散(《中国药典》)　由滑石 600 g、甘草 100 g、朱砂 30 g 组成。功能清暑利湿,兼能安神,用于暑湿证兼心悸怔忡、失眠多梦者。

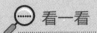看一看

六一散滑石的研究

研究表明,滑石不仅能利尿,且对伤寒杆菌、副伤寒杆菌有抑制作用。滑石能保护肠道,止泻而不引起鼓肠。滑石粉细腻光滑,可在黏膜、皮肤处形成膜,起到保护皮肤及黏膜的作用。另外,滑石撒布创面能形成被膜,有保护创面、吸收分泌物、促进结痂的作用。

十滴水《中国药典》

【组成】樟脑 25 g　干姜 25 g　大黄 20 g　小茴香 10 g　肉桂 10 g　辣椒 5 g　薄荷油或桉叶油 12.5 mL

【功能与主治】健胃,祛暑。用于中暑。症见头晕、恶心、腹痛、胃肠不适。

【组方分析】本品证治为夏秋季节感受暑湿所致。方中大黄苦寒清热,降气通腑;薄荷油疏风凉解,祛暑化湿,为君药。肉桂、小茴香、干姜、辣椒温中散寒、和胃止呕、缓痛止泻,樟脑通窍辟秽止痛,为佐使药。诸药配伍,共奏健胃、祛暑之功。

【临床应用】

(1)本品适用于中暑。以头晕、恶心、腹痛为辨证要点。

(2)常用治中暑所致头晕恶心、腹痛及胃肠不适等证,是夏季旅游常备良药。

【性状规格】为棕红色至棕褐色的澄清液体;气芳香,味辛辣。每瓶装 5~10 mL。

【用法用量】口服。一次 2~5 mL,儿童酌减。

【使用注意】孕妇忌服。驾驶员和高空作业者慎用。

【其他制剂】十滴水软胶囊。

任务 5.6　清退虚热

清虚热方药适用于热病后期,邪留未尽,阴液已伤。症见暮热早凉、舌红少苔;或肝肾阴虚,症见骨蒸潮热、五心烦热、盗汗。代表方如青蒿鳖甲汤。

青蒿鳖甲汤《温病条辨》

【组成】青蒿6 g　鳖甲15 g　细生地12 g　知母6 g　丹皮9 g

【功能与主治】养阴透热。主治温病后期,邪伏阴分证。症见夜热早凉、热退无汗、舌红苔少、脉细数。

【组方分析】本品证治温病后期,阴液已伤,余邪深伏阴分所致。人体卫阳之气,日行于表,而夜入于里。阴分本有伏热,阳气入阴则助长邪热,两阳相加,阴不制阳,故入夜身热。早晨卫气行于表,阳出于阴,则热退身凉;温病后期,阴液已伤,加之邪热深伏阴分,则阴津益耗,无以作汗,故见热退无汗;舌红少苔,脉象细数皆为阴虚有热之候。

方中鳖甲直入阴分,滋阴退热,入络搜邪;青蒿其气芳香,清中有透散之力,清热透络,引邪外出。两药相配,滋阴清热,内清外透,使阴分伏热有外达之机,共为君药。地黄滋阴凉血;知母质润,擅滋阴降火,共助鳖甲以养阴退虚热,为臣药。牡丹皮泄血中伏火,以助青蒿清透阴分伏热,为佐药。诸药相合,共奏养阴透热之功。

【临床应用】

(1)本方适用于温热病后期,余热未尽而阴液不足之虚热证。以夜热早凉、热退无汗、舌红少苔、脉细数为辨证要点。

(2)常用治原因不明的发热、各种传染病恢复期低热、慢性肾盂肾炎、肾结核等属阴虚内热,低热不退者。

【用法】水煎服。

【使用注意】阴虚动风者不宜用。

 看一看

青蒿的化学成分

方中青蒿含倍半萜类、黄酮类、香豆素类、挥发性成分等。倍半萜类为青蒿素、青蒿酸、青蒿内酯、青蒿醇等。研究表明,青蒿素抗疟作用快,主要作用于疟原虫红细胞内期,是一种具有过氧基的新型倍半萜内酯类化合物。

表5.1　其他清热方药简表

分类	方　名	组　成	功能与主治	用法及用量	规　格
清热泻火	清火片《部颁标准》	大青叶、大黄、石膏、薄荷脑	清热泻火,通便。用于咽喉肿痛,牙痛,头目眩晕,口鼻生疮,风火目赤,大便不通	口服。一次6片,一日2次	每片重0.23 g
	炎热清胶囊《部颁标准》	柴胡、黄芩、龙胆、栀子、石膏、知母、玄参、薄荷脑	解表清里、清热解毒。适用于上呼吸道炎、支气管炎、肺炎、急性扁桃体炎,也可用于泌尿系感染、胆道感染	口服。一次3粒,一日3次;儿童酌减,重者剂量加倍,或遵医嘱	每粒装0.3 g

续表

分类	方 名	组 成	功能与主治	用法及用量	规 格
清热解毒	众生丸《部颁标准》	蒲公英、紫花地丁、黄芩、岗梅、赤芍、天花粉、玄参、当归、防风、柴胡、皂角刺、人工牛黄、白芷、胆南星、虎杖、夏枯草、板蓝根	清热解毒,活血凉血,消炎止痛。用于上呼吸道感染,急、慢性咽喉炎,急性扁桃体炎,疮毒等症	口服。一次4～6丸,一日3次,外用,捣碎,用冷开水调匀,涂患处	每瓶装100丸
	穿心莲片《中国药典》	穿心莲	清热解毒,凉血消肿。用于邪毒内盛,感冒发热,咽喉肿痛,口舌生疮	口服。一次2～3片(小片),一日3～4次	—
	清热解毒口服液《中国药典》	石膏、金银花、玄参、地黄、连翘、栀子、甜地丁、黄芩、龙胆、板蓝根、知母、麦冬	清热解毒。用于热毒壅盛所致的发热面赤、烦躁口渴、咽喉肿痛;流感、上呼吸道感染见上述证候者	口服。一次1～2支,一日3次;儿童酌减,或遵医嘱	每支装10 mL
	新清宁片《中国药典》	熟大黄	清热解毒,泻火通便。用于内结实热所致的喉肿、牙痛、目赤、便秘、发热	口服。一次3～5片,一日3次,必要时可适当增量;学龄前儿童酌减或遵医嘱;用于便秘,临睡前服5片	每片重0.31 g
	一清颗粒《中国药典》	黄连、大黄、黄芩	清热泻火解毒,化瘀凉血止血。主治火毒血热所致的身热烦躁,目赤口疮,咽喉、牙龈肿痛,大便秘结,吐血,咯血,衄血,痔血等症;咽炎、扁桃体炎、牙龈炎见上述证候者	开水冲服。一次7.5 g,一日3～4次;出现腹泻时,可酌情减量	每袋装7.5 g
清脏腑热	清胃黄连丸《中国药典》	黄连、石膏、桔梗、甘草、知母、玄参、地黄、牡丹皮、天花粉、连翘、栀子、黄柏、黄芩、赤芍	清胃泻火,解毒消肿。主治肺胃火盛所致的口舌生疮,齿龈、咽喉肿痛	口服。水丸一次9 g,一日2次;大蜜丸9 g,一次1～2丸,一日2次;孕妇慎用	水丸:每袋装9 g;大蜜丸:每丸重9 g
	复方黄连素片《中国药典》	盐酸小檗碱、木香、吴茱萸、白芍	清热燥湿,行气止痛,止痢止泻。主治大肠湿热,赤白下痢,里急后重或暴注下泻,肛门灼热;肠炎、痢疾见上述证候者	口服。一次4片,一日3次	每片含盐酸小檗碱30 mg
	栀子金花丸《中国药典》	栀子、黄连、黄芩、黄柏、大黄、金银花、知母、天花粉	清热泻火,凉血解毒。用于肺胃热盛,口舌生疮,牙龈肿痛,目赤眩晕,咽喉肿痛,大便秘结	口服。一次9 g,一日1次;孕妇慎用	每袋装9 g

续表

分类	方名	组成	功能与主治	用法及用量	规格
清热祛暑	六合定中丸《中国药典》	广藿香、紫苏叶、香薷、木香、白扁豆（炒）、檀香、茯苓、桔梗、枳壳（去心、麸炒）、木瓜、陈皮、山楂（炒）、厚朴（姜炙）、甘草、麦芽（炒）、稻芽（炒）、六神曲（麸炒）	祛暑除湿，和中消食。用于夏伤暑湿，宿食停滞，寒热头痛，胸闷恶心，吐泻腹痛	口服。一次3~6g，一日2~3次	每丸重9g
	清暑益气丸《中国药典》	人参、黄芪（蜜炙）、白术（麸炒）、苍术（米泔炙）、麦冬、泽泻、五味子（醋炙）、当归、黄柏、葛根、青皮（醋炙）、陈皮、六神曲（麸炒）、升麻、甘草	祛暑利温，补气生津。用于中暑受热，气津两伤，症见头晕身热、四肢倦怠、自汗心烦、咽干口渴	姜汤或温开水送服。一次1丸，一日2次	每丸重9g
	清热银花糖浆《中国药典》	金银花、菊花、白茅根、通草、大枣、甘草、绿茶叶	清热解毒，通利小便。主治外感暑湿证，症见头痛如裹、目赤口渴、小便不利	口服。一次20mL，一日3次	每支装10 mL，每支装20 mL；每瓶装60 mL；每瓶装100 mL；每瓶装120 mL
清退虚热	养血退热丸《部颁标准》	熟地黄、鳖甲（醋制）、地骨皮、牡蛎（煅）、六神曲、谷芽（炒）、茯苓、山药、丹参、牡丹皮、陈皮、酸枣仁、党参、麦冬、山楂	滋阴养血，退虚热。用于阴血亏虚，骨蒸潮热，盗汗，眩晕，咳嗽痰少	口服。一次1丸，一日2~3次；忌食辛辣	每丸重9g

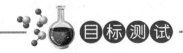技能赛点

清热方药根据功用不同,分为清热泻火、清营凉血、清热解毒、清脏腑热、清热祛暑、清退虚热六类。

1.清热泻火　具有清热泻火的作用,适用于热在气分证。其中,白虎汤擅清气分实热,主治阳明(气分)热盛证。竹叶石膏汤清热益气养阴,降逆和胃,主治热病后期,气阴两伤,余热未尽。

2.清营凉血　具有清营凉血的作用,适用于邪热入营,或热入血分证。清营汤功擅清营解毒,透热养阴,主治热入营分;犀角地黄汤功擅清热解毒,凉血散瘀,主治热已入血,迫血妄行证。

3.清热解毒　具有清热解毒的作用,适用于温疫、温毒、火毒或疮疡疔毒等证。其中,黄连解毒汤是清热解毒的基础方,功用泻火解毒,主治三焦火毒证。牛黄解毒片主治火热内盛证,对火热内盛之牙龈肿痛、口舌生疮效果颇佳。六神丸清凉解毒,消炎止痛,用于外感疫毒或者热毒蕴结证,为治热毒蕴结所致之咽喉肿痛、痈疽疔疮的良药。清开灵胶囊适用于外感风热、火毒内盛证,清开灵还具有多种剂型。银黄口服液主治外感风热,肺胃热盛证。三黄片主治三焦热盛证。

4.清脏腑热　具有清脏腑热的作用,适用于脏腑热盛证,如心火、肺热、胃热、肝火等。导赤散清心利水养阴,主治心经火热证。清胃散清胃凉血,主治胃火牙痛。龙胆泻肝丸清肝胆,利湿热,主治肝胆湿热证。左金丸泻火,疏肝,和胃,止痛,主治肝火犯胃证。黄连上清丸散风清热,泻火止痛,主治上焦风热、肺胃热盛证。牛黄上清丸清热泻火,散风止痛,主治热毒内盛、风火上攻证。香连丸清热化湿,行气止痛,主治大肠湿热证。

5.清热祛暑　具有清热祛暑作用,适用于夏月暑热证。六一散清暑利湿,主治暑湿证。十滴水健胃,祛暑,用于中暑证。

6.清退虚热　具有清虚热作用,适用于热病后期,邪留未尽,阴液已伤。青蒿鳖甲汤养阴透热,主治温病后期,邪伏阴分证。

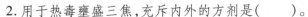目标测试

一、单项选择题

1.用于气分热盛证的方剂是(　　)。
A.导赤丸　　　　　　　　　B.白虎汤
C.清营汤　　　　　　　　　D.黄连解毒汤

答案解析

2.用于热毒壅盛三焦,充斥内外的方剂是(　　)。
A.龙胆泻肝丸　　B.栀子金花丸　　C.白虎汤　　　D.黄连解毒汤

3.症见咽喉肿痛、牙龈肿痛、口舌生疮、目赤肿痛,治当首选(　　)。
A.六一散　　　B.抗病毒口服液　　C.牛黄解毒片　　D.清营汤

4. 龙胆泻肝丸的主治病证是(　　　　)。

    A. 肝胆湿热　　　　B. 阴虚火旺　　　　C. 气分实热　　　　D. 心火上炎

5. 温病后期,邪伏阴分,而见夜热早凉,热退无汗,舌红苔少,脉细数。治宜选(　　　　)。

    A. 牛黄解毒片　　　B. 黄连上清丸　　　C. 牛黄上清丸　　　D. 青蒿鳖甲汤

6. 六一散中甘草与滑石的比例是(　　　　)。

    A. 6:1　　　　　　B. 5:1　　　　　　C. 3:1　　　　　　D. 1:6

7. 具有健胃、祛暑之功,用于治疗中暑的是(　　　　)。

    A. 养血退热丸　　　B. 十滴水　　　　　C. 安宫牛黄丸　　　D. 六一散

8. 黄连解毒汤的组成是(　　　　)。

    A. 黄连、黄芩、黄柏、栀子　　　　　　　B. 黄连、黄芩、黄柏、白头翁

    C. 黄连、秦皮、黄柏、白头翁　　　　　　D. 黄连、黄芩、黄柏、秦皮

9. 用于肝火犯胃证的是(　　　　)。

    A. 左金丸　　　　　B. 龙胆泻肝丸　　　C. 黄连上清丸　　　D. 六一散

10. 可用治中风偏瘫的方药是(　　　　)。

    A. 六神丸　　　　　B. 牛黄上清丸　　　C. 犀角地黄丸　　　D. 清开灵胶囊

二、多项选择题

1. 孕妇忌服的中成药有(　　　　)。

    A. 牛黄解毒片　　B. 三黄片　　　C. 牛黄上清丸　　D. 十滴水　　　E. 导赤丸

2. 三黄片的组成有(　　　　)。

    A. 黄连　　　　　B. 栀子　　　　C. 大黄　　　　　D. 盐酸小檗碱　　E. 黄芩浸膏

3. 有关龙胆泻肝丸的叙述,正确的是(　　　　)。

    A. 主治肝胆湿热　　　　B. 忌辛辣食物　　　　C. 脾胃虚弱者可长期服用

    D. 孕妇慎用　　　　　　E. 可用于湿热带下者

4. 清虚热的方药有(　　　　)。

    A. 青蒿鳖甲汤　　B. 导赤丸　　　C. 左金丸　　　　D. 地骨皮露　　　E. 养血退热丸

5. 能清暑热的方药是(　　　　)。

    A. 六一散　　　　B. 十滴水　　　C. 清暑益气丸　　D. 清热银花糖浆　E. 六合定中丸

6. 白虎汤含有(　　　　)。

    A. 石膏　　　　　B. 知母　　　　C. 芍药　　　　　D. 甘草　　　　　E. 大枣

三、分析题

(一)病例分析

1. 贺某,女,23岁。前几日因吃辛辣食物,现症见咽喉肿痛、牙龈肿痛、口臭、舌红苔黄燥。根据所学中医药知识,为该患者推荐常用的方剂与中成药,并作简要分析。

2. 刘某,女,56岁。平素性情急躁,今日因与家人吵架后,出现头晕胀痛、耳鸣、胁痛口苦、舌红、脉数。根据所学中医药知识,为该患者推荐常用的方剂与中成药,并作简要分析。

3. 肖某,男,36岁。近日高温,因外出劳作后,出现头晕身热、四肢倦怠、恶心呕吐、咽干口渴。根据所学中医药知识,为该患者推荐常用的方剂与中成药,并作简要分析。

(二)处方分析

1. 处方:

柴胡12 g　黄芩6 g　栀子9 g　车前子6 g　当归9 g　龙胆9 g　地黄15 g　甘草6 g

木香9 g

请简要分析此方适用于何种热证。

2. 审核处方,指出调配时应注意的事项。

黄连6 g　栀子9 g　连翘12 g　防风9 g　荆芥穗9 g　白芷10 g　黄芩12 g　黄柏9 g

桔梗9 g　川芎10 g　石膏15 g　旋覆花6 g　甘草6 g

3. 根据牛黄解毒片所治病证的特点,设计问病荐药过程。

【书网融合】

教学课件:

学会清热方药

视频微课:

白虎汤

视频微课:

龙胆泻肝丸

视频微课:

清开灵胶囊

视频微课:

左金丸

拓展学习:

屠呦呦与青蒿素

项目6 学会泻下方药

📖 【学习目标】

知识目标：

1. 掌握泻下方药的概念、分类及使用注意；大承气汤、麻仁丸、温脾汤、增液承气汤的功能与主治、临床应用，理解其组方分析。

2. 熟悉大黄清胃丸、当归龙荟丸、麻仁润肠丸、苁蓉通便口服液、增液颗粒的功能与主治、用法及使用注意。

3. 了解清泻丸等药的功能与主治、临床应用。

技能目标：

1. 学会泻下方药重点成药的功能与主治、临床应用和辨证要点。

2. 能根据泻下方药的所治证型，熟练进行问病荐药角色扮演，掌握本项目的问病荐药过程。

素质目标：

1. 引导学生坚定文化自信，厚植中医药情怀，学会合理使用泻下方药，培养健康至上的敬业精神，助力健康中国建设。

2. 培养学生具备泻下方药用药指导的能力，精益求精。

3. 培养学生博学强记、勤于思考、归纳总结的能力。

动画：岗位情境导学

📖 【岗位情境导学】

情境描述：陈某，女，72岁。素有便秘困扰，近日又发，已4日未解，自觉腹部胀满不舒，故到药店寻药。店员了解了她的情况，再仔细问清有无发热、是否想喝水等症状细节，给她推荐了中成药麻仁丸。

情境分析：日常生活中，便秘的症状很常见，也是中老年人多发的问题。可是，为什么店员不推荐大家都很熟悉的牛黄解毒片？

讨论：便秘的症状，从中医辨证角度看，可分为哪些类型？

学前导语：泻下方药分为寒下、润下、温下、攻补兼施4类，要根据病证的实际情况选择合适之法。

那么，泻下方药应如何选择呢？

以泻下药为主组成,具有通导大便、排除胃肠积滞、荡涤实热、寒积等作用,治疗里实证的方剂和中成药,称为泻下方药。属于"八法"中的"下法"。

【想一想】

要抓住哪些特点,才能正确辨别里实证的分型,做到药证对应?

答案解析

因导致里实证的病因不同,有热结、寒结、燥结之异,人体也有虚实之别,因此立法处方也随之不同。根据泻下方药功用的不同,本项目方药分为寒下、润下、温下、攻补兼施四类。

使用泻下方药,注意事项:①泻下剂是为里实证而设,用于表证已解,里实已成之时。若表证未解,里实已成,应根据表里证的轻重,先表后里,或表里双解;若兼血瘀、虫积或痰浊,宜分别配伍相应的药物治之。②对老年体虚、孕妇、产妇或正值经期,病后伤津以及亡血者,均应慎用或禁用。③本项目方药大都易伤胃气,故中病即止,慎勿过剂。服药期间应忌食油腻及不易消化的食物,以防重伤胃气。

任务6.1　寒　下

寒下方药适用于里热积滞实证。症见大便秘结,腹部或胀或满或痛,甚或潮热,舌苔黄厚,脉实等。代表方药如大承气汤、麻仁丸、增液承气汤等。

大承气汤《伤寒论》

【组成】大黄12 g　厚朴24 g　枳实12 g　芒硝6 g

【功能与主治】峻下热结。主治:①阳明腑实证。症见大便不通,频转矢气,脘腹痞满,腹痛拒按,脘腹痞满而硬,甚或潮热谵语,手足汗出,舌苔黄燥起刺或焦黑燥裂,脉沉实或滑数。②热结旁流证。症见下利清水,色纯青或黄褐,其气臭秽,脐周疼痛,按之坚硬有块,口舌干燥,脉滑数。③里热实证之热厥、痉病或发狂。

【组方分析】本方证治为邪热与肠中燥屎互结成实所致。证属实热燥屎结聚,其特点为痞、满、燥、实。其中,"痞"即心下闷塞坚硬,"满"即脘腹胀满,"燥"即是肠有燥屎干结不下,"实"为大便不通,腹中硬满,痛而拒按。至于"热结旁流"一证,乃腑热炽盛,积滞内结不出,迫肠中津液从旁而下所致。热厥、痉病、发狂均为邪热积滞,闭阻于内,致诸证丛生。其证虽异,病机则同,治当急下邪热积滞,以救阴液。即"釜底抽薪,急下存阴"之法。

方中大黄泻热通便,荡涤肠胃实热积滞,为君药。芒硝咸寒软坚泻下,为臣药。两者相须为用,峻下热结之功更强。厚朴、枳实行气导滞,消痞除满,并助大黄、芒硝推荡积滞,攻下热结,共为佐药。本方配伍中,大黄、芒硝治燥实,厚朴、枳实除痞满。四药合用,泻下行气并重,便闭者通,塞者畅,则里热积滞之证可愈。六腑以通为用,胃气以下降为顺,本方峻下热结,承顺胃气下行,故方名"大承气",为寒下著名方剂。

【临床应用】

(1)本方为治阳明腑实证的基础方,又是寒下的代表方。以痞、满、燥、实四症,以及舌红苔黄、脉沉实为辨证要点。

（2）常用治急性单纯性肠梗阻、粘连性肠梗阻、蛔虫性肠梗阻、急性胆囊炎、急性胰腺炎，以及某些热性疾病过程中出现高热、谵语、神昏、惊厥、发狂而见大便不通、苔黄脉实者。

【用法】水煎，大黄后下，芒硝溶服。

【使用注意】凡气虚阴亏、燥结不甚者，年老、体弱、孕妇等均应慎用。应中病即止，以免伤正。

【附】

（1）小承气汤（《伤寒论》）　由大黄12 g、枳实9 g、厚朴6 g组成。功能轻下热结，用于痞、满、实之阳明腑实轻证，症见大便不通，脘腹痞满，潮热谵语，舌苔老黄，脉滑而疾等。

（2）调胃承气汤（《伤寒论》）　由大黄12 g、芒硝10 g、炙甘草6 g组成。功能缓下热结，用于阳明病胃肠燥热证。大便不通，口渴心烦，蒸蒸发热，或腹中胀满，或为谵语，舌苔正黄，脉滑数；以及胃肠热盛而致发斑吐衄，口齿咽喉肿痛等。

【练一练】

大承气汤的大黄煎煮时，应（　　　）。

A. 先煎　　　B. 后下　　　C. 包煎　　　D. 另煎　　　E. 冲服

答案解析

🔍 看一看

大承气汤加减应用

附方二　方均为大承气汤类方，三个承气汤均用大黄以荡涤胃肠积热。其中，大承气汤硝、黄并用，大黄后下，且加厚朴、枳实，故攻下之力颇强，为"峻下剂"，主治痞、满、燥、实之阳明热结重证。小承气汤不用芒硝，攻下之力较轻，称为"轻下剂"，主治痞、满、实而燥不明显之阳明热结轻证。调胃承气汤不用枳、朴，大黄与甘草同煎，后纳芒硝，泻下之力较前缓和，称为"缓下剂"，主治阳明燥热内结，有燥、实而无痞、满之证。

大黄清胃丸《中国药典》

【组成】大黄504 g　黄芩96 g　牵牛子（炒）、胆南星、羌活、白芷各42 g　芒硝、槟榔、木通各63 g　滑石粉168 g

【功能与主治】清热通便。主治胃火炽盛之便秘。症见口干舌燥，头痛目眩，大便燥结。

【组方分析】方中大黄、芒硝清热泻火，软坚散结，为君药。牵牛子泻下通便；黄芩清心火，泻胃火；胆南星化痰和胃，息风定惊，为臣药。羌活、白芷祛风止痛；槟榔行气导滞；木通、滑石粉利水通淋，导热下行，为佐药。蜂蜜制丸，润肠通便，调和诸药为使药。全方共奏清热泻火、通便止痛之功。

【临床应用】

（1）本品适用于胃火实热所致之便秘。以大便燥结、口燥咽干、头晕头痛，或伴有齿龈肿痛为辨证要点。

（2）常用治口腔溃疡、肺炎、痔疮等有上述证候者。

【性状规格】为黑褐色的大蜜丸；味苦，辛。每丸重9 g。

【用法用量】口服。一次 1 丸,一日 2 次。

【使用注意】本品含牵牛子,服用量大可产生副作用甚至中毒。孕妇忌服。

看一看

泻下方药为何多用大黄

　　大黄泻下的作用主要由有效成分番泻苷 A 和大黄酸苷、大黄素引起,这些成分主要作用部位为大肠、结肠、小肠。

　　作用机制如下:

　　①口服后,结合型蒽苷大部分未经小肠吸收而抵达大肠,被肠道细菌酶(主要为 β-葡萄糖苷酶)水解成大黄酸蒽酮而刺激肠黏膜及肠壁肌肉层内神经丛,促进肠蠕动而致泻。

　　②大黄酸蒽酮、大黄素具有胆碱样作用,可兴奋平滑肌上 M 胆碱受体,加快肠蠕动。

　　③大黄酸蒽酮可抑制细胞膜上 Na^+-K^+-ATP 酶,阻碍 Na^+ 转运吸收,使肠腔内渗透压增加,肠腔容积增大,机械性刺激肠壁,使肠蠕动加快。

当归龙荟丸《中国药典》

【组成】龙胆(酒炒)　栀子　黄连(酒炒)　黄芩(酒炒)　黄柏(盐炒)　当归(酒炒)各 100 g　芦荟　青黛　大黄(酒炒)各 50 g　木香 25 g　人工麝香 5 g

【功能与主治】泻火通便。主治肝胆火旺之便秘。症见心烦不宁,头晕目眩,耳鸣耳聋,胁肋疼痛,脘腹胀痛,大便秘结。

【组方分析】本方证治为肝胆火旺所致。方中龙胆、芦荟、青黛清肝泄热,为君药。黄连、黄芩、栀子、黄柏清泻三焦火热之邪,除烦;大黄泻腑通便,为臣药。当归和血养肝;木香、人工麝香辛香走窜,行气止痛,为佐药。全方共奏泻火通便之功。

【临床应用】

(1)本品适用于肝胆实火证。以心烦不宁、耳鸣耳聋、胁肋疼痛、大便秘结为辨证要点。

(2)常用治中耳疾病、听神经炎、慢性耳炎、萎缩性鼻炎、咽炎等见上述证候者。

【性状规格】为黄绿色至深褐色的水丸;气微,味苦。每 20 粒重 3 g。

【用法用量】口服。一次 6 g,一日 2 次。

【使用注意】孕妇禁用。

看一看

当归龙荟片与当归龙荟丸的区别

　　《部颁标准》所列当归龙荟片与《中国药典》收载当归龙荟丸均能清肝明目,泻火通便。但二者除剂型差异外,所含药物也有不同。较之当归龙荟丸、当归龙荟片,处方中不含人工麝香。应用时,视具体情况选用。

任务6.2 润 下

润下方药适用于肠燥津亏、大便秘结证。症见大便干结,状如羊粪,小便短赤,舌苔黄;或见头晕耳鸣,潮热盗汗等。代表方如麻仁丸、麻仁润肠丸等。

麻仁丸《中国药典》

【组成】火麻仁200 g 苦杏仁100 g 大黄200 g 枳实(炒)200 g 姜厚朴100 g 炒白芍200 g

【功能与主治】润肠通便。主治肠热津亏证。症见大便干结难下,腹部胀满不舒;习惯性便秘见上述证候者。

【组方分析】本方证治为胃肠燥热,脾津不足所致。本方所治之证,《伤寒论》命为"脾约"。病机为胃中燥热,脾之津液不足,津液不能四布而下走膀胱。故大便秘结,小便频数。

方中火麻仁质润,润燥通便为君。大黄苦寒泄热,攻积通便;苦杏仁助火麻仁润肠通便,兼降肺气,使大肠之气下行;白芍养阴敛津,调和肝脾,为臣药。佐以枳实、厚朴行气除满,以加强降泄通便之力。以蜜为丸,润燥滑肠,调和诸药,为佐药。纵观全方,以滋脾润肠为主,配伍大黄、枳实、厚朴泄热导滞,润攻并施,脾津不足、肠胃燥热之证可愈。

【临床应用】

(1)本品为润下法的代表方。以大便秘结、小便频数、舌苔微黄少津为辨证要点。

(2)常用治老人与产后便秘、习惯性便秘、痔疮术后便秘等属肠胃燥热者。

【性状规格】为黄褐色的水蜜丸、小蜜丸或大蜜丸;味苦。大蜜丸每丸重9 g。

【用法用量】口服。水蜜丸一次6 g,小蜜丸一次9 g,大蜜丸一次1丸,一日1~2次。

【使用注意】本方虽为润肠缓下之剂,但含有攻下破滞之品,老年性体弱、津亏血少者不宜常服。孕妇慎用。

麻仁润肠丸《中国药典》

【组成】火麻仁120 g 苦杏仁(去皮炒)60 g 大黄120 g 木香60 g 陈皮120 g 白芍60 g

【功能与主治】润肠通便。主治肠胃积热之便秘。症见胸腹胀满,大便秘结。

【组方分析】本方证治为肠胃积热所致。肠胃积热,大便不通,致胸腹胀满,大便秘结。方中火麻仁质润多脂,润肠通便,为君药。大黄苦寒攻积泻下;苦杏仁、白芍,益阴增液以润肠通便,使腑气通、津液行,为臣药。佐以陈皮、木香行气,调中宣滞,加强降泄通便之力。诸药相合,共奏润肠通便之功。

【临床应用】

(1)本品适用于肠胃积热所致的便秘。症见胸腹胀满、大便秘结为辨证要点。

（2）常用治虚人便秘、习惯性便秘、老年功能性便秘等有上述证候者。

【性状规格】为黄褐色的大蜜丸；气微香，味苦、微甘。每丸重 6 g。

【用法用量】口服。一次 1～2 丸，一日 2 次。

【使用注意】孕妇忌服。

苁蓉通便口服液《部颁新药转正标准》

【组成】肉苁蓉 750 g　何首乌 1 500 g　枳实（麸炒）250 g　蜂蜜 500 g

【功能与主治】滋阴补肾，润肠通便。主治中、老年人病后，产后便秘及习惯性便秘属肾精亏虚者。

【组方分析】本证治为肾虚气弱或阴津耗伤，肠道失养所致。方中肉苁蓉益肾填精，润肠通便，为君药。何首乌补肾养血通便，为臣药。枳实导滞通便，蜂蜜润肠益脾胃，为佐使。诸药合用，滋阴补肾，润肠通便。

【临床应用】

（1）本品适用于肾精亏虚便秘。以大便艰涩，或不甚干或如羊屎、腰膝酸软为辨证要点。

（2）常用治中、老年人病后、产后虚性便秘及习惯性便秘属于肾精亏虚者。

【性状规格】为深棕色液体；味甜，微苦涩。每支装 10 mL；每瓶装 100 mL。

【用法用量】口服。一次 10～20 mL，一日 1 次，睡前或清晨服用。

【使用注意】孕妇慎用。年轻体壮者便秘时不宜用本药。

增液颗粒《部颁标准》

【组成】玄参 270 g　麦冬 216 g　地黄 216 g

【功能与主治】养阴生津，清热润燥。主治热邪伤阴，津液不足之阴虚内热。症见口干咽燥，大便燥结。

【组方分析】本证治为热邪伤阴，津液不足所致。热邪伤阴、肠道津液不足，如《温病条辨》所谓"水不足以行舟，而结粪不下者"，当用增液润燥之法。本方玄参滋阴增液，润肠通便，为君药。麦冬、地黄助玄参滋阴增液，肠道得以濡润，燥屎才能下行。三药相合，养阴增液，使肠道得润，大便自下，故名"增液"，有增水行舟之意。

【临床应用】

（1）本品用于热邪伤阴、津液不足之便秘。以阴虚内热、口干咽燥、大便燥结为辨证要点。

（2）常用治习惯性便秘、产后虚性便秘属热邪伤阴、津液不足者。

【性状规格】为棕黄色的颗粒；味甜、微苦涩。每袋重 20 g。

【用法用量】开水冲服。一次 20 g，一日 3 次。

药爱生命

大黄具有泄热通腑的作用，经常用在泻下方药中。虽然大黄，尤其是生品通便力强，但不适合长期应用，具体原因如下：

1.抑制排便反射　大黄、芦荟、决明子、番泻叶等物质含有蒽醌苷类及鞣质类物质，可能会抑制排便反射，即直肠排便反射的敏感度逐渐下降。久而久之服用量将逐渐增多，从而导致便秘加重。

2.结肠黑变　长期应用刺激性泻剂后可能导致结肠黑变，此为一种癌前病变。若不及时停药，可能出现结肠肿瘤、结肠息肉等现象，故应注意避免长期服用含蒽醌苷类的物质。

因此，使用含大黄的泻下方药，应注意中病即止，不可过量长期服用。

任务6.3　温　下

温下方药适用于里寒积滞实证。症见大便秘结，艰涩难出，便质干或不干，面色萎黄无华，甚则少腹冷痛，小便清长，畏寒肢冷，舌质淡，苔白润，脉沉迟。代表方药有温脾汤。

温脾汤《备急千金要方》

【组成】大黄15 g　当归9 g　干姜9 g　附子6 g　人参6 g　芒硝6 g　甘草6 g

【功能与主治】攻下冷积，温补脾阳。主治阳虚寒积证。腹痛便秘，脐下绞结，绕脐不止，手足不温，苔白不渴，脉沉弦而迟。

【组方分析】本方证治为脾阳不足，冷积内停所致。脾阳阳气不运，腑气不通，便秘内生。方中附子为大辛大热之品，温阳散寒；大黄苦寒泻下，荡涤积滞，与辛热附子相配，组成温下之剂，为君药。干姜温中散寒，当归、芒硝补血润肠、软坚散结，为臣药。人参、炙甘草温补脾胃阳气，补气升阳为佐药。甘草调和药性，兼以，为使药。全方由温补脾阳药配伍寒下攻积药组成，温通（附子、干姜）、泻下（大黄、芒硝）与补益（当归、人参、甘草）三法兼备，寓温补于攻下之中，而成温下代表方剂。

【想一想】
治疗寒积证为何不用巴豆等温性泻下药，而采用大黄配伍附子？

【临床应用】

(1)本方用于脾阳不足，寒积中阻证。以腹痛、便秘、手足不温、苔白、脉沉弦为辨证要点。

(2)常用治急性单纯性肠梗阻或不全梗阻、幽门梗阻、胆道蛔虫症、慢性痢疾等属脾阳虚

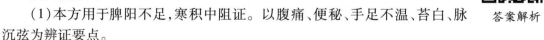

答案解析

而有积滞者,均可用本方加减治之。

【用法】水煎,大黄后下。

【使用注意】里热实证,肠道津伤者不宜服用。

任务6.4　攻补兼施

攻补兼施方药用于里实积滞而正气亏虚之证。症见便秘,脘腹胀满,神倦少气、脉虚,或燥屎不行,下之不通,舌红少苔,脉细数等。代表方如增液承气汤。

增液承气汤《温病条辨》

【组成】玄参30 g　麦冬24 g　生地黄24 g　大黄9 g　芒硝9 g

【功效主治】滋阴增液,通便泄热。主治温病热结阴亏,燥屎不行,下之不通者,脘腹胀满,口干舌燥,苔黄,脉细数。

【方解】本方证治为温病热结阴亏所致。温病热结,津液亏耗,燥屎不行,下之又不通,此是无水舟停。以增液汤(玄参、地黄、麦冬),壮水滋阴。硝黄攻下,以便舟行。阴虚液枯,燥屎不行,下之徒伤其阴,润之又有恋邪之弊。硝黄配增液汤,下之而不伤其阴;增液汤伍硝黄,润之而无恋邪之弊。本方滋阴泄热,增水行舟,是增液汤与调胃承气汤(去甘草)的复方,故名增液承气汤。

【临床应用】

(1)本方用于温病热结阴亏证。以燥屎不行、脘腹胀满、口干舌燥、苔黄、脉细数为辨证要点。

(2)常用治急性传染病高热、便秘、津液耗伤较重,以及痔疮日久,大便燥结不通,属热结阴亏者。

【用法】水煎服。

【使用注意】产后血虚、老年肾虚便秘不宜使用。

龟苓膏《部颁标准》

【组成】龟(去内脏)　地黄　土茯苓　绵茵陈　金银花　甘草　大麻仁

【功能与主治】滋阴润燥,降火除烦,清利湿热,凉血解毒。主治虚火烦躁,口舌生疮,津亏便秘,热淋白浊,赤白带下,皮肤瘙痒,疖肿疮疡。

【组方分析】本方证治为虚火烦躁,肠道津亏所致。方中以龟滋阴潜阳,养血补心,善于治阴虚火旺之发热及大热妄行之带下赤白,为君药。地黄滋阴润燥、生津止渴,清热凉血;土茯苓、绵茵陈清热解毒,清利湿热,为臣药。金银花清热解毒,疏风散热;大麻仁养血润燥,滑肠通便,为佐使。甘草调和诸药,为使药。诸药合用,共奏滋阴润燥、降火除烦、清利湿热、凉血解毒之功。

【临床应用】

(1)本品适用于虚火烦躁,肠道津亏证。以虚火烦躁、口舌生疮、津亏便秘、热淋白浊为辨证要点。

(2)常用治习惯性便秘、痔疮日久,大便燥结不通,属热结肠道津亏者。

【性状规格】为深棕色或黑色的胶冻;味甜、微苦。每瓶装 150 g;每瓶装 300 g。

【用法用量】一次或分次服用,炖热或冰冻食用。

【使用注意】便秘属(寒)冷秘者忌用。

 看一看

龟苓膏的药理作用

研究表明,龟苓膏含有多种活性多糖和氨基酸,具有低热量、低脂肪、低胆固醇的特点,能够调节血脂和血糖,促进新陈代谢、清热降火、润肺止咳,还能美容养颜、滋阴补肾。临床检验报告显示,龟苓膏对咽喉肿痛、便秘、痔疮、痱子等效果良好。

表6.1 其他泻下方药简表

分类	方 名	组 成	功能与主治	用法及用量	规 格
寒下	清泻丸《中国药典》	大黄、黄芩、枳实、甘草、朱砂粉	清热,通便,消滞。用于实热积滞所致的大便秘结	口服。一次 5.4 g。孕妇禁用	每袋装5.4 g
	九制大黄丸《中国药典》	大黄	泻下导滞。主治胃肠积滞所致的便秘、湿热下痢、口渴不休、停食停水、胸热心烦、小便赤黄	口服。一次 6 g,一日1 次。孕妇禁服	每袋装6 g
润下	通乐颗粒《中国药典》	何首乌、地黄、当归、麦冬、玄参、麸炒枳壳	滋阴补肾,润肠通便。用于阴虚便秘,症见大便秘结、口干、咽燥、烦热,以及习惯性、功能性便秘见于上述证候者	开水冲服。一次 2袋,一日 2 次。2 周为一个疗程,或遵医嘱	每袋装6 g
	五仁润肠丸《部颁标准》	地黄、桃仁、火麻仁、郁李仁、柏子仁、肉苁蓉(酒蒸)、陈皮、大黄(酒蒸)、当归、松子仁	润肠通便。主治津枯便秘,大肠燥热,症见便秘腹胀,食少,消化不良,舌燥少津,脉细涩	口服。一次 9 g,一日2 次。孕妇禁用	每丸重9 g

续表

分类	方 名	组 成	功能与主治	用法及用量	规 格
温下	半硫丸《部颁标准》	硫黄（制）、半夏（姜制）	温肾通阳。主治肾阳衰微，阴寒内结，阳气不运所致虚人、老人虚冷便秘。症见大便秘结，面色白，少腹冷痛，小便清长，畏寒肢冷，舌质淡，体胖大，苔白润，脉沉迟	口服。一次3~6 g，一日2次	每15粒重1 g
攻补兼施	排毒养颜胶囊《部颁标准》	大黄、西洋参、白术、青阳参、小红参、荷叶、枳实等	益气活血，通便排毒。主治气虚血瘀，热毒内盛所致便秘、痤疮、颜面色斑	便秘、排便不爽者，一次3~6粒，一日2次，根据大便情况酌情加减药量，以大便通畅，每天1~2次为宜。大便一日1次者，以1粒起服，每日服1~2次，根据大便情况逐渐加量至大便通畅，每天1~2次为宜	

技能赛点

泻下方药根据功用不同，分为寒下、润下、温下、攻补兼施四类。

1. 寒下　具有清热通便的作用，适用于里热积滞实证。其中，大承气汤为峻下热结的代表方，为寒下著名方剂，主治阳明腑实之痞、满、燥、实者。大黄清胃丸清热解毒，通便止痛，主治胃火炽盛之便秘。当归龙荟丸泻火通便，主治肝胆火旺之便秘。

2. 润下　具有润肠通便的作用，适用于肠燥津亏，大便秘结之证。麻仁丸润肠通便，主治肠胃燥热、津液不足之脾约便秘证。麻仁润肠丸用于肠胃积热之便秘。苁蓉通便口服液滋阴补肾，润肠通便，主治便秘属肾精亏虚者。增液颗粒养阴生津，清热润燥，主治热邪伤阴、津液不足所引起的便秘。

3. 温下　具有温阳通便的作用，适用于里寒积滞证。温脾汤能泻下寒积，兼能温补脾阳，主治脾阳不足，寒积内停之便秘。

4. 攻补兼施　具有滋阴润燥、通便的作用，适用于里实正虚而大便秘结之证。增液承气汤滋阴增液，通便泄热，主治温病热结阴亏，燥屎不行，下之不通者。

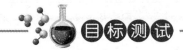

目标测试

答案解析

一、单项选择题

1. 大承气汤的功效是(　　)。
   A. 轻下热结　　　　　　　　　　B. 缓下热结
   C. 峻下热结　　　　　　　　　　D. 攻下寒积

2. 主治肝胆火旺之便秘的是(　　)。
   A. 当归龙荟丸　　B. 五仁润肠丸　　C. 清胃散　　　　D. 大黄清胃丸

3. 能温补脾阳,攻下冷积,主治阳虚寒积证的是(　　)。
   A. 龟苓膏　　　　B. 苁蓉通便口服液　C. 增液颗粒　　　D. 温脾汤

4. 用于肠燥津枯便秘的方药是(　　)。
   A. 当归龙荟丸　　B. 增液颗粒　　　C. 苁蓉通便口服液　D. 大黄清胃丸

5. 大承气汤煎服方法正确的是(　　)。
   A. 先煮枳实、厚朴,再下芒硝,最后下大黄
   B. 先煮大黄、芒硝,最后下枳实、厚朴
   C. 所有药物一起煎
   D. 先煮枳实、厚朴,再下大黄,芒硝溶服

6. 大黄清胃丸的功效是(　　)。
   A. 清热通便　　　B. 泻火通便　　　C. 润肠通便　　　D. 养阴生津,清热润燥

二、多项选择题

1. 当归龙荟丸所治病证,可见(　　)。
   A. 心烦不宁　　B. 大便秘结　　C. 头晕目眩　　D. 胁肋疼痛　　E. 耳鸣耳聋

2. 属于润下的便秘类方药有(　　)。
   A. 大黄清胃丸　　B. 麻仁润肠丸　　C. 通乐颗粒　　D. 增液颗粒　　E. 麻仁丸

3. 属于大承气汤的组成有(　　)。
   A. 大黄　　　　B. 厚朴　　　　C. 枳实　　　　D. 芒硝　　　　E. 火麻仁

4. 增液颗粒含有(　　)。
   A. 玄参　　　　B. 党参　　　　C. 麦冬　　　　D. 地黄　　　　E. 芒硝

5. 下列属于孕妇慎用的方药是(　　)。
   A. 增液颗粒　　　　　　　　B. 苁蓉通便口服液　　　　　　C. 麻仁润肠丸
   D. 麻仁丸　　　　　　　　　E. 清泻丸

三、分析题

(一)病例分析

1. 张某,男,24 岁。喜食辛辣。现症见大便干结,脘腹胀痛,面红身热,口臭,舌红苔黄。根据所学中医药知识,为该患者推荐常用的方剂与中成药,并作简要分析。

2. 刘某,女,42 岁。常诉大便干结难下。现 3 日未大便,脘腹胀满,食少,烦躁,舌红苔黄。

根据所学中医药知识,为该患者推荐常用的方剂与中成药,并作简要分析。

(二)处方分析

1.处方:

火麻仁 10 g　陈皮 9 g　木香 10 g　桃仁 12 g　苦杏仁 10 g　大黄 6 g　白芍 9 g

甘草 6 g

请简要分析此方适用于何种便秘。

2.审核处方,指出调配时应注意的事项。

大黄 9 g　人参 6 g　当归 12 g　干姜 9 g　白附片 10 g　芒硝 6 g　甘草 6 g

3.根据麻仁润肠丸所治病证的特点,设计问病荐药过程。

【书网融合】

教学课件:　　　　　　　视频微课:　　　　　　　视频微课:

学会泻下方药　　　　　　龟苓膏　　　　　　　　排毒养颜胶囊

项目7 学会和解方药

📖 【学习目标】

知识目标：

1. 掌握和解方药的概念、分类及使用注意；小柴胡汤、四逆散、逍遥丸、大柴胡汤的功能与主治、临床应用，理解其组方分析。

2. 熟悉香附丸、痛泻要方、防风通圣丸的功能与主治、用法及使用注意。

3. 了解少阳感冒颗粒等药的功能与主治、临床应用。

技能目标：

1. 学会和解方药重点成药的功能与主治、临床应用和辨证要点。

2. 能根据和解方药的所治证型，熟练进行问病荐药角色扮演，掌握本项目的问病荐药过程。

素质目标：

1. 引导学生坚定文化自信，厚植中医药情怀，学会合理使用和解方药，培养健康至上的敬业精神，助力健康中国建设。

2. 培养学生具备和解方药用药指导的能力，精益求精。

3. 培养学生博学强记、勤于思考、归纳总结的能力。

动画：岗位情境导学

📖 【岗位情境导学】

情境描述：李某，女，33岁。性格偏内向，素有月经不调的问题。近来工作与家庭负担较大，更觉郁闷不舒，逐渐食欲不振，月经前胸胁胀痛、头晕目眩，故到药店寻药。店员了解了她的情况，再仔细问清有无手足心发热、是否想喝水等症状细节，给她推荐了中成药逍遥丸。

情境分析：现代女性工作和生活压力较大，易见肝脾不和引起的月经不调、胸胁疼痛等症状。那么，为什么店员不推荐大家都很熟悉的乌鸡白凤丸？

讨论：八法中的和法，可分别治疗哪些病证？

学前导语：和解方药分为和解少阳、调和肝脾和表里双解三类，要根据病证的实际情况选择合适之法。

那么，和解方药应如何选择呢？

　　凡具有和解少阳、调和肝脾、调和寒热、表里双解等作用,用以治疗邪在少阳、肝脾不和、寒热错杂等病证的方剂和中成药,均称和解方药。属"八法"中的"和法"。

　　和解方药原为少阳病而设。邪在表者宜汗,在里者宜下,而少阳病是邪在半表半里之间,既不可汗,又不可下,唯有和解法为最宜。少阳属胆,肝胆互为表里,胆经发病会影响及肝,肝经发病也会影响及胆;肝胆发病又可影响及脾胃,导致肝脾不和。此外,表证未除,里证又急者,仅治其表则里证不去,仅治其里则外邪不解,唯表里双解最为恰当。因此,肝脾不和、表里双解的方药,也被列为和解方药范围。和解方药相应地分为和解少阳、调和肝脾和表里双解三类。

　　使用和解方药时应注意:和解方药以驱邪为主,纯虚者不宜使用;凡邪在肌表,未入少阳,或邪已入里,阳明热盛者,均不宜使用和解方药。

看一看

和解方药的药理作用

　　现代研究表明,和解方药有保肝利胆、促进胆汁分泌及排泄、调节胃肠功能、促进肠蠕动、增强幽门括约肌张力、抑制胆汁反流、保护胃黏膜、预防胃溃疡、降血脂、降血压、镇痛、镇静等作用。

任务7.1　和解少阳

　　本类方药具有和解少阳的功效,适用于邪在少阳半表半里证。症见往来寒热,胸胁苦满,口苦咽干,默默不欲饮食,目眩,脉弦等。代表方药有小柴胡汤。

小柴胡汤《伤寒论》

　　【组成】柴胡24 g　黄芩9 g　半夏9 g　生姜9 g　人参9 g　大枣4枚　炙甘草9 g

　　【功能与主治】和解少阳。主治:①伤寒少阳证。②疟疾、黄疸等病而见少阳证者。症见寒热往来,胸胁苦满,默默不欲饮食,心烦喜呕,口苦,咽干,目眩,舌苔薄白,脉弦。③热入血室证。症见妇人经水适断,寒热发作有时。

　　【想一想】

　　少阳证和外感表证症状有类似之处,应如何区分?

　　【组方分析】本方证治为邪犯少阳所致。邪在少阳,属半表半里,正能胜邪则抗邪出表,正不胜邪则邪欲入里,正邪相争,互有进退,故见寒热往来,这也是少阳病证的发热特点;邪在少阳,经气不疏,郁而化热,胆热上攻,故见胸

答案解析

胁苦满,心烦,口苦,咽干,目眩;胆热犯胃,胃失和降,故默默不欲饮食;气逆于上则喜呕;邪未入里,故舌苔薄白;弦脉为少阳病之主脉。治当和解少阳。

　　方中重用柴胡,入肝胆经,具有轻清升散、宣透疏解的特点,能透达少阳之邪从外而散,又

能疏泄气机之郁滞,为君药。黄芩苦寒,能清泄少阳之热,为臣药。柴胡升散,黄芩降泄,两者配伍,使邪热外透内清而达到和解少阳之目的。半夏善降逆和胃,生姜既解半夏之毒,又助半夏和胃止呕;人参、大枣益气健脾,既扶正以祛邪,又益气以防邪气内传,以上四味共为佐药。炙甘草助参、草益气补中,且调和诸药,为使药。诸药相合,以祛邪为主,兼顾正气;以和解少阳为主,兼和胃气。使邪气得解,枢机得利,胃气调和。

【临床应用】

(1)本方为治少阳病证的代表方。以寒热往来、胸胁苦满、默默不欲饮食、心烦喜呕、口苦、咽干、目眩、舌苔薄白、脉弦为辨证要点。临床上只要出现前四者中的一、二主症即可选用本方治疗,不必待其证候悉具。

(2)常用治感冒、流行性感冒、妇女产后或经期感冒、慢性肝炎、急慢性胆囊炎、渗出性胸膜炎等属少阳证者。

【用法】水煎服。

【使用注意】因方中柴胡升散,黄芩、半夏性燥,易伤阴血,故阴虚血少者忌用本方。

小柴胡汤的特点及药理作用

小柴胡汤为张仲景所创名方之一,为治少阳病证之代表方。该方配伍严谨,疗效确凿,深得后世医药赞誉及推广。

现代研究表明,本方具有保肝利胆、抗炎、降血脂及抗动脉粥样硬化、抗精神失常、抗肿瘤、抗自由基、抗溃疡、抗衰老、抗菌及抗病毒、抗氧化、抗惊厥、增强机体免疫能力、解热等作用。

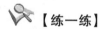【练一练】

小柴胡汤,现代常用到的剂型是(   )。

A. 丸剂　　　B. 散剂　　　C. 颗粒剂　　　D. 片剂　　　E. 胶囊剂

答案解析

任务 7.2　调和肝脾

本类方药适用于肝郁犯脾,或脾虚不运所致的肝脾不和证,具有疏肝理脾或补脾柔肝的功效。症见脘腹胀痛,或泄泻腹痛,或月经不调,脉弦等。代表方药有四逆散、逍遥丸等。

四逆散《伤寒论》

【组成】柴胡6 g　白芍6 g　枳实6 g　炙甘草6 g

【功能与主治】透邪解郁,疏肝理气。主治:①阳郁厥逆证。症见手足不温,或身微热,或咳,或悸,或小便不利,或腹痛,或泄利下重,脉弦。②肝脾不和证。症见胁肋胀闷,脘腹疼痛,脉弦。

【组方分析】本方证由阳郁气滞所致。外邪传经入里,气机郁遏,不得疏泄,导致阳气内郁,不能达于四肢,而致手足不温。因气机郁滞,升降失调,病邪逆乱于内,故可见诸种病证。气滞阳郁化热,则身微热;心胸阳气失于宣通,则或咳,或悸;水道失于通调,则小便不利;气郁不畅,木横乘土,则腹痛;胃肠气机不利,则泄利下重;脉弦主肝郁,亦主疼痛。

方中柴胡入肝胆经,疏肝解郁,透邪升阳,使肝气条达,阳郁得疏,为君药。白芍敛阴养血,并能防柴胡劫肝阴,且白芍养血柔肝,缓急止痛作用较好,为臣药。枳实下气破结泄热,既助柴胡调畅气机,又合白芍调理气血,为佐药。炙甘草既能调和诸药,又助白芍缓急止痛,为使药。四味药物配伍,调和肝脾,舒畅气机,升降同用,气血并调。

【临床应用】

(1)本方原治阳郁厥逆证,由于临床表现非虚非寒,被后世视为治热厥或气厥的代表方;也用作疏肝理脾之通剂,常用于肝胆气郁所致的四逆,或肝脾不和所致的脘腹疼痛。以手足不温或胁肋疼痛、脉弦为辨证要点。

(2)常用治慢性肝炎、胆囊炎、肋间神经痛、胃溃疡、胃炎、急性乳腺炎、输卵管阻塞等。

【用法】水煎服。

【使用注意】阴虚气郁所致的胁肋、脘腹疼痛,忌用本方。

【附】

柴胡疏肝散(《证治准绳》)　引《医学统旨》方由柴胡 6 g、陈皮 6 g、川芎 4.5 g、香附 4.5 g、枳壳 4.5 g、芍药 4.5 g、炙甘草 1.5 g 组成。功能疏肝行气,活血止痛。用于肝气郁滞证。症见胁肋疼痛,胸闷喜太息,情志抑郁易怒,或嗳气,脘腹胀满,脉弦者。

 看一看

四逆释义及四逆散的药理作用

所谓"四逆",即四肢厥冷的简称。本方所治"四逆",乃因外邪传经入里,气机郁遏,不得疏泄,故阳郁于里,不能通达于四肢所致,一般四肢厥冷的程度较轻,多见四肢不温。后世虽也称热厥,但据其病因、病机,又有阳厥、气厥之称。四逆汤之厥逆是因阴寒内盛,阳气衰微,无力到达四末而致,故其厥逆严重,冷过肘膝,并伴有神衰欲寐、腹痛下利、脉微欲绝等症。

研究表明,四逆散具有消炎利胆、增加胆汁分泌和排泄、促进胃排空、增加肠蠕动等作用,还可改善肝细胞的炎性水肿,对抗肝损伤。

逍遥丸《中国药典》

【组成】柴胡 100 g　当归 100 g　白芍 100 g　炒白术 100 g　茯苓 100 g　炙甘草 80 g　薄荷 20 g

【功能与主治】疏肝健脾,养血调经。主治肝郁脾虚证。症见郁闷不舒、胸胁胀痛、头晕目眩、食欲减退、月经不调。

【组方分析】本方证治为情志不畅,肝气郁结,脾失健运,阴血不足所致。肝为藏血之脏,性喜条达而主疏泄,体阴用阳。若情志不畅,肝失条达,肝体失养,则致肝郁血虚;肝郁经气不舒,则两胁作痛,头痛目眩,乳房胀痛,郁而化火,故口燥咽干;肝木为病易于传脾,脾胃虚弱,故神疲食少;肝胆互为表里,肝经郁滞,少阳失舒,故见往来寒热;肝藏血,主疏泄,肝郁脾虚,统藏失司,在妇女多见月经不调。

方中柴胡疏肝解郁,使肝气得以条达,为君药。白芍酸苦微寒,养血敛阴,柔肝缓急;当归甘辛苦温,养血和血,助柴胡疏解肝郁,为臣药。白术、茯苓、甘草健脾益气,使营血生化有源,助归、芍养血之功;薄荷芳香辛散,助柴胡疏理气机,调畅情志,共为佐药。炙甘草调和药性,为使药。诸药合用,肝脾同调,以疏肝为主;气血兼顾,以理气为先,使肝郁得疏,肝血得养,脾弱得复。

【临床应用】

(1)本品用于肝郁血虚脾弱证,也是妇科调经的常用方药。以郁闷不舒、胸胁胀痛、神疲食少、月经不调为辨证要点。

(2)常用治胃及十二指肠溃疡、慢性胃炎、乳腺小叶增生、更年期综合征、子宫肌瘤等属肝郁血虚脾弱者。

【性状规格】为棕褐色的蜜丸;味甜。小蜜丸:每100丸重20 g;大蜜丸:每丸重9 g。

【用法用量】口服。小蜜丸一次9 g,大蜜丸一次1丸,一日2次。

【使用注意】肝郁多因情志不遂所致,治疗时须嘱患者心情达观,方能奏效。

【附】

加味逍遥散(《内科摘要》) 由当归6 g、芍药6 g、茯苓6 g、白术(炒)6 g、柴胡6 g、牡丹皮3 g、山栀(炒)3 g、炙甘草3 g组成。功能养血健脾,疏肝清热。用于肝郁血虚,内有郁热证。症见烦躁易怒,或自汗盗汗、少腹胀痛、月经不调、舌红苔薄黄、脉弦虚数。

 看一看

逍遥丸的特点及药理作用

逍遥丸原方为散剂,出自《太平惠民和剂局方》,备受历代医家的推崇,被誉为中医十大名方之一,广泛用于内、外、妇、儿以及精神、神经各科疾病的防治。

现代研究表明,逍遥丸具有保肝作用,能减轻肝细胞变性和坏死,使血清谷丙转氨酶活力下降。

痛泻要方《丹溪心法》

【组成】白术90 g　白芍60 g　陈皮45 g　防风30 g

【功能与主治】补脾柔肝,祛湿止泻。主治脾虚肝郁之痛泻。症见肠鸣腹痛,大便泄泻,泻必腹痛,舌苔薄白,脉两关不调,左弦而右缓。

【组方分析】本方痛泻由土虚木乘,肝脾不和,脾失健运所致。其特点是泻必腹痛。肝旺克伐脾胃,脾胃不和,升降失常,故肠鸣腹痛;脾虚不能运化水湿,则致大便泄泻;脉左弦而右缓为肝脾不和之征。痛则治肝,泻则治脾。

方中白术健脾燥湿和中以治土虚,为君药。白芍柔肝缓急止痛,与白术相配,于土中泻木,为臣药。陈皮理气燥湿,健脾和胃,为佐药。配少量辛温升散之防风,辛能散肝郁,合白芍以舒肝解郁;香能醒脾气,合白术以升发脾阳,祛湿止泻;又为脾经引经之药,故兼具佐使之用。四药相合,补脾胜湿而止泻,柔肝理气而止痛,使脾健肝和,痛泻自止。

【临床应用】

(1)本方为治肝脾不和之痛泻的常用方。以肠鸣腹痛、大便泄泻、泻必腹痛、脉左弦而右缓为辨证要点。

(2)常用治肠易激综合征、慢性肠炎、过敏性肠炎、结核性结肠炎、慢性痢疾等所致之痛泻之症,尤其对肠易激综合征的疗效甚佳。

【用法】现代多作汤剂,水煎服,用量按原方比例酌减。

【使用注意】伤食腹痛者不宜使用本方。

痛泻要方释疑

本方原名白术芍药散,意在强调术、芍二药在方中补脾泻肝的主要作用。因其为"治痛泻要方",故后人皆习称之为"痛泻要方"。此方原可作散剂、丸剂或汤剂,今人多酌减其用量作汤剂服用。

痛泻与伤食泻的主要区别在于:痛泻者初起感觉腹中隐隐作痛,痛甚则泻,泻后腹痛减轻,但片刻又腹痛作泻,症状不减,反复发作;发作多与情志因素关系密切,每次发病之前,患者常有紧张、焦虑等情绪,而一旦患者情绪舒畅,则发作明显减少或消失。而伤食泻者常嗳出腐败难闻的伤食气味,腹痛肠鸣,矢气频作,泻出的粪便中有未完全消化的食物,腹痛得泻便减。

药爱生命

每个人在生活当中都可能会面临着较大的精神压力,如果不良情绪不能及时得到有效排解,就可能会引起抑郁。抑郁症多与肝气郁结有关,轻度抑郁,服用逍遥丸有一定的缓解作用。但抑郁症症状明显,最好是能通过多种方法调理,如心理疗法、物理疗法及自我调适等。

逍遥丸是比较常见的一种具有养血健脾,疏肝解郁作用的药物,通常用于调经,对女性因肝气不舒而引起的抑郁倾向会有一定的调理作用。因此,在出现有轻微抑郁时,适量使用本品有一定的治疗作用。

除了药物,现代还使用心理疗法、物理疗法等治抑郁症。在治疗过程中,需要患者自身的配合。因此,"身"病源于"心",最好的预防在于生活中重视自身情绪变化,及时消解不良情绪,敬畏生命,热爱生命和生活,要明白爱自己也是爱他人。

任务 7.3 表里双解

本类方药具有表里同治的功效,适用于表里同病的证候,如少阳阳明合病、表寒里热等。多由解表药与泻下药或清热药等组成。代表方药有大柴胡汤、防风通圣丸。

大柴胡汤《金匮要略》

【组成】柴胡15 g 黄芩9 g 芍药9 g 半夏9 g 枳实9 g 大黄6 g 大枣4 枚 生姜15 g

【功能与主治】和解少阳,内泻热结。主治少阳阳明合病。症见往来寒热,胸胁苦满,呕吐,心烦,心下痞硬或心下满痛,大便不解或下利不畅,舌苔黄,脉弦数有力。

【组方分析】本方所治乃少阳与阳明合病。邪气未离少阳,交争于半表半里,胆经经气不畅,故仍有往来寒热,胸胁苦满等少阳证的主症;然病邪已进入阳明,有化热成实的热结之象;热扰阳明,胃气内结,则胃脘痞硬;胃气上逆,则呕吐;热迫大肠,则下利;或浊热内结,则大便不解或下利不畅;胆热扰心,则心烦。

方中以柴胡、大黄为君。柴胡入少阳疏邪透表,大黄入阳明泻热通腑。黄芩味苦性寒,清少阳郁热,与柴胡配伍,以和解少阳;枳实善行中焦之气,能破气散结,消除痞满,与大黄同用,增强内泻热结之力,为臣药。芍药缓急止痛,与枳实相伍,除心下满痛;半夏和胃降逆,与生姜合用,止呕之力更强,共为佐药。大枣益气和中,为使药。

【临床应用】

(1)本方为治少阳阳明合病的常用方,是和解为主与泻下并用的方剂。以往来寒热、胸胁苦满、脘腹满痛、呕吐、便秘、苔黄、脉弦有力为辨证要点。

(2)常用治急性胰腺炎、急慢性胆囊炎、胆结石、消化性溃疡、胆汁反流性胃炎、反流性食管炎、幽门不全梗阻等属少阳阳明合病者。

【用法】水煎服。

【使用注意】使用时应根据少阳证与阳明热结的轻重,调整方中药量比例。

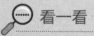 看一看

大柴胡汤与小柴胡汤的区别

大柴胡汤与小柴胡汤都有柴胡、黄芩、半夏、生姜、大枣,均有降逆止呕的作用。小柴胡汤方中有人参、炙甘草,有益气和中的作用;大柴胡汤系小柴胡汤去人参、甘草,加大黄、枳实、芍药而成,即小柴胡汤与小承气汤两方加减合成,有导滞泄热、缓急止痛的作用。小柴胡汤是和解与补虚同用,治疗少阳证,症见往来寒热、胸胁苦满、默默不欲饮食、心烦喜呕、口苦、咽干、目眩、苔薄白或微黄腻、脉弦等症;而大柴胡汤是和解与攻下并用,能和解少阳、泻下热结,主治少阳阳明合病,适用于往来寒热、胸闷、呕恶、大便秘结、胸腹胀满,或下利不畅、口苦、苔黄、脉弦有力者。

防风通圣丸《中国药典》

【组成】防风50 g　荆芥穗25 g　薄荷50 g　麻黄50 g　大黄50 g　芒硝50 g　栀子25 g　滑石300 g　桔梗100 g　石膏100 g　川芎50 g　当归50 g　白芍50 g　黄芩100 g　连翘50 g　甘草200 g　白术(炒)25 g

【功能与主治】解表通里,清热解毒。主治外寒内热,表里俱实证。症见恶寒壮热,头痛咽干,小便短赤,大便秘结,瘰疬初起,风疹湿疮。

【组方分析】本方证治为外感风邪,内有蕴热所致。外感风邪,邪正相争,故见恶寒壮热;内有蕴热,则口苦咽干,大便秘结,小便短赤;热邪上攻,则咽喉肿痛,头痛。治当疏风散热以解表邪,泻热攻下以除里实。

❓【想一想】

防风通圣丸用于治疗外寒内热、表里俱实之证,配伍有哪些特点?

方中以防风、麻黄、荆芥穗、薄荷发汗散邪,疏风解表,使表邪从汗而解;以大黄、芒硝泻热通便,使里热积滞从大便而解;配滑石、栀子清热利尿,引邪热从小便排出;以石膏、黄芩、连翘清泻肺胃积热;当归、川芎、白芍养血和血;白术健脾燥湿;甘草调和诸药。全方共用汗、下、清、利四法俱备,上中下三焦并治,共奏解表通里、清热解毒之功。

答案解析

【临床应用】

(1)本品主治外寒内热,表里俱实之证。以恶寒壮热、头痛咽干、小便短赤、大便秘结为辨证要点。

(2)常用治感冒、习惯性便秘、单纯性肥胖症、脑病后遗症(前额或某一部位疼痛)、急性细菌性痢疾、急性结膜炎、瘙痒病、面部痤疮、接触性和药物性皮炎、多发性疖病等表里俱实者。

【性状规格】为包衣或不包衣的水丸,丸芯颜色为浅棕色至黑褐色;味甘、咸、微苦。每20丸重1 g。

【用法用量】口服。一次6 g,一日2次。

【使用注意】孕妇慎用。

表7.1　其他和解方药简表

方　名	组　成	功能与主治	用法及用量	规　格
少阳感冒颗粒《中国药典》	柴胡、黄芩、人参、甘草、半夏、干姜、大枣、青蒿	解表散热,和解少阳。主治外感病邪犯少阳证。症见寒热往来、胸胁苦满、食欲缺乏、心烦喜呕、口苦咽干	口服。一次1袋,一日2次,小儿酌减	每袋装8 g
胃康灵胶囊《中国药典》	白芍、三七、茯苓、海螵蛸、白及、甘草、延胡索、颠茄浸膏	柔肝和胃,散瘀止血,缓急止痛,去腐生新。主治肝胃不和、瘀血阻络所致的胃脘疼痛、连及两胁、嗳气、泛酸;急、慢性胃炎,胃、十二指肠溃疡,胃出血见上述证候者	口服。一次4粒,一日3次。饭后服用	每粒装0.4 g

续表

方　名	组　成	功能与主治	用法及用量	规　格
葛根芩连片《中国药典》	葛根、黄芩、黄连、炙甘草	解肌清热,止泻止痢。主治湿热蕴结所致的泄泻,痢疾。症见身热烦渴、下痢臭秽、腹痛不适	口服。一次3~4片,一日3次	素片:每片重0.3 g或0.5 g;糖衣片,片芯重0.3 g;薄膜衣片,每片重0.3 g
香附丸《中国药典》	醋香附、当归、川芎、炒白芍、熟地黄、炒白术、砂仁、陈皮、黄芩	舒肝健脾,养血调经。主治肝郁血虚、脾失健运所致的月经不调、月经前后诸症。症见经行前后不定期,经量或多或少,有血块,经前胸闷,心烦,双乳胀痛,食欲缺乏	用黄酒或温开水送服。水蜜丸一次9~13 g,大蜜丸一次1~2丸,一日2次	水蜜丸每10丸重1 g;大蜜丸每丸重9 g

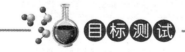 技能赛点

　　和解方药根据功用不同,分为和解少阳、调和肝脾和表里双解方药。
　　1.和解少阳　具有和解少阳作用,适用于邪在少阳半表半里证。小柴胡汤为和解少阳的代表方,适用于伤寒少阳证和妇人热入血室。
　　2.调和肝脾　适用于肝郁犯脾或脾虚不运所致的肝脾不和证,具有疏肝理脾或补脾柔肝的功效。四逆散透解郁阳、调畅气机,用于情志不畅,肝脾气郁所致的胸胁、脘腹疼痛诸证。逍遥丸疏肝养血健脾,主治肝郁血虚脾弱证,也是妇科调经的常用方药。痛泻要方补脾柔肝而以补脾为主,适用于脾虚肝实之痛泻证。
　　3.表里双解　具有表里同治的功效,适用于表里同病的证候。大柴胡汤和防风通圣丸都有表里双解的作用。其中,大柴胡汤和解少阳,内泄热结,适用于少阳阳明合病;防风通圣丸解表与清热、泻下合用,主治风热壅盛、表里俱实之证。

目标测试

一、单项选择题

　　1.患者经期感冒,往来寒热,胸胁苦满,咽干目眩,心烦喜呕,舌苔薄白,脉弦。治宜选用(　　　)。
　　　A.逍遥丸　　　　　　　　　　　　B.小柴胡汤
　　　C.大柴胡汤　　　　　　　　　　　D.香附丸
　　2.小柴胡汤中柴胡配伍黄芩的意义是(　　　　　)。
　　　A.疏肝泄热　　　B.调和营卫　　　C.理气疏肝　　　D.和解少阳

答案解析

3. 逍遥丸的病机是(　　　),方中的君药是(　　　)。

　　A. 脾胃气虚兼气滞;柴胡　　　　　　B. 脾肾虚弱,冲脉不固;当归

　　C. 肝郁血虚脾弱;柴胡　　　　　　　D. 肝脾不和;白芍

4. 属于表里双解的方药是(　　　)。

　　A. 四逆散　　　　B. 逍遥丸　　　　C. 大柴胡汤　　　　D. 痛泻要方

5. 患者月经不调,经行头痛,两胁作痛,口燥咽干,神疲食少,乳房胀痛,舌淡苔白,脉细弦。治宜选用(　　　)。

　　A. 逍遥丸　　　　B. 四物汤　　　　C. 归脾丸　　　　D. 小柴胡汤

6. 患者腹痛时发,肠鸣泄泻,泻必腹痛,每于情志不畅时发,两胁疼痛,舌苔薄白,脉弦缓。治宜选用(　　　)。

　　A. 四逆散　　　　B. 痛泻要方　　　　C. 葛根芩连汤　　　　D. 四神丸

7. 具有疏肝解郁、养血健脾功效的方药是(　　　)。

　　A. 参苏丸　　　　B. 逍遥丸　　　　C. 香连丸　　　　D. 香附丸

8. 大柴胡汤所治病证是(　　　)。

　　A. 脾虚肝郁之痛泻　　　　　　　　B. 肝脾不和证

　　C. 阳郁厥逆证　　　　　　　　　　D. 少阳阳明合病

9. 防风通圣丸的功效是(　　　)。

　　A. 解表通里,清热解毒　　　　　　B. 和解少阳,内泻热结

　　C. 解肌清热,止泻止痢　　　　　　D. 解表散热,和解少阳

10. 四逆散的功效是(　　　)。

　　A. 活血化瘀,平肝息风　　　　　　B. 透邪解郁,疏肝理气

　　C. 温中祛寒,回阳救逆　　　　　　D. 柔肝和胃,缓急止痛

二、多项选择题

1. 逍遥丸的功效是(　　　)。

　　A. 养血健脾　　B. 疏肝解郁　　C. 清热散结　　D. 活血止痛　　E. 解郁透热

2. 小柴胡汤的四大主症是(　　　)。

　　A. 寒热往来　　B. 胸胁苦满　　C. 郁郁微烦　　D. 心烦喜呕　　E. 默默不欲饮食

3. 逍遥丸的配伍特点是(　　　)。

　　A. 升降并用,邪正兼顾,以和解少阳为主　　　B. 肝脾同调,以疏肝为主

　　C. 汗、下、清、利四法并用　　　　　　　　　D. 气血兼顾,以理气为先

　　E. 上、中、下三焦并治

4. 关于逍遥丸描述,正确的是(　　　)。

　　A. 主治肝郁血虚脾弱证　　　　　　　　B. 柴胡为君药

　　C. 原方源自宋代《太平惠民和剂局方》　　D. 方中用四君子汤健脾益气

　　E. 也是妇科调经常用的方药

5. 和解方药中,调和肝脾的方药是(　　　)。

　　A. 小柴胡汤　　　　　　　B. 四逆散　　　　　　　C. 逍遥丸

　　D. 痛泻要方　　　　　　　E. 大柴胡汤

6. 小柴胡汤所治病证包括( )。

　　A. 伤寒少阳证　　　　　　B. 暑热挟湿之证　　　　　　C. 疟疾见少阳证者

　　D. 热入血室证　　　　　　E. 黄疸见少阳证者

三、分析题

（一）病例分析

1. 刘某,女,28岁。两年来,每逢月经来潮前1周左右开始感冒,曾多次服药效果不佳。刻诊:鼻塞,流涕,咽干咽痛,畏寒发热,但体温不高,全身酸痛无力,头痛眩晕,口干口苦,舌淡苔薄白,脉沉细。根据所学中医药知识,为该患者推荐常用的方剂与中成药,并作简要分析。

2. 邢某,女,55岁。右肋间边缘疼痛半年余,痛处不移,食纳可,大便稍干结,舌质红、苔薄白,脉弦实,肝功能及胸片检查均正常。根据所学中医药知识,为该患者推荐常用的方剂与中成药,并作简要分析。

（二）处方分析

1. 处方:

白术12 g　白芍12 g　陈皮9 g　防风9 g　木香6 g　香附9 g　甘草5 g

请简要分析此方适用于何种病证。

2. 审核处方,指出调配时应注意的事项。

防风6 g　荆芥3 g　薄荷6 g　麻黄6 g　大黄6 g　芒硝6 g　栀子3 g　滑石15 g　桔梗12 g　石膏12 g　川芎6 g　当归6 g　白芍6 g　黄芩12 g　连翘6 g　国老10 g　白术3 g

3. 根据逍遥丸所治病证的特点,设计问病荐药过程。

【书网融合】

教学课件:　　　　　　　　视频微课:　　　　　　　　视频微课:

学会和解方药　　　　　　小柴胡颗粒　　　　　　　逍遥丸

项目8 学会温里方药

【学习目标】

知识目标：

1.掌握温里方药的概念、分类及使用注意；理中丸、小建中汤、四逆汤、当归四逆汤的功能与主治、临床应用，理解其组方分析。

2.熟悉香砂养胃丸、参附汤、艾附暖宫丸的功能与主治、用法及使用注意。

3.了解温胃舒胶囊等药的功能与主治、临床应用。

技能目标：

1.学会温里方药重点成药的功能与主治、临床应用和辨证要点。

2.能根据温里方药的所治证型，熟练进行问病荐药角色扮演，掌握本项目的问病荐药过程。

素质目标：

1.引导学生坚定文化自信，厚植中医药情怀，学会合理使用温里方药，培养健康至上的敬业精神，助力健康中国建设。

2.培养学生具备温里方药用药指导的能力，精益求精。

3.培养学生博学强记、勤于思考、归纳总结的能力。

动画：岗位情境导学

【岗位情境导学】

情境描述：于某，男，40岁。素有浅表性胃炎，受寒或劳累易致胃痛，温敷或及时进食、充分休息后缓解。今日午餐食用冷面后胃痛又发作，故到药店寻药。店员了解了他的情况，再仔细问清有无腹泻便秘、是否想喝温水等症状细节，给他推荐了中成药小建中合剂。

情境分析：现代人工作压力较大，常有消化系统疾病。为何店员不推荐另一个出名的胃药香砂养胃丸？

讨论：八法中的温法，可分别治疗哪些病证？

学前导语：温里方药分为温中散寒、回阳救逆和温经散寒三类，要根据病证的实际情况选择合适之法。

那么，温里方药应如何选择呢？

由温里药为主组成,具有温中散寒、回阳救逆、温经散寒等作用,用以治疗里寒证的方剂和中成药,称温里方药。属"八法"中的"温法"。

里寒证的成因,有因表寒证治疗不当,寒邪乘虚入里者;有因寒邪直中脏腑者;有因误服寒药或过服生冷,损伤脾阳者;有因素体阳虚,寒从内生者。但不外乎寒从外来与寒从内生两个方面。因此,温里方药相应地分为温中散寒、回阳救逆、温经散寒三类。

使用温里方药时,首先应当辨清寒热真假,如真热假寒者,虽有四肢厥冷,也不宜使用。其次温里方药多由辛温燥热药组成,易耗伤阴液,故须中病即止,慎勿过剂,更不宜用于阴虚证。

 看一看

温里药的药理作用

现代研究表明,温里方药能抑制胃液分泌,降低游离酸和总酸度,促进胃黏膜细胞的再生修复,从而具有抗消化性溃疡的作用,并可改善胃肠运动,增进食欲;可强心及抗心律失常,增加冠状动脉血流量,具有抗多种休克的作用;以及提高中枢神经系统兴奋性,扩张皮肤血管而使服药后出现全身温热感,抗炎镇痛,调节肾上腺皮质功能,增强肌体免疫功能等。

任务 8.1 温中散寒

本类方药具有温中散寒的功效,适用于中焦虚寒证。症见脘腹冷痛,喜温喜按,不思饮食,手足不温,呕吐,下利等。代表方药有理中丸、小建中汤、香砂养胃丸等。

理中丸《伤寒论》

【组成】人参90 g 干姜90 g 白术90 g 炙甘草90 g

【功能与主治】温中祛寒,补气健脾。主治:①中焦虚寒证。症见脘腹冷痛,喜温喜按,不思饮食,下利清谷,口淡不渴,畏寒肢冷,舌淡苔白,脉沉细或沉迟无力。②阳虚失血证。症见便血、衄血或崩漏等,血色暗淡或清稀。③胸痹、小儿慢惊、病后喜唾流涎、霍乱等属中焦虚寒者。

【想一想】
脾胃虚寒的患者多有哪些特点?应如何选择合适的中成药?

答案解析

【组方分析】本方证治为脾胃虚寒,失其运化、升降、统摄之职所致。中阳不足,寒从中生,阳虚失温,寒性凝滞,故畏寒肢冷,脘腹冷痛且喜温喜按;脾主运化而升清,胃主受纳而降浊,脾胃虚寒,纳运升降失常,故不思饮食,呕吐,下利清谷;舌淡苔白,口不渴,脉沉细或沉迟无力皆为虚寒之象。

方中干姜辛热,功善温中祛寒以振脾阳,又和胃止呕,为君药。人参甘温益气,健脾补中,培补后天之本,使脾气健旺而阳气自复,为臣药。君臣相配,温阳益气。脾喜燥恶湿,故佐以白术健脾燥湿。炙甘草与诸药等量,既助君药健脾益气,又能缓急止痛,且调和诸药,兼为佐使药。

【临床应用】

(1)本方为治中焦脾胃虚寒的基础方。以脘腹冷痛、呕吐便溏、畏寒肢冷、舌淡苔白、脉沉迟为辨证要点。

(2)常用治胃炎、胃及十二指肠溃疡、胃下垂、胃扩张、慢性结肠炎等属脾胃虚寒者。

【用法】常作汤剂使用,水煎服,用量按原方比例酌减。

【使用注意】湿热内蕴中焦或脾胃阴虚者禁用。

【附】

(1)附子理中丸(《中国药典》)　由附子(制)100 g、党参200 g、炒白术150 g、干姜100 g、甘草100 g组成。功能温中健脾。用于脾胃虚寒,脘腹冷痛,呕吐泄泻,手足不温。孕妇慎用。

(2)桂附理中丸(《中国药典》)　由肉桂30 g、附片30 g、党参90 g、炒白术90 g、炮姜90 g、炙甘草90 g组成。功能补肾助阳,温中健脾。用于肾阳衰弱,脾胃虚寒,脘腹冷痛,呕吐泄泻,四肢厥冷。

 看一看

理中丸和四君子汤的区别

本方与四君子汤的药物组成仅一味之别,两方均用人参、白术、炙甘草以补益中气。不同点在于,理中丸用干姜,功用以温中祛寒为主,适用于中焦虚寒证;而四君子汤配茯苓,功用以益气健脾为主,适用于脾胃气虚证。

小建中汤《伤寒论》

【组成】饴糖30 g　桂枝9 g　芍药18 g　生姜9 g　大枣6枚　炙甘草6 g

【功能与主治】温中补虚,缓急止痛。主治中焦虚寒之虚劳里急证。症见脘腹疼痛,喜温喜按,或心中悸动,虚烦不宁,或手足烦热,咽干口燥,或虚劳发黄,面色不荣,舌淡苔白,脉细弦。

【组方分析】本方所治虚劳诸证,为中焦虚寒,化源不足,气血亏虚,阴阳俱乏所致。脾胃为气血生化之源,中焦虚寒,化源匮乏,心神失养,故见心悸,面色无华;中焦虚寒,肝木乘土,故脘腹疼痛,喜温喜按;气血不和,阴阳失调,阴不维阳,阳气外越而见发热、口燥咽干等。

本方由桂枝汤倍芍药加饴糖组成。根据《素问·脏气法时论》"脾欲缓,急食甘以缓之"之理论,方中重用甘温质润之饴糖温补脾胃,生化气血,缓急止痛,为君药。白芍用量倍于桂枝,合饴糖滋阴养血,缓急止痛;桂枝合饴糖辛甘化阳,温阳散寒,脾阳得通而腹痛可止,桂、芍共为臣药。生姜温胃散寒,大枣补脾益气,为佐药。炙甘草既能助饴糖、桂枝"辛甘化阳",温中焦而补脾虚,又合芍药"酸甘化阴",缓肝急而止腹痛,是为佐使之用。六药合用,温中补虚缓急之中,蕴有柔肝理脾、益阴和阳之意。用之可使中气强健,阴阳气血生化有源,而诸症自愈。所谓建中者,建立中焦之气也。

【临床应用】

(1)本品用于中焦虚寒,肝脾失和证。以腹痛喜温喜按、舌淡、脉细弦无力为辨证要点。

(2)常用治胃及十二指肠溃疡、慢性肝炎、慢性胃炎、神经衰弱、再生障碍性贫血、功能性发热等属中焦虚寒,肝脾不和者。

【用法】水煎服,加入饴糖溶化,温服。

【使用注意】呕吐或中满者不宜使用;阴虚火旺之胃脘疼痛忌用。

【附】

(1)小建中合剂(《中国药典》)　由桂枝111 g、白芍222 g、炙甘草74 g、生姜111 g、大枣111 g组成。功能温中补虚,缓急止痛。用于脾胃虚寒,脘腹疼痛,喜温喜按,嘈杂吞酸,食少;胃及十二指肠溃疡见上述证候者。

(2)黄芪建中汤(《金匮要略》)　由黄芪5 g、白芍18 g、桂枝9 g、生姜9 g、炙甘草6 g、大枣6枚(辦)、饴糖30 g组成。功能温中补虚,缓急止痛。用于阴阳气血俱虚证。症见腹中时时拘急疼痛,喜温喜按,心悸气短,少气懒言,面色无华,神疲乏力,肢体酸软,手足烦热,自汗盗汗等。

香砂养胃丸《中国药典》

【组成】木香210 g　白术300 g　茯苓300 g　醋香附210 g　豆蔻(去壳)210 g　广藿香210 g　砂仁210 g　陈皮300 g　半夏(制)300 g　枳实(炒)210 g　姜厚朴210 g　甘草90 g

【功能与主治】温中和胃。主治胃阳不足,湿阻气滞所致的胃痛、痞满。症见胃痛隐隐,脘闷不舒,呕吐酸水,嘈杂不适,不思饮食,四肢倦怠。

【组方分析】本方证治为胃阳不足,湿阻气滞所致。胃阳不足,腐熟功能减弱,故不思饮食,呕吐酸水,嘈杂不适;胃阳不足,虚寒内生,寒凝气滞,故胃痛隐隐;腐熟无权,气血化源不足,故神疲乏力,四肢倦怠;胃阳不足,胃失和降,故脘闷不舒;舌淡苔白滑,脉沉迟无力为胃阳不足之征。

方中白术补气健脾,燥湿利水,为君药。砂仁、豆蔻、藿香化湿行气,和中止呕;陈皮、厚朴行气和中,燥湿除积;木香、香附理气解郁,和胃止痛,为臣药。茯苓健脾利湿;枳实破气消积,散结除痞;半夏降逆止呕,消痞散结,为佐药。甘草调和药性,为使药。全方配伍,共奏健脾祛湿、行气和中之功。

【临床应用】

(1)本品为治胃阳不足,湿阻气滞所致的胃痛、痞满的常用方。以胃痛隐隐、脘闷不舒、呕吐酸水、不思饮食为辨证要点。

(2)常用治胃溃疡、十二指肠溃疡、慢性胃炎、慢性肝炎、慢性胆囊炎、妊娠反应、胃下垂等属胃阳不足,湿阻气滞者。

【性状规格】为黑色的水丸,除去包衣后显棕褐色;气微,味辛、微苦。

【用法用量】口服。一次9 g,一日2次。

【使用注意】服药期间饮食宜清淡,忌酒及辛辣、生冷、油腻食物。

【其他制剂】香砂养胃颗粒。

看一看

香砂养胃丸的药理作用

研究表明,香砂养胃丸具有调整消化液分泌功能;对胃肠道平滑肌具有良好的双向调节作用;对胃溃疡的形成有明显的抑制作用,可降低溃疡发病率;有较强的抑菌作用;有利胆作用,可增加胆汁的分泌,降低胆囊的压力。

任务 8.2　回阳救逆

本类方药适用于阳气衰微,阴寒内盛,甚或阴盛格阳的危重病证,具有回阳救逆的功效。症见四肢厥逆,精神萎靡,恶寒蜷卧,甚或冷汗淋漓,脉微欲绝等。代表方药有四逆汤、参附汤等。

四逆汤《伤寒论》

【组成】附子 15 g　干姜 9 g　炙甘草 6 g

【功能与主治】回阳救逆。主治心肾阳衰寒厥证。症见四肢厥逆,恶寒蜷卧,神疲欲寐,腹痛下利,呕吐不渴,舌苔白滑,脉沉微细。

【组方分析】本方证治为心肾阳气衰微,阴寒内盛所致。心肾阳气衰微,不能温养四肢,故四肢厥冷,恶寒蜷卧;不能鼓动血行,故脉沉微细;肾阳衰微,不能温脾,升降失调,故腹痛,呕吐,下利。此为心脾肾三经阳衰寒盛之证,非纯阳之品不能破其阴寒复其阳气。

方中附子辛热,温肾暖脾,壮阳祛寒,回阳救逆,为君药。干姜辛热,温中散寒,助阳通脉,且能制约附子之毒,为臣药。附子走而不守,起效快;干姜守而不走,起效虽慢,但药力持久;两药合用,增强回阳救逆、温中散寒止痛之效,相互协同,相得益彰。戴元礼所谓"附子无姜不热",即为此意。炙甘草益气补中,调和药性,并能制姜附之峻猛,为佐使。三药合用,药简力专,使阳复厥回,故名"四逆汤"。

【临床应用】

(1)本方为回阳救逆的代表方。以四肢厥冷、并伴神疲欲寐、下利清谷、舌淡苔白、脉微为辨证要点。

(2)常用治心力衰竭、心肌梗死、急性胃肠炎吐泻过多,或某些急证大汗所致的休克等属阳衰阴盛者。

【用法】水煎服。

【使用注意】非阳衰阴盛之厥逆证不可使用本方;中病即止,不宜多服,以防伤阴;若服药后出现呕吐拒药者,可将药液置凉后服用。

药爱生命

中医药是否能用于治疗危急重症的争论一直都没有停止过。很多人认为,中医药只能用于慢性病、亚健康的调理,并不适合危急重症的治疗,看舌苔、摸脉象似乎已成为中医慢性子的标签。

古代医家因缺乏各种检查手段,只能习惯用一些朴素的唯物主义思想去认识疾病,结合阴阳观、辨证观,取象比类,来实现急救目的。

医圣张仲景的《伤寒杂病论》中,就有以下四个"救命方"。

1. 四逆汤　四逆汤可谓是中药急救方剂的楷模、标兵。后世有很多急救方剂都由此化裁。其中,炙甘草的使用也十分巧妙,可以增强附子干姜的温补之性,还能调和附子干姜的温燥之性。因此,四逆汤具有回阳救逆功效。本方可用于治疗急性心肌梗死、充血性心力衰竭、各种类型的休克。

2. 通脉四逆汤　其组成与四逆汤完全相同,最大的区别在于附子和干姜的用量加大,回阳救逆的功效更加显著,说明其主治病证也更重。

3. 四逆加人参汤　四逆加人参汤是在四逆汤的基础之上加上人参1两,增加了益气固脱之效。

4. 白通汤　白通汤是在四逆汤的基础之上减少干姜的用量,去除甘草,加入具有通阳作用的葱白组成的。

以上这些出自《伤寒论》的具有急救功效的方剂只是中医急救的一个缩影,说明中医不只是"慢郎中",在急救方面也发挥了重大作用。

参附汤《济生续方》

【组成】人参9 g　附子15 g

【功能与主治】回阳,益气,固脱。主治元气大亏,阳气暴脱证。症见手足逆冷,头晕气短,面色苍白,喘促,冷汗淋漓,脉微欲绝。

【组方分析】本方证治为阴阳气血暴脱所致。阳气具有温煦和推动脏腑生理活动的作用。阳气暴脱,无以温煦四肢,故手足逆冷;头为诸阳之会,阳气欲脱,无以上达,则头晕不支;阳气大虚,根本不固,故呼吸短促;阳气暴脱,则面色苍白;阳气散亡,卫外不固,故见冷汗淋漓;气脱无以鼓动血行,则脉微欲绝。

方中重用人参,大补元气,以固后天;附子大辛大热,温壮元阳,大补先天。二药相须,具有上助心阳,下温肾命,中补脾土之功。本方大温大补,最能振奋阳气,益气固脱,为急救垂危之良方。

【临床应用】

(1)本方为回阳益气固脱的代表方剂。以手足逆冷、汗出喘促、脉微欲绝为辨证要点。

(2)常用于抢救心力衰竭而见手足逆冷,汗出如珠,脉微欲绝者。对妇女暴崩或产后血崩以致血脱亡阳者,也可用本方救治。

（3）依据参附汤制成的中成药主要有参附注射液等。

【用法】水煎温服。

【使用注意】本方乃急救之方，大温大补，不可久服，阳气得复后则当另行调理。一般不能用党参代替人参。附子先煎。

答案解析

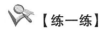【练一练】

参附汤，现代常用到的剂型是（　　）。

A.滴丸剂　　　B.散剂　　　C.颗粒剂　　　D.注射剂　　　E.片剂

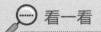看一看

参附汤特点

参附汤由四逆汤与生脉散两方中各取一味君药组成，是固脱回阳的代表方剂。如果冷汗不止，四肢厥冷不复，可加大附子的用量，但必须久煎，以减其毒性。近年来，在临床使用参附汤时往往加入龙骨、牡蛎，以增强潜阳敛汗固脱的作用。

任务8.3　温经散寒

本类方药具有温通经络、散寒通脉的功效，适用于寒凝经脉证。代表方药如当归四逆汤、艾附暖宫丸等。

当归四逆汤《伤寒论》

【组成】当归12 g　桂枝9 g　白芍9 g　细辛3 g　甘草6 g　通草6 g　大枣8枚

【功能与主治】温经散寒，养血通脉。主治血虚寒厥证。症见手足厥寒，口淡不渴，或腰、股、腿、足、肩臂疼痛，舌淡，脉细欲绝或沉细。

【组方分析】本方证治为素体血虚，感受寒邪，血寒凝滞，脉道不利所致。素体血虚，感受寒邪，寒阻阳气，不能温煦四末，故手足厥寒，脉细欲绝；阳虚血弱，寒凝经脉，不通则痛，故可见腰、股、腿、足、肩臂疼痛；脉虽沉细，但不见腹痛吐泻，下利清谷，可知其寒不在脏腑而在经脉也，故治当温经散寒，养血通脉。

方中当归甘温，养血活血，温经散寒，为君药。桂枝温通血脉，祛经脉中客留之寒邪，为臣药。白芍养血和营，助当归补益营血；细辛温经散寒，助桂枝温通血脉；通草通利经脉，以畅血行，为佐药。重用大枣，以助归、芍补营血，又可防桂、辛燥烈之性；甘草调和诸药并解毒，为使药。

【临床应用】

（1）本方为治阳虚血弱、寒凝经脉的常用方剂。以手足厥寒、舌淡、脉细欲绝或沉细为辨证要点。

（2）常用治血栓闭塞性脉管炎、雷诺氏病、风湿性关节炎、手足冻疮等属血虚寒凝者。

【用法】水煎服。

【使用注意】本方性温，阴虚体质慎用；阳气内郁，不达四肢之厥逆者不可使用。

【附】

黄芪桂枝五物汤(《金匮要略》)　由黄芪9 g、芍药9 g、桂枝9 g、生姜18 g、大枣4 枚组成。功能益气温经，和血通痹。用于血痹，肌肤麻木不仁，脉微涩而紧者。

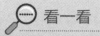 看一看

逆散、四逆汤、当归四逆汤的区别

四逆散、四逆汤、当归四逆汤三方均可治疗厥逆证，但三方作用机理及临床应用不同。

1.四逆散侧重于阳气内郁，治以疏肝理气为主。四逆散所治之厥证，是因阳气内郁，不能疏布于四肢，手足不温，腹痛，下利，脉弦。

2.四逆汤侧重于阳虚阴寒，是回阳救逆的代表方剂，以温阳散寒、回阳救逆为主。所治之厥证是因心肾阳气衰微，阴寒内盛引起的四肢厥冷、神疲欲寐、舌淡苔白、脉沉细等症。

3.当归四逆汤侧重于血虚阳弱，经脉受寒，以温经散寒为主。主要用于治素体阳气不足、血虚受寒之手足厥冷疼痛、肢体关节屈伸不利、冷痛、脉微细欲绝等症。

艾附暖宫丸《中国药典》

【组成】艾叶(炭)120 g　醋香附240 g　制吴茱萸80 g　肉桂20 g　当归120 g　川芎80 g　白芍(酒炒)80 g　地黄40 g　炙黄芪80 g　续断60 g

【功能与主治】理气养血，暖宫调经。主治血虚气滞，下焦虚寒所致的月经不调、痛经。症见行经后错，经量少，有血块，经行小腹冷痛喜热，腰膝酸痛。

【组方分析】本方证治为血虚气滞、下焦虚寒所致。肾为冲任之本，胞脉系于肾而络于胞中。下焦虚寒，冲任、胞宫失于温煦，故痛经或经行小腹冷痛喜热；女子以血为本，而月经则以血为用，血虚气滞，经行不畅，故经少色暗，有血块；下焦虚寒，不能温养腰府及骨骼，则腰膝酸软无力。

方中艾叶暖宫温经散寒；香附理气解郁，调经止痛，为君药。肉桂、吴茱萸补肾固冲，散寒止痛，为臣药。当归、川芎、白芍皆入肝经，能活血祛瘀，养血调经止痛；黄芪、地黄益气滋阴养血；续断活血通经，为佐药。全方合用，共奏理气补血、暖宫调经之功。

【临床应用】

（1）本品主治血虚气滞、下焦虚寒所致的月经不调、痛经。以行经后错、经量少、有血块、经行小腹冷痛喜热为辨证要点。

（2）常用治妇女月经不调、痛经、宫寒不孕、崩漏、带下等属血虚气滞、下焦虚寒者。

【性状规格】为深褐色至黑色的小蜜丸或大蜜丸；气微，味甘而后苦、辛。大蜜丸每丸重9 g。

【用法用量】口服。小蜜丸一次9 g，大蜜丸一次1丸，一日2~3次。

【使用注意】孕妇禁服。

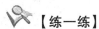【练一练】

艾附暖宫丸最擅长治疗因(　　　)引起的痛经。

A.气滞　　　　B.气血亏虚　　　　C.血热　　　　D.寒瘀　　　　E.内风　　　答案解析

表8.1　其他温里方药简表

方　名	组　成	功能与主治	用法及用量	规　格
温胃舒胶囊《中国药典》	党参、附片(黑顺片)、炙黄芪、肉桂、山药、肉苁蓉(酒蒸)、白术(清炒)、南山楂(炒)、乌梅、砂仁、陈皮、补骨脂	温中养胃，行气止痛。用于中焦虚寒所致的胃痛。症见胃脘冷痛，腹胀嗳气，纳差食少，畏寒无力；慢性萎缩性胃炎、浅表性胃炎见上述证候者	口服。一次3粒，一日2次。胃大出血时忌用	每粒装0.4 g
坎离砂《中国药典》	当归、川芎、防风、透骨草	祛风散寒，活血止痛。用于风寒湿痹，四肢麻木，关节疼痛，脘腹冷痛	外用。将布袋抖动至发热后置于患处，一次1袋。勿内服；孕妇腹痛者忌用	每袋装62.5 g

技能赛点

温里方药根据功用不同，分为温中散寒、回阳救逆和温经散寒方药。

1.温中散寒　具有温中散寒作用，适用于中焦虚寒证。其中，理中丸温中祛寒，补气健脾，是治中焦脾胃虚寒的基础方，也常做汤剂使用。小建中汤温中补虚，缓急止痛，是治疗中焦虚寒、肝脾失和之虚劳腹痛的常用方。香砂养胃丸温中和胃，是治胃阳不足、湿阻气滞所致的胃痛、痞满的常用方。

2.回阳救逆　具有回阳救逆作用，适用于阳气衰微、阴寒内盛，甚或阴盛格阳的危重病证。其中，四逆汤是回阳救逆的基础方，具有药专力宏之特点，使阳复厥回。参附汤是回阳益气固脱的代表方，药力大温大补，能振奋阳气，益气固脱，为急救危殆之良方。

3.温经散寒　具有温通经络、散寒通脉的作用，用于寒凝经脉证。其中，当归四逆汤是治疗阳虚血弱、寒凝经脉的常用方剂，方中温阳与散寒并用，养血与通脉兼施，温而不燥，补而不滞。艾附暖宫丸是治血虚气滞、下焦虚寒所致的月经不调、痛经的常用中成药。

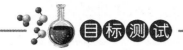目标测试

一、单项选择题

1. 下列哪项不属于理中丸的主治证候？（　　）
    A. 脘腹冷痛　　　　　　　　　　　　　B. 畏寒肢冷
    C. 下利清谷　　　　　　　　　　　　　D. 脉弦数

2. 理中丸与四君子汤共有的药物是（　　）。
    A. 人参、白术、茯苓　　　　　　　　　B. 人参、茯苓、炙甘草
    C. 人参、白术、炙甘草　　　　　　　　D. 人参、干姜、炙甘草

3. 方中以饴糖为君药的是（　　）。
    A. 理中丸　　　　B. 小建中汤　　　　C. 四逆汤　　　　D. 香砂养胃丸

4. 香砂养胃丸的功效是（　　）。
    A. 温中和胃　　　　　　　　　　　　　B. 理气消胀，和胃止痛
    C. 行气和胃，制酸止痛　　　　　　　　D. 理气，活血，止痛

5. 具有回阳、益气、固脱功效的方药是（　　）。
    A. 坎离砂　　　　B. 四逆汤　　　　C. 参附汤　　　　D. 当归四逆汤

6. 当归四逆汤所治"手足厥寒证"的病机是（　　）。
    A. 血虚阳弱，寒凝经脉　　　　　　　　B. 阳气内郁，不达四末
    C. 热结肠胃，脾土壅滞　　　　　　　　D. 阳气衰微，四肢失以温养

7. 小建中汤的组成是（　　）。
    A. 桂枝汤去生姜，加饴糖　　　　　　　B. 桂枝汤易桂枝为肉桂，加饴糖
    C. 桂枝汤倍桂枝，加饴糖　　　　　　　D. 桂枝汤倍芍药，加饴糖

8. 具有温中祛寒、补气健脾功效的方剂是（　　）。
    A. 理中丸　　　　B. 六神丸　　　　C. 四磨汤口服液　　　D. 三九胃泰

9. 小建中汤中倍用芍药的用意是（　　）。
    A. 调和营卫　　　　　　　　　　　　　B. 温中补虚，和里缓急
    C. 酸甘益阴，缓急止痛　　　　　　　　D. 平肝止痛

10. 小建中汤的主治证是（　　）。
    A. 脾胃虚寒证　　　　　　　　　　　　B. 虚劳里急证
    C. 虚寒腹痛证　　　　　　　　　　　　D. 虚寒呕吐证

11. 治疗血虚寒厥证的方剂是（　　）。
    A. 阳和汤　　　　　　　　　　　　　　B. 四逆汤
    C. 当归四逆汤　　　　　　　　　　　　D. 回阳救急汤

12. 患者，女，38岁。近两年来经期小腹冷痛，且逐月加重，痛时喜热喜按，难以忍受。经量少，经色紫暗，平时四肢发冷，舌淡苔少，脉沉细。治宜选用（　　）。
    A. 香附丸　　　　B. 逍遥丸　　　　C. 坎离砂　　　　D. 艾附暖宫丸

二、多项选择题

1. 四逆汤的处方组成有(　　)。
   A.附子　　　　B.生姜　　　　C.干姜　　　　D.肉桂　　　　E.炙甘草

2. 小建中汤的功效是(　　)。
   A.温中补虚　　B.益气解表　　C.活血止痛　　D.缓急止痛　　E.行气止痛

3. 用治四肢厥逆证的方剂有(　　)。
   A.四逆汤　　　B.当归四逆汤　C.四逆散　　　D.理中丸汤　　E.越鞠丸

4. 组成中无姜的方药是(　　)。
   A.理中丸　　　B.小建中汤　　C.当归四逆汤　D.艾附暖宫丸　E.香砂养胃丸

5. 小建中汤中具有酸甘化阴作用的药物有(　　)。
   A.饴糖　　　　B.芍药　　　　C.桂枝　　　　D.炙甘草　　　E.生姜

6. 理中丸可以治疗的病证有(　　)。
   A.中焦虚寒证　B.阳虚失血证　C.小儿慢惊　　D.霍乱　　　　E.胸痹

三、分析题

(一)病例分析

1. 李某,男,52岁。因长期居住寒湿之地,半年来经常手足厥寒,口不渴,时有腰、股、腿、足疼痛,舌淡苔白,脉沉细欲绝。根据所学中医药知识,为该患者推荐常用的方剂与中成药,并作简要分析。

2. 张某,男,56岁。因暑夏某夜晚露宿,天气突变,未及时加被,晨起后腹泻3次,继则脘腹疼痛,喜温欲按,口不渴,畏寒肢冷,呕吐,不欲饮食,舌淡苔白,脉沉迟。根据所学中医药知识,为该患者推荐常用的方剂与中成药,并作简要分析。

(二)处方分析

1. 处方:

木香10 g　白术12 g　茯苓15 g　醋香附9 g　豆蔻9 g　广藿香12 g　砂仁6 g　陈皮10 g　半夏(制)9 g　枳实9 g　姜厚朴12 g　甘草6 g

请简要分析此方适用于何种病证。

2. 审核处方,指出调配时应注意的事项。

党参15 g　茯苓12 g　法夏9 g　陈皮9 g　木香9 g　夜交藤6 g　砂仁9 g　焦神曲9 g　焦三仙27 g　酸枣仁9 g

3. 根据理中丸所治病证的特点,设计问病荐药过程。

【书网融合】

教学课件:
学会温里方药

视频微课:
小建中汤

视频微课:
当归四逆汤

项目9 学会补益方药

📖 【学习目标】

知识目标：

1. 掌握补益方药的概念、分类及使用注意；四君子汤、参苓白术散、补中益气丸、四物汤、当归补血汤、归脾丸、八珍丸、六味地黄丸、桂附地黄丸的功能与主治、临床应用，理解其组方分析。

2. 熟悉生脉饮、人参健脾丸、十全大补丸、人参养荣丸、阿胶补血膏、乌鸡白凤丸、左归丸、右归丸、肾宝合剂、五子衍宗丸的功能与主治、用法及使用注意。

3. 了解消渴丸等药的功能与主治、临床应用。

技能目标：

1. 学会补益方药重点成药的功能与主治、临床应用和辨证要点。

2. 能根据补益方药的所治证型，熟练进行问病荐药角色扮演，掌握本项目的问病荐药过程。

素质目标：

1. 引导学生坚定文化自信，厚植中医药情怀，学会合理使用补益方药，培养健康至上的敬业精神，助力健康中国建设。

2. 培养学生具备补益方药用药指导的能力，精益求精。

3. 培养学生博学强记、勤于思考、归纳总结的能力。

动画：岗位情境导学

📖 【岗位情境导学】

情境描述： 卢某，女，25岁。从事数据核对工作，每日工作时间较长，工作时需要高度集中注意力。近两月，她发现自己睡眠困难，每日早上感觉疲累，食欲减退，面色发白，故到药店寻药。店员了解了她的情况，再仔细问清大便情况并观察她的舌象等症状细节，给她推荐了中成药归脾丸。

情境分析： 现代人工作压力较大，常有睡眠方面的问题。为何店员会推荐这个药？除了归脾丸，还有哪些合适的中成药？

讨论： 八法中的补法，可分别治疗哪些病证？

学前导语： 补虚方药分为补气、补血、补阴、补阳四类，要根据病证的实际情况选择合适之法。那么，补虚方药应如何选择呢？

由补益药为主组成,具有补养人体气、血、阴、阳等作用,用以治疗各种虚证的方剂和中成药,称补益方药。属"八法"中的"补法"。

虚证是对人体正气虚弱所产生的各种虚弱证候的概括。人体正气包括阴液、阳气、精、血、津、液、营、卫等。虚证的形成,或因先天禀赋不足,或因后天失调如烦劳过度、七情所伤、饮食不节,或在疾病发生发展过程中,耗损正气所致。正气既虚,则当补养之。补者,补其不足;养者,养其正气,培其根本也。《素问·至真要大论篇》"寒者热之,劳者温之,损者益之"。补益方药能补益虚损,充实机体气血阴阳之不足,以调整或改善某些生理功能的衰退,而达到扶正以祛邪的目的,适用于各种虚损之证。因而补益方药相应地分为补气、补血、补阴、补阳四类。

虽虚者以补之为其证治之法,然而人是一个有机的整体,脏腑相通,一脏亏虚,可涉及它脏;阴阳气血之间,阴可损阳,阳可损阴,气可及血,血可及气,从而形成虚性病证的复杂性。因此,血虚者补血时,宜加入补气之品,以助生化,或着重补气以生血;大失血而有气随血脱之势者,尤当补气以固脱,使气旺则血生。张介宾说:"善补阳者,必于阴中求阳;善补阴者,必于阳中求阴。"因此,阳虚者补阳时,常加入补阴之品,使阳有所附;阴虚者补阴时,常配入补阳之品,使阴有所化;若阴阳两虚,则应阴阳并补。补五脏之法,可用直接补益法和间接补益法。直接补益法,即虚在何脏就补该脏。间接补益法主要是根据脏腑相生理论使用"补母"法来治疗,如肺气虚者补其脾,即培土生金;脾阳虚者补其命门,即补火生土;肝阴虚者补其肾,即滋水涵木等。

使用补益方药时,应注意:①正虚而外邪未尽者,当先祛邪,一般不宜过早使用补益方药,以免"闭门留寇"。或使用攻补兼施等法,使祛邪而不伤正,补虚而不碍邪。②要辨清虚实真假。真虚假实,若误用攻伐之剂,则虚者更虚;真实假虚,若误用补益之剂,则实者更实。③要辨清虚证的类别(阴阳气血)和涉及的脏腑,再结合脏腑相互资生关系,予以补益。④补益方药易壅中滞气,"虚不受补"者,宜先调理脾胃,或在补益方中适当加入理气醒脾之品,以资运化,使之补而不滞。⑤补益方药多属厚味,宜文火久煎,使药味尽出。空腹或饭前服药为佳。⑥不可滥用。补益方药的功效主要是补虚扶弱,调整阴阳,治疗疾病。若体不虚而滥用补益方药,则易导致阴阳气血失调,对机体造成损害。

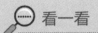 看一看

虚证释疑及补益方药的药理作用

虚证不是指某种疾病,其涉及范围较广,几乎所有的慢性病、部分急性疾病、先天不足和衰老等都有虚证。

现代研究表明,补益方药能够改善机体的能量代谢,增强能量的供给,提高机体的免疫功能,在抗肿瘤、抗衰老、养生保健等方面意义重大。

任务9.1　补　气

本类方药具有补气的功效,适用于脾肺气虚证。症见倦怠乏力,少气懒言,动则气喘,食少便溏,舌淡苔白,脉虚弱。代表方药有四君子汤、参苓白术散、补中益气丸、生脉饮、人参健脾丸等。

四君子汤《太平惠民和剂局方》

【组成】人参9 g　白术9 g　茯苓9 g　甘草6 g

【功能与主治】益气健脾。主治脾胃气虚证。症见面色萎白,语气低微,气短乏力,食少便溏,舌淡苔白,脉虚弱。

【想一想】

四君子汤与理中汤的药物组成仅一味之差,其功效、主治有何异同?

答案解析

【组方分析】本方证治为脾胃气虚,运化无权所致。脾为后天之本,气血生化之源。脾胃虚弱,气血生化不足,脏腑组织失于濡养,故见面色萎白,语声低微,气短乏力;脾气虚弱,胃纳不振,则饮食减少;脾失健运,水湿内停,故见大便溏薄;舌淡,苔白,脉虚弱,为脾胃气虚之象。

方中人参甘温,补气健脾养胃,为君药。白术健脾燥湿,增强人参补气健脾之功,为臣药。茯苓健脾渗湿,为佐药。甘草补脾益气,加强参、术益气补中之力,又调和方中诸药,为使药。

【临床应用】

(1)本方为治脾胃气虚证的常用方,也是补气之基础方。以面色萎白、四肢乏力、食少便溏、舌淡苔白、脉虚弱为辨证要点。

(2)常用治慢性胃炎、胃及十二指肠球部溃疡等消化系统病属脾胃气虚证者。

【用法】水煎服。

【使用注意】阴虚内热或实热证者忌用。

【附】

(1)异功散(《小儿药证直诀》)　由四君子汤加陈皮6 g组成。功能益气健脾,行气化滞。用于脾胃气虚兼气滞证,症见饮食减少,大便溏薄,胸脘痞闷不舒,或呕吐泄泻。现用于小儿消化不良属脾虚气滞者。

(2)六君子丸(《中国药典》)　由党参200 g、麸炒白术200 g、茯苓200 g、姜半夏200 g、陈皮100 g、炙甘草100 g组成。功能补脾益气,燥湿化痰。用于脾胃虚弱,食量不多,气虚痰多,腹胀便溏。

(3)香砂六君子丸(《部颁标准》)　由木香70 g、砂仁80 g、党参100 g、白术(炒)200 g、茯苓200 g、炙甘草70 g、陈皮80 g、半夏(制)100 g、生姜10 g、大枣20 g组成。功能益气健脾,和胃。用于脾虚气滞,消化不良,嗳气食少,脘腹胀满,大便溏泄。

(4)陈夏六君子丸(《部颁标准》)　由陈皮80 g、半夏(制)160 g、党参160 g、土炒白术160 g、茯苓160 g、炙甘草80 g组成。功能补脾健胃,理气化痰。用于脾胃虚弱,食少不化,腹胀胸闷,气虚痰多。

看一看

四君子汤组方特色

四君子汤首见于《太平惠民和剂局方》，方中四味药皆平和之品，不热不燥，补而不峻。清代医家张璐曾言："气虚者，补之以甘，参、术、苓、草，甘温益胃，有健运之功，具冲和之德，故为君子。"意喻全方补性平和，品性中正，不偏不倚，公正清廉。

四君子汤为治脾胃气虚证的常用方，也是补气之基础方，后世许多补气健脾方，多由本方加减而来。后世医家在运用本方时不局限于脾胃气虚证，根据"脾为后天之本，气血生化之源"，大凡久虚不愈，诸药不效者，以及血虚之证，也常以此方随证加减，意在培补中土，充养后天之本。

参苓白术散《太平惠民和剂局方》

【组成】人参100 g　茯苓100 g　白术(炒)100 g　山药100 g　白扁豆(炒)75 g　莲子50 g　薏苡仁(炒)50 g　砂仁50 g　桔梗50 g　甘草100 g

【功能与主治】益气健脾，渗湿止泻。主治脾虚湿盛泄泻证。症见胸脘痞闷，饮食不化，肠鸣泄泻，肢倦乏力，形体消瘦，面色萎黄，舌淡苔白腻，脉虚缓。

【组方分析】本方证治为脾胃气虚夹湿所致。脾主运化，胃主受纳，脾胃虚弱，纳运乏力，故饮食不化；水谷不化，清浊不分，故见大便稀溏；湿滞中焦，气机被阻，而见胸脘痞闷；脾失健运，则气血生化不足，肢体肌肤失于濡养，故肢倦乏力、形体消瘦、面色萎黄；舌淡，苔白腻，脉虚缓皆为脾虚湿盛之象。

方中人参、白术、茯苓益气养胃，健脾渗湿，为君药。山药、莲子助参、术、苓以健脾益气养胃，兼能止泻；白扁豆、薏苡仁助术、苓以健脾渗湿，为臣药。砂仁醒脾和胃，行气化滞；桔梗宣肺利气，通调水道，又能载药上行，培土生金，共为佐药。炙甘草健脾和中，调和诸药，为使药。

诸药合用，补中气，渗湿浊，行气滞，使脾气健运，湿邪得去，则诸症自除。

【临床应用】

(1)本方为治脾虚湿盛泄泻的常用方。以体倦乏力、泄泻、舌苔白腻、脉虚缓为辨证要点。

(2)常用治慢性胃肠炎、贫血、慢性支气管炎、慢性肾炎以及妇女带下病等属脾虚湿盛者。

【用法】上为细末，每次服6～9 g，一日2～3次。也可作汤剂水煎服，用量按原方比例酌减。

【使用注意】中焦湿热及肺有痰热者慎用。

看一看

参苓白术散的组成渊源及特点

本方是在四君子汤基础上加山药、莲子、白扁豆、薏苡仁、砂仁、桔梗而成,《中国药典》也收载。四君子汤与参苓白术散均有益气健脾之功,但四君子汤以补气为主,为治脾胃气虚的基础方;参苓白术散兼有渗湿行气作用,并有保肺之效,是治疗脾虚湿盛证及体现"培土生金"治法的常用方剂。

药理研究表明,本方有调节胃肠蠕动、增进肠道吸收功能,还能改善代谢和提高免疫功能。

补中益气丸《中国药典》

【组成】炙黄芪 200 g　党参 60 g　炙甘草 100 g　炒白术 60 g　当归 60 g　升麻 60 g　柴胡 60 g　陈皮 60 g

【功能与主治】补中益气,升阳举陷。主治脾胃虚弱、中气下陷所致的泄泻、脱肛。症见体倦乏力,食少腹胀,便溏久泻,肛门下坠或脱肛、子宫脱垂。

【组方分析】本方证治为饮食劳倦损伤脾胃,脾胃气虚,中气下陷所致。脾主运化,胃主受纳,二者共居中焦,以消化水谷,摄取精微而营养全身。若饮食失调,或劳倦过度,损伤脾胃,气血生化乏源,脏腑经络失养,则体倦乏力,食少腹胀;中气下陷,升举无力,则便溏久泻、肛门下坠或脱肛、子宫脱垂。

方中黄芪长于补中益气,升阳举陷,重用为君药。人参、白术、炙甘草益气健脾,增强黄芪补益中气之功,为臣药。气虚日久,必损及血,故方中以当归补养阴血;柴胡、升麻升阳举陷,协诸益气之品升举清阳之气;陈皮理气和胃,使诸药补而不滞,为佐药。炙甘草调和诸药,兼为使药。

【临床应用】

(1)本品用于脾胃气虚、中气下陷证,为补气升阳、甘温除热的代表方。以体倦乏力、食少腹胀、便溏久泻、肛门下坠或脱肛、子宫脱垂为辨证要点。

(2)常用治内脏下垂、重症肌无力、慢性胃肠炎、慢性痢疾、脱肛、遗尿、长期发热属脾胃气虚、中气下陷者。

【用法用量】口服。小蜜丸一次 9 g,大蜜丸一次 1 丸,一日 2~3 次。

【使用注意】阴虚发热、内热炽盛者不宜使用。

看一看

补中益气丸的特点及药理作用

本品原方为汤剂,是治脾胃病的经典方,为"补土派"鼻祖李杲所创。李杲宗《素问·至真要大论》"损者益气","劳者温之"之旨,据"温能除大热"之法而创立,为补气升阳、甘温除热的代表方剂,被后世医家推崇至极。

现代研究表明,补中益气丸具有调节胃肠运动、抗胃溃疡和抗胃黏膜损伤、兴奋子宫、增强心肌收缩力、影响消化液分泌、促进代谢、抗肿瘤、抗突变等作用,能增强机体非特异性抵抗力。

 药爱生命

虚不受补是指身体虚弱,特别是肠胃功能不佳,消化吸收状况很差,甚至存在内湿内热等因虚致实的情况。此类患者大多不能有效实现"虚则补之",因为补虚药会进一步加重湿热情况,反而使病情更复杂。因此,针对此类患者特点,第一应选择以平和性质的药物进行组方;第二要重视脾胃功能的调节,多用健脾类药物,增强运化从而促进滋补药的吸收利用;第三要循序渐进,不宜一味峻补,可用补泻结合的方式逐步调节。

生脉饮《中国药典》

【组成】红参100 g　麦冬200 g　五味子100 g

【功能与主治】益气复脉,养阴生津。主治气阴两亏证。症见体倦,心悸气短,脉微自汗。

【组方分析】本方证治为温热、暑热之邪耗气伤阴或久咳伤肺,气阴两亏所致。温暑之邪袭人,热蒸汗泄,最易耗气伤津。肺气不足,卫外失固,津液外泄,故自汗;肺主气,肺气受损,故气短懒言、体倦乏力;咳嗽日久伤肺,气阴亏虚者,也可见上述征象。

方中以红参大补元气,复脉固脱,为君药。麦冬养阴生津,清心除烦,与红参合用,可使气旺津生,脉气得复。以五味子益气生津,敛阴止汗,为佐药。三药合用,一补一润一敛,使气复津回,汗止阴存,气阴充于脉道,其脉可生可复。

【临床应用】

(1)本品用于气阴两虚证。以体倦、气短、咽干、自汗、脉微为辨证要点。

(2)常用治中暑、小儿夏季热、功能性低热及其他发热性疾病而见气阴两虚者。此外,还可用于心血管系统疾病、休克等危急病证的抢救治疗。

【性状规格】为黄棕色至红棕色的澄清液体;气香,味酸甜、微苦。每支装10 mL。

【用法用量】口服。一次10 mL,一日3次。

【使用注意】若属外邪未解,或暑病热盛,气阴未伤者,均不宜用本方。久咳肺虚,也应在阴伤气耗、纯虚无邪之时,方为适当。

【其他制剂】生脉胶囊、生脉注射液。

答案解析

【练一练】

生脉饮的功能是( )。

A. 益气复脉,养阴生津   B. 益气复脉,生津养血

C. 清热泻火,养阴生津   D. 补中益气,调和营卫

E. 健脾益气,和胃消食

🔍 **看一看**

生脉饮的特点

生脉饮原方来源于金代张元素所著《医学启源》中的生脉散。本方气阴双补,使气复津生,汗止阴存,脉气得充,则可复生,故名生脉。后世医家将其运用至内、外、妇、儿等各科辨证属于气阴两虚的多种疾患。其制剂生脉注射液,临床常用于治急性心肌梗死、心源性休克、中毒性休克、失血性休克及冠心病、内分泌等疾病属气阴两虚者。

原方中用人参大补元气。若做汤剂使用,可根据病情需要选用不同人参品种。若元气大虚者,宜选用红参或别直参;阴虚较显者,可选生晒参或白参;阴虚火旺者,可改用西洋参;若气阴不足之证较轻,可改用党参;若病情急重者,宜加大剂量;病情轻浅者,可减少剂量。凡辨证属气阴不足者,随证加减,均可奏效。

人参健脾丸《中国药典》

【组成】人参25 g   麸炒白术150 g   茯苓50 g   山药100 g   陈皮50 g   木香12.5 g   砂仁25 g   炙黄芪100 g   当归50 g   炒酸枣仁50 g   制远志25 g

【功能与主治】健脾益气,和胃止泻。主治脾胃虚弱所致的饮食不化证。症见脘闷嘈杂,恶心呕吐,腹痛便溏,不思饮食,体弱倦怠。

【组方分析】本方证治为脾胃虚弱、运化失常所致。脾胃虚弱,运化失职,升降失常,则恶心呕吐;脾虚运化水湿无权,则大便稀溏;胃气失和,气滞中焦,则脘闷不舒;胃受纳腐熟水谷的功能减弱,则不思饮食,甚则饮食不化;脾失健运,化源不足,气血虚少,则气短懒言,神疲倦怠。

方中人参、白术补中益气、健脾养胃,为君药。黄芪助参、术补中益气;茯苓、山药、砂仁健脾化湿和胃,为臣药。陈皮、木香理气醒脾;当归、酸枣仁、远志养血宁心,血足则气行,有助脾胃运化;为佐药。全方以补为主,以行为辅,气血兼顾,共奏健脾益气、和胃止泻之功。

【临床应用】

(1)本品用于脾胃虚弱,运化失常之证。以饮食不化、脘闷嘈杂、恶心呕吐、腹痛便溏、不思饮食、体弱倦怠为辨证要点。

(2)常用治慢性胃肠炎、十二指肠溃疡、消化不良性腹泻、胃肠功能紊乱、过敏性结肠炎、营养不良等属脾胃虚弱、运化失常者。

【性状规格】为棕褐色至棕黑色的水蜜丸或大蜜丸;气香,味甜、微苦。大蜜丸,每丸重6 g。

【用法用量】口服。水蜜丸一次8 g,大蜜丸一次2丸,一日2次。

【使用注意】感冒发热者不宜服用。

任务9.2　补　血

本类方药适用于血虚诸证,具有补血的功效。症见面色无华,头目眩晕,心悸,失眠,舌淡,脉细等。代表方药有四物汤、当归补血汤、归脾丸、八珍丸、十全大补丸、乌鸡白凤丸等。

四物汤《仙授理伤续断秘方》

【组成】熟地黄12 g　当归9 g　白芍9 g　川芎9 g

【功能与主治】补血和血。主治营血虚滞证。症见心悸失眠,头晕目眩,面色无华,妇人月经不调,量少或闭经,脐腹作痛,舌淡,脉细弦或细涩。

【想一想】

四物汤中为什么用了三味补血药而配上一味活血药?

【组方分析】本方证治为营血虚滞所致。阴血亏虚,清窍、形体失却濡养,则见头晕目眩,面色无华,唇爪色淡;心血不足,心失所养,则心悸失眠;血虚不能充养形体,则形瘦乏力;血虚易滞,则妇女月经不能应时而至,或前或后,量少色淡,脐腹作痛,甚至经闭。

答案解析

方中熟地黄甘温味厚,长于滋阴补血,为君药。当归甘温质润,为补血要药,和熟地黄共用,补血之力更甚,当归也能活血,调经,为臣药。白芍养血调经,与熟地黄、当归配伍,加强滋阴养血之功,且能缓急止痛;川芎为血中气药,长于活血行气,上行头目,下行血海,和当归相伍促进血行,共为佐药。四药相伍,补中有通,滋阴不腻,温而不燥,阴阳调和,使营血恢复。本方为补血调血的基本方,也是妇科调经的常用方剂。

【临床应用】

(1)本方为补血的常用方,也是妇科调经的基本方。以头晕目眩、面色无华、形瘦乏力、妇人月经不调、舌淡、脉细弦或细涩为辨证要点。

(2)常用治妇女月经不调、痛经、胎产疾病、贫血、神经性头痛、过敏性紫癜、荨麻疹等皮肤病属营血虚滞者。

【用法】水煎服。

【使用注意】方中熟地黄滋腻碍胃,当归滑润,故湿盛中满,大便溏泄者忌用。若为大失血者,治当补气以固脱,不宜使用本方。

看一看

四物汤的主治演变

四物汤最早记载于唐代蔺道人所著《仙授理伤续断秘方》，用于治疗跌仆闪挫，伤重肠内有瘀血者。由于方中四味药皆归肝经，而女子以肝为用，因此在宋代《太平惠民和剂局方》中此方被用治妇科疾患，此后历代医家无论妇人胎前产后、月经不调诸疾，辨证属血虚血滞者用四物汤加减治疗，均能奏效。四物汤被称为"妇科圣方"，是治妇科病证中运用最为广泛的方剂之一。

当归补血汤《内外伤辨惑论》

【组成】黄芪 30 g　当归 6 g

【功能与主治】补气生血。主治血虚发热证。症见肌热面赤，烦渴欲饮，舌淡，脉洪大而虚，重按无力。也治妇人经期、产后血虚发热头痛，或疮疡溃后，久不愈合者。

【组方分析】本方证治为血虚阳浮发热所致。血虚气弱，阴不维阳，故肌热面赤、烦渴引饮，常时烦时止，渴喜热饮；脉虽洪大却重按无力，是血虚气弱、阳气浮越之象，乃真虚假实之证。

本方所治病证以阴血亏虚为本，阳浮发热为标，但有形之血不能速生，而阳气浮越恐有散亡之虞，故方中重用黄芪，且用量为当归的五倍，大补肺脾之气以固表，力挽浮越之阳气。黄芪补气也资气血生化之源，使阳生阴长，气旺血充，即所谓"有形之血不能自生，生于无形之气"。配以少量当归养血补血，使浮阳内潜，阴血渐充而诸症自除。

【临床应用】

（1）本方为治血虚发热的代表方。以肌热面赤、口渴喜热饮、舌淡、脉洪大而虚、重按无力为辨证要点。

（2）常用治冠心病心绞痛等心血瘀阻者；妇人经期、产后发热等血虚阳浮者；各种贫血、过敏性紫癜等血液病属血虚有热者。

（3）依据当归补血汤制成的中成药主要有当归补血口服液、当归补血丸等。

【用法】水煎温服。

【使用注意】阴虚发热者忌用。

 看一看

当归补血汤的由来

当归补血汤为"金元四大家"之一的李杲所创，对后世血虚发热证候的治疗影响深远，历代医家根据本方的药物配伍作用将其用于多种气血虚弱病证的治疗。如用治气血亏虚、疮疡内陷不起或久不收口者；用治气不摄血的出血证；有的医家将归、芪用量之比改为1:2，用治妇人素体虚弱，加之生产时血亏气耗、产后无乳者。

归脾丸《中国药典》

【组成】党参80 g　炒白术160 g　炙黄芪80 g　炙甘草40 g　茯苓160 g　制远志160 g　炒酸枣仁80 g　龙眼肉160 g　当归160 g　木香40 g　大枣40 g

【功能与主治】益气健脾,养血安神。主治心脾两虚证。症见气短心悸,失眠多梦,头昏头晕,肢倦乏力,食欲不振,崩漏便血。

【组方分析】本方证治为心脾气血两虚所致。心主神明,脾主统血。若思虑过度,劳伤心脾,则气血日耗。血虚心神失养,则见心悸怔忡,失眠多梦;脾虚而气血生化乏源,四肢百骸失其濡养,故肢倦乏力,面色萎黄,食欲缺乏,舌淡苔白,脉细弱;气虚不能摄血,则致崩漏,便血。

方中以党参补脾益胃;龙眼肉补益心脾,养血安神,两药合用,补气生血,益脾养心,为君药。黄芪、白术、茯苓补气健脾,助党参健脾益气摄血,又使气血生化有源;当归补血和血,增强龙眼肉养血补心之功,为臣药。远志、酸枣仁、大枣宁心安神;木香醒脾行气,与补气血之药合用,使补而不滞,更能发挥其补益之功,为佐药。炙甘草补气和中,调和诸药,为使药。

【临床应用】

(1)本品用治心脾气血不足,脾不统血证。以心悸失眠、体倦食少、崩漏、便血、舌淡苔白、脉细弱为辨证要点。

(2)常用治再生障碍性贫血、血小板减少性紫癜、胃及十二指肠溃疡出血、功能性子宫出血、神经衰弱、心脏病等属心脾气血两虚及脾不统血者。

【性状规格】为棕褐色的水蜜丸、小蜜丸或大蜜丸;气微,味甘而后微苦、辛。大蜜丸每丸重9 g。

【用法用量】用温开水或生姜汤送服。水蜜丸一次6 g,小蜜丸一次9 g,大蜜丸一次1丸,一日3次。

【使用注意】感冒发热者不宜服用。

八珍丸《中国药典》

【组成】党参100 g　炒白术100 g　茯苓100 g　甘草50 g　当归150 g　白芍100 g　川芎75 g　熟地黄150 g

【功能与主治】补气益血。主治气血两虚证。症见面色萎黄,食欲缺乏,四肢乏力,月经过多。

【组方分析】本方证治为久病失治或病后失调,或失血过多,致气血两虚。食欲缺乏、四肢乏力、脉弱为气虚之象;面色萎黄、舌淡脉细为血虚之征;气不摄血则见女子月经过多。

方中党参、熟地黄益气补血,为君药。白术、茯苓健脾利湿,助党参补气健脾;当归、白芍养血和营,助熟地黄益阴养血,为臣药。川芎活血行气,甘草益气补中,调和诸药,共为佐使药。本方为四君子汤与四物汤的合方,气血同补,故名"八珍"。

【临床应用】

(1)本品用治气血不足证。以面色萎黄、食欲缺乏、四肢乏力为辨证要点。

(2)常用治贫血、月经不调、神经衰弱、病后虚弱等辨证属气血不足者。

【性状规格】为棕黑色的水蜜丸或黑褐色至黑色的大蜜丸;味甜、微苦。大蜜丸每丸重9 g。

【用法用量】口服。水蜜丸一次 6 g,大蜜丸一次 1 丸,一日 2 次。

【其他制剂】八珍颗粒。

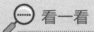
看一看

八珍汤的药理作用

研究表明,八珍汤有兴奋全身机能、增强血液循环、全面升高血红蛋白、调节子宫机能、缓解平滑肌痉挛、纠正贫血、改善血液循环、保护肝脏、防止溃疡病等多种作用。加用黄芪,可使体表血液循环得到改善,并能促进白蛋白合成,升高血红蛋白。肉桂能改善血液循环,并能增强消化机能,排除消化道胀气,缓解胃肠痉挛而止痛。

【练一练】

八珍汤组成中无( )。

A. 党参　　　B. 白芍　　　C. 地黄　　　D. 当归　　　D. 川芎

答案解析

十全大补丸《中国药典》

【组成】党参80 g　茯苓80 g　当归120 g　酒白芍80 g　炙黄芪80 g　炒白术80 g　炙甘草40 g　川芎40 g　熟地黄120 g　肉桂20 g

【功能与主治】温补气血。用于气血两虚证。症见面色苍白,气短心悸,头晕自汗,体倦乏力,四肢不温,月经量多。

【组方分析】本方证治为气血两虚所致。本品为四君子合四物汤再加黄芪、肉桂而成。四君子汤益气补中,健脾养胃;四物汤补血调经;黄芪擅补后天之气,又能升阳固表止汗;肉桂温补命门,填补真元,与益气补血药同用可鼓舞气血生长,增强补益之功。本方由 10 味药组成,功能大补气血,故名"十全大补"。

【临床应用】

(1)本品用治气血两虚证。以心悸气短、面色苍白、头晕自汗、四肢不温为辨证要点。

(2)常用治各种贫血、神经衰弱、妇女月经不调、崩漏、痿证、慢性荨麻疹等属气血大虚者,以及外科手术后、肿瘤等慢性消耗性疾病见上述症状者。

【性状规格】为棕褐色至黑褐色的水蜜丸或大蜜丸;气香,味甘而微辛。大蜜丸每丸重9 g。

【用法用量】口服。水蜜丸一次 6 g,大蜜丸一次 1 丸,一日 2 ~ 3 次。

【其他剂型】十全大补颗粒、片剂、糖浆。

人参养荣丸《中国药典》

【组成】人参100 g　茯苓75 g　当归100 g　麸炒白芍100 g　陈皮100 g　肉桂100 g　土白术100 g　炙甘草100 g　熟地黄75 g　炙黄芪100 g　制远志50 g　五味子(酒蒸)75 g

【功能与主治】温补气血。主治心脾不足,气血两亏证。症见形瘦神疲,食少便溏,病后虚弱。

【组方分析】本方证治心脾气血虚损所致。方中熟地黄养血补血;人参为补气要药,使气旺血生,为君药。黄芪、茯苓、白术健运脾胃,加强人参补气之力;当归、白芍养血和血,益阴敛营,助熟地黄养血之功,为臣药。远志、五味子滋肾益智,宁神;肉桂振奋阳气,通利血脉,能导诸药入营生血;陈皮行气和胃,使补而不滞,为佐药。炙甘草益气健脾,调和诸药,为使药。

【临床应用】

(1)本品用于心脾气血两虚证。以形瘦神疲、食少便溏、病后虚弱为辨证要点。

(2)常用治神经衰弱、神经官能症、低血压、病后虚弱等属心脾气血不足者。

【性状规格】为棕褐色的水蜜丸或大蜜丸;味甘、微辛。大蜜丸每丸重9 g。

【用法用量】口服。水蜜丸一次6 g,大蜜丸一次1丸,一日1~2次。

【使用注意】服药期间饮食宜清淡。

【其他剂型】人参养荣膏。

 看一看

人参养荣丸与《红楼梦》

人参养荣丸是《红楼梦》中出现的一剂中成药,林黛玉为什么要吃这个药呢?《红楼梦》第三回的故事情节交代了林黛玉有不足之症。不足之症用现代的话来说就是抵抗力低下,免疫力低下。"不足之症"在中医上一般有两种,即中气不足和元气不足(或称肾气不足)。

人参养荣丸对林黛玉的身体会有效吗?从这个药名字说,人参是大补元气的名贵药材,而养荣这两个字,和其相关的"荣卫"(也称营卫)是中医很重要的一个概念。身体靠什么去"荣卫"呢,靠的是气血。所以说"荣卫"就是气血的机能。而气血是相生相化的,气能生血,血能化气。可以说林黛玉的不足之症就是身体内的气血荣发不够。当然,"人参养荣丸"中的荣还有另外一层表象的意思,那就是人的气色,也就是容光焕发的意思。

很多人是从《红楼梦》中知道人参养荣丸的,但它其实出自宋代《太平惠民和剂局方》,用于补气养血、养心安神,可治积劳虚损、四肢沉滞、呼吸少气、行动喘喝、小腹拘急、咽干唇燥等。由此可以看出,这个方子很适合林黛玉服用。

阿胶补血膏《中国药典》

【组成】阿胶 50 g　熟地黄 100 g　党参 100 g　黄芪 50 g　枸杞子 50 g　白术 50 g

【功能与主治】补益气血,滋阴润肺。主治气血两虚所致的久病体弱、目昏、虚劳咳嗽。

【组方分析】本方证治为气血两虚所致。方中以阿胶补血润肺;黄芪、党参、白术补中益气;熟地黄养血滋阴,补精益髓;枸杞子滋补肝肾,明目,润肺。全方滋阴补血,健脾益气,明目润肺。

【临床应用】

(1)本品用于气血两虚证。以久病体弱、视物昏花、气短乏力、虚劳咳嗽为辨证要点。

(2)常用治贫血、肺结核、低血压、崩漏等属气血两亏者。

【性状规格】为棕褐色的黏稠液体;味甜、微苦。每瓶装 200 g,每瓶装 300 g。

【用法用量】口服。一次 20 g,早晚各 1 次。

【使用注意】本品气血双补,性质较黏腻,有碍消化,故咳嗽痰多,脘腹胀痛,纳食不消,腹胀便溏者忌服。

【其他剂型】阿胶补血口服液、颗粒。

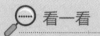 看一看

阿胶补血膏的药理作用

研究表明,本品有抗疲劳、耐缺氧、耐寒冷、抗辐射损伤、促进凝血、增强机体免疫功能和抗贫血等作用。

乌鸡白凤丸《中国药典》

【组成】乌鸡(去毛爪肠)640 g　鹿角胶 128 g　鳖甲(制)64 g　煅牡蛎 48 g　桑螵蛸 48 g　人参 128 g　黄芪 32 g　当归 144 g　白芍 128 g　香附(醋制)128 g　天冬 64 g　甘草 32 g　地黄 256 g　熟地黄 256 g　川芎 64 g　银柴胡 26 g　丹参 128 g　山药 128 g　芡实(炒)64 g　鹿角霜 48 g

【功能与主治】补气养血,调经止带。主治气血两虚证。症见身体瘦弱,腰膝酸软,月经不调,崩漏带下。

【组方分析】本方证治气血两虚,冲任不固所致。冲为血海,任主胞胎,冲任之本在肾,胞脉者系于肾;脾气主升,统摄诸血,提携诸气,元气不足,中州虚陷,脾肾双亏,故而冲任不固,致经血失统,带下失约,发为月经先期、月经过多、经期延长、崩漏、带下等病。

方中以血肉有情之品乌鸡重补阴血,滋肝肾,清虚热,为君药。人参、黄芪、山药补气健脾,以资气血生化之源;熟地黄、当归、鹿角胶、白芍补益肝肾,滋阴养血;地黄、鳖甲、天冬、银柴胡滋阴生津,清虚热,为臣药。香附、川芎、丹参疏肝行气,活血调经;鹿角霜、桑螵蛸、芡实、牡蛎补益下元,收敛固涩,为佐药。甘草调和诸药,为使药。诸药合用,共奏补气养血、调经止带

之功。

【临床应用】

(1)本品用于气血两虚、冲任不固所致之月经不调、痛经、闭经、带下及久不成孕。以身体瘦弱、月经量少色淡、带下清稀、腰膝酸软为辨证要点。

(2)常用治妇女月经不调、更年期综合征、慢性迁延性肝炎、贫血、慢性盆腔炎、不孕症及多种慢性血液病等属气血两虚、冲任不固者。

【性状规格】为黑褐色至黑色的水蜜丸、小蜜丸或大蜜丸;味甜、微苦。

【用法用量】口服。水蜜丸一次 6 g,小蜜丸一次 9 g,大蜜丸一次 1 丸,一日 2 次。

【使用注意】孕妇忌服。服药期间少食辛辣生冷食物。

【其他剂型】乌鸡白凤片、胶囊、口服液。

乌鸡白凤丸的渊源和主治

乌鸡白凤丸被誉为"妇科良药",系根据明代龚廷贤《寿世保元》"乌鸡丸"方加减而成。原方出自唐朝,经宋、元、明朝历代医家反复修改,清代太医进一步修订后为宫廷御药。

近年研究表明,乌鸡白凤丸的适应证并不局限于妇科疾病的治疗,对男性的诸多疾病,如前列腺增生、男性不育症、阳痿等,均有显著疗效。

任务9.3　补　阴

本类方药具有滋阴的功效,适用于阴虚证。症见形体消瘦,头晕耳鸣,潮热盗汗,口燥咽干,舌红少苔,脉细数等。代表方药有六味地黄丸、左归丸等。

六味地黄丸《小儿药证直诀》

【组成】熟地黄 24 g　山萸肉 12 g　山药 12 g　泽泻 9 g　牡丹皮 9 g　茯苓 9 g

【功能与主治】滋阴补肾。主治肾阴虚证。症见腰膝酸软,头晕目眩,耳鸣耳聋,盗汗,遗精,消渴,骨蒸潮热,手足心热,舌燥咽痛,牙齿动摇,足跟作痛,以及小儿囟门不合,舌红少苔,脉沉细数。

【组方分析】本方证治为肾阴亏损,虚火上炎所致。肾为先天之本,肾阴肾阳寓于其中,肾阴不足,阴不制阳,则致肾阳偏亢,虚火内生。腰为肾之府,肾主骨生髓,肾阴不足,不能滋养其府,则腰膝酸软;精亏髓少,骨失所养,则足跟作痛,牙齿松动,脑为髓之海,肾阴亏损,髓海空虚,则头晕目眩;肾开窍于耳,肾阴不足,精不上承,则耳鸣耳聋;肾藏精,相火内扰精室,则遗精;阴虚生内热,虚火上炎,则骨蒸潮热,消渴,盗汗,舌红少苔,脉细数。

方中重用熟地黄,滋阴补肾,填精益髓,为君药。山萸肉主入肝经,滋补肝肾,收涩固脱;山药主入脾经,健脾益气,涩精固肾,补后天以充先天,为臣药。泽泻利湿泄浊,并防熟地黄滋腻;牡丹皮清泄相火,并制山萸肉之温;茯苓健脾补中,利水渗湿,助山药健运脾胃,又助泽泻泄肾浊,共为佐药。本方三补三泻,以补为主;肝脾肾三阴并补,以补肾阴为主。补中有泻,寓泻于补,标本同治,以治本为主。

【临床应用】

(1)本方为治肾阴虚证的代表方和基本方。以腰膝酸软、头晕目眩、口燥咽干、舌红少苔、脉沉细数为辨证要点。

(2)常用治慢性肾炎、高血压病、糖尿病、肺结核、甲状腺功能亢进、中心视网膜炎、更年期综合征等属肾阴不足者。

【用法】上药为末,炼蜜为丸,温开水化服;也可水煎服。

【使用注意】方中熟地黄滋腻碍胃,脾虚食少便溏者慎用。

【附】

(1)麦味地黄丸(《中国药典》) 由六味地黄丸加麦冬9 g、五味子6 g组成。功能滋肾养肺,用于肺肾阴亏,潮热盗汗,咽干咳血,眩晕耳鸣,腰膝酸软,消渴。

(2)知柏地黄丸(《中国药典》) 由六味地黄丸加知母6 g、黄柏6 g组成。功能滋阴降火,用于阴虚火旺,潮热盗汗,口干咽痛,耳鸣遗精,小便短赤。

(3)归芍地黄丸(《中国药典》) 由六味地黄丸加当归9 g、白芍12 g组成。功能滋肝肾,补阴血,清虚热。用于肝肾两亏,阴虚血少,头晕目眩,耳鸣咽干,午后潮热,腰腿酸痛,足跟疼痛。

(4)杞菊地黄丸(《中国药典》) 由六味地黄丸加枸杞子9 g、菊花9 g组成。功能滋肾养肝,用于肝肾阴亏,眩晕耳鸣,羞明畏光,迎风流泪,视物昏花。

左归丸《景岳全书》

【组成】熟地黄240 g 山药120 g 菟丝子120 g 川牛膝120 g 龟板胶120 g 鹿角胶120 g 山茱萸120 g 枸杞子120 g

【功能与主治】滋阴补肾,填精益髓。主治真阴不足证。症见腰膝酸软,头晕眼花,耳聋失眠,遗精滑泄,自汗盗汗,口干舌燥,舌红少苔,脉细。

【想一想】

六味地黄丸与左归丸均是滋补肾阴的中成药,应如何区别使用?

答案解析

【组方分析】本方证治为真阴不足,精髓亏损所致。肾藏精,主骨生髓。肾精亏虚,不能上荣,则头晕目眩;精髓不充,封藏失职,故腰膝酸软、遗精滑泄;精气亏虚,不能固藏于内,故自汗盗汗;阴虚则津不上承,故口燥咽干;舌红少苔、脉细为真阴不足之象。

方中重用熟地黄滋肾填精,大补真阴,为君药。山茱萸养肝滋肾,涩精敛汗;山药补脾益阴,滋肾固精;枸杞补肾益精,养肝明目;鹿角胶咸温,温肾助阳,生精益血;龟板胶咸寒,滋阴潜阳,益肾健骨、龟鹿二胶为血肉有情之品,两者合用,可沟通任督二脉,共助熟地黄益精填髓、滋补真阴之力,为臣药。菟丝子、川牛膝补肝肾,强筋骨,壮腰膝,为佐药。诸药合用,共奏滋阴补肾、填精益髓之功。

【临床应用】

(1)本方为治真阴不足证的常用方。以头晕目眩、腰膝酸软、自汗盗汗、舌红少苔、脉细为辨证要点。

(2)常用治女性多囊卵巢综合征、更年期综合征、月经不调、不孕症、男性前列腺增生、阳痿、不育症、慢性肾炎、糖尿病、老年性痴呆、神经性耳鸣等。

【用法】先将熟地黄蒸烂,杵膏,炼蜜为丸,如梧桐子大。食前用滚汤或淡盐汤送下百余丸9 g。也可水煎服,用量按原方比例酌减。

【使用注意】脾虚腹胀泄泻者慎用。

 【练一练】

左归丸和六味地黄丸共有的相同药物是(　　　)。

A.地黄　　　B.熟地黄　　　C.牛膝　　　D.茯苓　　　E.枸杞子　　　答案解析

看一看

左归丸与六味地黄丸的区别

左归丸与六味地黄丸均为滋阴补肾之剂,但立法和主治均有不同。六味地黄丸以补肾阴为主,寓泻于补,补力平和,适用于肾虚不著而兼有内热之证。左归丸纯甘壮水,补而无泻,补力较峻,适用于真阴不足、精髓亏损之证。

任务9.4　补　阳

本类方药具有温阳的功效,适用于阳虚证。症见形寒肢冷,腰膝酸软,小便清长或小便不利,男子阳痿早泄,女子宫寒不孕,舌淡苔白,脉沉细。代表方药有桂附地黄丸、右归丸、肾宝合剂、五子衍宗丸等。

桂附地黄丸《中国药典》

【组成】肉桂20 g　附子(制)20 g　熟地黄160 g　酒萸肉80 g　牡丹皮60 g　山药80 g　茯苓60 g　泽泻60 g

【功能与主治】温补肾阳。主治肾阳不足证。症见腰膝酸冷,肢体浮肿,小便不利或反多,痰饮喘咳,消渴。

【组方分析】本方证治为肾阳不足所致。肾阳为一身阳气之根本。肾阳不足,不能温养下焦,则腰膝酸冷;肾阳虚弱,膀胱气化无权,水湿停蓄则致小便不利,肢体浮肿;若肾阳虚衰,膀胱失于约束,则小便反多,入夜阳消阴长,则夜尿频数;若肾阳不足,水液失于蒸化,津不上承,则口渴不已,液聚成痰,则发为痰饮。

方中附子、肉桂为辛甘大热之品,温补肾阳,益火之源,蒸腾汽化,为君药。熟地黄滋阴补肾;山茱萸补肾益肝;山药益气健脾,三药滋补肝脾肾之阴,可使阴生阳长,为臣药。茯苓健脾渗湿,并助山药健脾;泽泻利水渗湿,且防熟地黄滋腻;牡丹皮清肝胆相火而凉血,三药寓泻于补,为佐药。诸药合用,共奏温补肾阳之功。

【临床应用】

(1)本品用于肾阳不足证。以腰膝酸冷、小便不利或反多为辨证要点。

(2)常用治糖尿病、甲状腺功能低下、慢性肾炎、肾上腺皮质功能减退及支气管哮喘等属于肾阳不足者。

【性状规格】为黑棕色的水蜜丸、黑褐色的小蜜丸或大蜜丸;味甜而带酸、辛。

【用法用量】口服。水蜜丸一次6g,小蜜丸一次9g,大蜜丸一次1丸,一日2次。

【其他剂型】桂附地黄胶囊。

【使用注意】肾阴不足,虚火上炎者,不宜使用。

【附】

金匮肾气丸(《部颁标准》)　由熟地黄108g、山药27g、山茱萸(酒炙)27g、茯苓78g、牡丹皮27g、泽泻27g、桂枝27g、附子(炙)4.5g、牛膝27g、盐车前子27g组成。功能温补肾阳,化气行水。用于肾虚水肿,腰膝酸软,小便不利,畏寒肢冷。

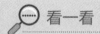
看一看

桂附地黄丸、济生肾气丸与金匮肾气丸

桂附地黄丸、济生肾气丸以及金匮肾气丸是常用的补益类药品。三种药物均具有温补肾阳的功效,但因在组分上存在差异,其对应病证不同。因此,在具体应用时,还需区别对待。

1.桂附地黄丸　组方源于张仲景《金匮要略》中的肾气丸。肾气丸为金匮肾气丸、济生肾气丸及地黄丸系列的鼻祖,原组方中用地黄和桂枝,今人将地黄多换作熟地黄。与鼻祖方剂肾气丸相比,桂附地黄丸增强了温补肾阳的功效。适合腰膝、小腹冷感明显,但不水肿的肾阳虚患者。

2.济生肾气丸　是在桂附地黄丸的组方基础上增加了牛膝和车前子两味中药。牛膝、车前子具有利水消肿的功效,使济生肾气丸更适合水肿、小便不利患者(痰重)。

3.金匮肾气丸　是在鼻祖方肾气丸基础上加味牛膝和车前子,或是将济生肾气丸组方中的肉桂改为桂枝而得。与济生肾气丸相比较,利水消肿功效不减,只是温补肾阳功效相对减弱。适合手脚冷感明显,伴水肿者。

右归丸 《中国药典》

【组成】熟地黄240 g 炮附片60 g 肉桂60 g 山药120 g 酒萸肉90 g 菟丝子120 g 鹿角胶120 g 枸杞子120 g 当归90 g 盐杜仲120 g

【功能与主治】温补肾阳,填精止遗。主治肾阳不足,命门火衰证。症见腰膝酸冷,精神不振,怯寒畏冷,阳痿遗精,大便溏薄,尿频而清。

答案解析

【想一想】
补阳是一个长期的过程,桂附地黄丸与右归丸哪个更适合长期服用?

【组方分析】本方证治为肾阳不足,命门火衰所致。肾为水火之脏,元气所聚,为元阳之根本。肾阳不足,命门火衰,不能温煦,甚则火不生土,影响脾胃的受纳与运化,故神疲乏力,怯寒畏冷,腰膝酸软,或胃纳不佳,大便溏薄;肾藏精,阳虚火衰,封藏失职,精关不固,或肾虚不能固摄,故阳痿、遗精、小便清长。

方中以附子、肉桂、鹿角胶温补肾阳,填精补髓,为君药。熟地黄、枸杞子、山茱萸、山药滋阴益肾,养肝补脾,与桂、附、鹿胶配伍有"阴中求阳"之功,为臣药。菟丝子补阳益阴,固精缩尿;杜仲补益肝肾,强筋壮骨;当归补血养肝,为佐药。诸药配合,共奏温补肾阳、填精止遗之功。

【临床应用】
(1)本品用于肾阳不足,命门火衰证。以神疲乏力、怯寒畏冷、腰膝酸冷、脉沉迟为辨证要点。
(2)常用治肾病综合征、男子不育症、老年骨质疏松、贫血、白细胞减少症等属肾阳不足,命门火衰者。

【性状规格】为黑色的小蜜丸或大蜜丸;味甜、微苦。小蜜丸每10丸重1.8 g,大蜜丸每丸重9 g。

【用法用量】口服。小蜜丸一次9 g,大蜜丸一次1丸,一日3次。

【使用注意】忌食生冷,肾虚有湿浊者不宜使用。

【练一练】
右归丸和桂附地黄丸共有的相同药物是(   )。
A.熟地黄 B.肉桂 C.鹿角胶 D.茯苓 E.杜仲

答案解析

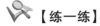看一看

左归丸与右归丸的区别

左归丸与右归丸原方均出自明代医家张景岳的《景岳全书》。张景岳根据《黄帝内经》阴阳互根、阴阳互济的理论,提出了"善补阳者必于阴中求阳,则阳得阴助而生化无穷""善补阴者必于阳中求阴,则阴得阳升而泉源不竭"这一治疗肾阳虚和肾阴虚的基本法则。左归丸与右归丸便是这一思想的具体体现。

中医认为,肾有二脏,其左者为肾,右者为命门。左属水主阴,右属火主阳。左归丸能补肾阴,使阴精得归其原,故名左归丸;右归丸能补肾阳,使元阳(命火)得归其原,故名右归丸。

肾宝合剂《中国药典》

【组成】蛇床子28 g　菟丝子66 g　茯苓30 g　小茴香14.4 g　金樱子94.6 g　当归46.8 g　川芎28.3 g　补骨脂28.5 g　红参20 g　五味子36 g　白术14.2 g　覆盆子32.9 g　制何首乌71.4 g　车前子16.5 g　熟地黄94 g　山药46.3 g　葫芦巴94 g　肉苁蓉47.3 g　枸杞子66 g　淫羊藿94.6 g　黄芪51.4 g　炙甘草14.2 g

【功能与主治】温补肾阳,固精益气。主治肾阳亏虚,精气不足证。症见阳痿遗精,腰腿酸痛,精神不振,夜尿频多,畏寒怕冷,月经过多,白带清稀。

【组方分析】本方证治为肾阳亏虚,精气不足所致。方中淫羊藿补肾阳,强筋骨;葫芦巴温肾助阳,强筋骨;熟地黄滋补肾精;金樱子固精缩尿,共为君药。补骨脂、蛇床子、肉苁蓉温阳祛寒;枸杞子、菟丝子、制首乌填精补髓,滋阴补肾,调和阴阳;五味子、覆盆子固肾止遗,共为臣药。黄芪、红参、白术、山药补脾益气;当归、川芎补血和血;小茴香温肾暖肝,散寒止痛;茯苓宁心安神;车前子泻通邪浊,补而不滞,共为佐药。炙甘草调和阴阳,调和脾肾,调和补泻,调和诸药,为使药。

【临床应用】

(1)本品用于肾阳亏虚,精气不足证。以阳痿遗精、腰腿酸痛、神疲乏力、夜尿频多、畏寒怕冷为辨证要点。

(2)常用治腰腿酸痛,精神不振,夜尿频多,畏寒怕冷;妇女月经过多,白带清稀。

【性状规格】为棕红色至棕褐色的液体;味甜、微苦。每支装10 mL;每瓶装100 mL,每瓶装150 mL,每瓶装200 mL。

【用法用量】口服。一次10～20 mL,一日3次。

【使用注意】感冒发热期停服。

【其他剂型】肾宝糖浆。

五子衍宗丸《中国药典》

【组成】枸杞子400 g　菟丝子(炒)400 g　覆盆子200 g　五味子(蒸)50 g　盐车前子100 g

【功能与主治】补肾益精。主治肾虚精亏所致的阳痿不育、遗精早泄、腰痛、尿后余沥。

【组方分析】本方证治为肾虚滑脱,精关不固所致。方中重用枸杞子、菟丝子补肾益精,且菟丝子益阴兼能扶阳,温而不燥,补而不滞,为君药。覆盆子甘酸微温,固精益肾;五味子固肾涩精,助阳止遗,共为臣药。车前子泻有形之邪浊,涩中兼通,使补而不滞,为佐使药。诸药合用,泻中寓补,补中有泻,为补肾固精平和之药。

【临床应用】

(1)本品用于肾虚滑脱,精关不固证。以阳痿、遗精早泄、腰痛、尿后余沥为辨证要点。

(2)常用治阳痿、遗精早泄、肾病综合征、精子减少不育症、复发性口腔溃疡,以及眼肌型重症肌无力、骨结核、老年性夜尿增多症、老年性癃闭等属肾精亏虚者。

【性状规格】为棕褐色的水蜜丸,棕黑色的小蜜丸或大蜜丸;味甜、酸、微苦。

【用法用量】口服。水蜜丸一次6 g,小蜜丸一次9 g,大蜜丸一次1丸,一日2次。

【使用注意】孕妇慎服。

【其他剂型】五子衍宗片。

 看一看

五子衍宗丸的药性特点

本品药物组成皆为植物种仁,味厚质润,既能滋补阴血,又蕴含生生之气,性平偏温,擅于益气温阳。研究表明,本品能保护睾丸的生精功能,调节下丘脑-垂体-性腺轴功能,以及抗衰老、降血糖、抗氧自由基、增强免疫等作用,是治男性不育症的常用方。

表9.1 其他补益方药简表

方 名	组 成	功能与主治	用法及用量	规 格
消渴丸《中国药典》	葛根、地黄、黄芪、天花粉、玉米须、南五味子、山药、格列本脲	滋肾养阴,益气生津。主治气阴两虚所致的消渴病,症见多饮、多尿、多食、消瘦、体倦乏力、眠差、腰痛;2型糖尿病见上述证候者	口服。一次5～10丸,一日2～3次。饭前用温开水送服,或遵医嘱。注意本品含格列本脲,严格按处方药使用,并注意监测血糖	每10丸重2.5 g(含格列本脲2.5 mg)
养胃颗粒《中国药典》	炙黄芪、党参、白芍、甘草、陈皮、香附、乌梅、山药	养胃健脾,理气和中。主治脾虚气滞所致的胃痛,症见胃脘不舒、胀满疼痛、嗳气食少;慢性萎缩性胃炎见上述证候者	开水冲服。一次1袋,一日3次。注意忌生冷油腻、不易消化及刺激性食物,戒烟酒	每袋装15 g;每袋装5 g(无蔗糖)
玉泉丸《部颁标准》	葛根、天花粉、地黄、麦冬、五味子、甘草	养阴生津,止渴除烦,益气和中。主治因胰岛功能减退而引起的物质代谢、碳水化合物代谢紊乱,血糖升高之糖尿病(也称消渴证),肺胃肾阴亏损,热病后期	口服。一次6 g,一日4次;7岁以上小儿一次3 g,3～7岁小儿一次2 g	每10丸重1.5 g
明目地黄丸《中国药典》	熟地黄、酒萸肉、牡丹皮、山药、茯苓、泽泻、枸杞子、菊花、当归、白芍、蒺藜、煅石决明	滋肾,养肝,明目。主治肝肾阴虚,目涩畏光,视物模糊,迎风流泪	口服。水蜜丸一次6 g,小蜜丸一次9 g,大蜜丸一次1丸,一日2次	大蜜丸每丸重9 g
养阴生血合剂《中国药典》	地黄、黄芪、当归、玄参、麦冬、石斛、川芎	养阴清热,益气生血。主治阴虚内热、气血不足所致的口干咽燥、食欲减退、倦怠无力;有助于减轻肿瘤病人白细胞下降,改善免疫功能,用于肿瘤患者放疗时见上述证候者	口服。一次50 mL,一日1次。放射治疗前3天开始服用。放疗期间,在每次放射治疗前1小时服用,至放疗结束	每瓶装50 mL

技能赛点

补益方药根据功用不同,分为补气、补血、补阴、补阳方药。

1.补气 具有补脾益气作用,适用于脾肺气虚证。其中,四君子汤为益气健脾的基本方,用于脾胃气虚证。参苓白术散既能益气健脾,又可渗湿止泻,主治脾胃气虚而兼湿盛之证。补中益气丸长于益气升阳,适用于劳倦伤脾,气虚发热或气虚下陷的脱肛、子宫下垂等证。生脉饮补气养阴,兼能生津止汗和敛肺止咳,主治气阴不足之证。人参健脾丸健脾益气,和胃止泻,主治脾胃虚弱所致的饮食不化证。

2.补血 具有补血作用,适用于血虚诸证。其中,四物汤为补血调血的基础方,也是妇科调经的常用方,适用于冲任虚损,营血虚滞所致的月经不调、痛经等证。当归补血汤重在补气生血,常用于劳倦内伤,血虚发热之证。归脾丸以益气补血、健脾养心为主,善治心脾气血两虚和脾不统血之证。八珍丸为四君子汤和四物汤的合方,是气血双补的基本方,用于久病失治或病后失调所致气血两虚之证。十全大补丸是在八珍丸的基础上,加入温补的黄芪、肉桂组成,故以温补气血为主,适用于气血两虚而见手足不温者。人参养荣丸也可温补气血,适用于心脾不足,气血两亏证。阿胶补血膏补益气血,滋阴润肺,适用于气血两虚所致的久病体弱、目昏、虚劳咳嗽。乌鸡白凤丸主治气血两虚、冲任不固所致月经不调、痛经、闭经、带下及久不成孕。

3.补阴 具有滋阴作用,用于阴虚诸证。六味地黄丸肝脾肾三阴并补,以补肾阴为主,是治肾阴虚证的基础方和代表方,适用于肾阴不足为主的各种病证。左归丸为"纯甘壮水",补而不泻之剂,功专滋阴补肾,填精补髓,其滋阴补肾之力强于六味地黄丸,用治真阴不足、精髓亏损之证。

4.补阳 具有温阳作用,用于阳虚诸证。桂附地黄丸和右归丸均能温补肾阳,主治肾阳不足诸证。桂附地黄丸为补肾壮阳的代表方;右归丸温补肾阳,填精止遗,纯补无泻,温补肾阳之力强于桂附地黄丸,适用于肾阳不足、命门火衰及火不生土等证。肾宝合剂调和阴阳,温阳补肾,扶正固本,主治肾阳亏虚、精气不足证。五子衍宗丸补肾益精,主治肾虚精亏所致的阳痿不育、遗精早泄、腰痛、尿后余沥。

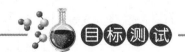 目标测试

一、单项选择题

1.四君子汤的组成药物为( )。

A.人参、白术、干姜、炙甘草

B.人参、茯苓、干姜、炙甘草

C.白术、茯苓、黄芪、炙甘草

D.人参、白术、茯苓、炙甘草

答案解析

2.四君子汤的主治病机是( )。

A.脾肾阳虚　　B.肝脾不和

C.脾胃气虚　　　　D.心脾两虚

3.参苓白术散的功效是( )。

A.健脾和胃,行气消痞

B.益气健脾,渗湿止泻

C. 益气补中,健脾养胃   D. 养胃健脾,理气和中

4. 参苓白术散的主治病机是( )。

    A. 脾胃气虚   B. 脾虚湿盛   C. 脾虚痰阻   D. 脾虚气滞

5. 具有益气生津、敛阴止汗功用的方药是( )。

    A. 生脉散   B. 炙甘草汤   C. 玉屏风散   D. 大补阴丸

6. 生脉散的组成药物是( )。

    A. 人参、当归、五味子   B. 人参、地黄、五味子

    C. 人参、麦冬、五味子   D. 人参、地黄、玄参

7. 补中益气丸的功效是( )。

    A. 益气补血,健脾养心   B. 补中益气,渗湿止泻

    C. 益气固表止汗   D. 补中益气,升阳举陷

8. 当归补血汤中黄芪与当归的用量比例为( )。

    A. 6 : 1   B. 5 : 2   C. 5 : 1   D. 2 : 1

9. 营血虚滞证者,宜选用( )。

    A. 桃红四物汤   B. 四物汤   C. 当归补血汤   D. 归脾丸

10. 气血双补的方药是( )。

    A. 八珍丸   B. 补中益气丸   C. 六味地黄丸   D. 天王补心丹

11. 属于六味地黄丸中"三补"的药物是( )。

    A. 茯苓、泽泻、牡丹皮   B. 茯苓、山药、泽泻

    C. 熟地黄、山茱萸、山药   D. 山茱萸、山药、牡丹皮

12. 黄芪在补中益气汤中的配伍意义主要是( )。

    A. 补气升阳   B. 补气利水   C. 补气摄血   D. 益气生血

13. 六味地黄丸的配伍特点是( )。

    A. 三补   B. 三泻   C. 只补不泻   D. 三补三泻

14. 患者眩晕心悸,唇爪无华,月经量少,少腹作痛,舌淡,脉细。治宜选用( )。

    A. 八珍丸   B. 四物汤   C. 逍遥丸   D. 当归补血汤

15. 具有补气养血、调经止带功效,用于气血两虚之月经不调、崩漏带下的方药是( )。

    A. 益母草颗粒   B. 艾附暖宫丸   C. 乌鸡白凤丸   D. 固经丸

16. 气短心悸,失眠多梦,头昏头晕,体倦食少,面色萎黄,舌淡苔薄白,脉细弱。治宜选用

( )。

    A. 阿胶补血膏   B. 生脉饮   C. 归脾丸   D. 肾宝合剂

17. 桂附地黄丸的功效是( )。

    A. 温补肾阳,固精益气   B. 温补肾阳,填精止遗

    C. 补肾益精   D. 温补肾阳

18. 补中益气汤中升麻、柴胡的作用是( )。

    A. 升阳举陷   B. 疏散风邪   C. 载药上行   D. 火郁发之

19. 右归丸中用量最大的药物是( )。

    A. 附子   B. 熟地黄   C. 肉桂   D. 鹿角胶

20.左归丸中配伍肉桂、附子、鹿角胶的用意是(　　)。

    A.滋阴　　　　B.阳中求阴　　　　C.阴中求阳　　　　D.阴阳并补

二、多项选择题

1.关于六味地黄丸描述,正确的是(　　)。

    A.具有滋阴补肾之功

    B.三补三泻,其中"补药"用量重于"泻药"

    C.主治肾阴虚证

    D.在补阴之中配伍补阳药,取"阳中求阴"之义

    E.三阴并补,以补脾阴为主

2.组方中包含四君子汤的中成药是(　　)。

    A.八珍汤　　B.补中益气丸　　C.参苓白术散　　D.人参健脾丸　　E.十全大补丸

3.组方中包含四物汤的方药是(　　)。

    A.归脾丸　　B.八珍丸　　C.十全大补丸　　D.人参养荣丸　　E.乌鸡白凤丸

4.具有气血双补作用的方药是(　　)。

    A.四物汤　　B.补中益气丸　　C.归脾丸　　D.人参养荣丸　　E.八珍丸

5.下列属于补中益气丸的组成药物是(　　)。

    A.黄芪、人参　　B.茯苓、大枣　　C.升麻、柴胡　　D.白术、甘草　　E.当归、陈皮

6.能温补肾阳的方剂有(　　)。

    A.左归丸　　B.右归丸　　C.桂附地黄丸　　D.肾宝合剂　　E.五子衍宗丸

7.六味地黄丸主治证候包括(　　)。

    A.腰膝酸软　　B.头晕目眩　　C.耳鸣耳聋　　D.盗汗遗精　　E.舌淡而胖

8.四君子汤与理中丸共有的药物是(　　)。

    A.人参　　B.干姜　　C.茯苓　　D.白术　　E.甘草

9.关于十全大补丸说法,正确的是(　　)。

    A.为四君子合四物再加附子、肉桂而成　　　　B.本方功效温补气血

    C.本方功效补益气血,滋阴润肺　　　　D.主治肾阳不足,命门火衰证

    E.主治气血两虚证

三、分析题

(一)病例分析

1.张某,男,49岁。主诉腹泻3年。常觉胸脘痞闷,肠鸣即泻,大便一日3~5次,稀溏,四肢乏力,形体消瘦,面色萎黄,舌淡苔白腻,脉虚缓。根据所学中医药知识,为该患者推荐常用的方剂与中成药,并作简要分析。

2.刘某,女,29岁。主诉月经量多、经期延长半年。患者半年前正值经期(第3天),参加单位篮球比赛,之后月经量突然增多,且持续10余日方止。此后,每月经期均量多,时间长,经色淡红,并伴有神疲、体倦乏力、食少便溏、面色无华、舌淡苔白、脉细无力。根据所学中医药知识,为该患者推荐常用的方剂与中成药,并作简要分析。

(二)处方分析

1.处方:

熟地黄 24 g　山茱萸 12 g　山药 12 g　丹皮 9 g　泽泻 9 g　茯苓 9 g

请简要分析此方适用于何种病证。

2.审核处方,指出调配时应注意的事项。

熟地黄 24 g　附子 6 g　官桂 6 g　淮山 12 g　酒山萸肉 9 g　菟丝子 12 g　鹿角胶 12 g 枸杞子 12 g　当归 9 g　盐杜仲 12 g

3.根据八珍丸所治病证的特点,设计问病荐药过程。

【书网融合】

教学课件:
学会补益方药

视频微课:
四君子汤

视频微课:
补中益气丸

视频微课:
四物汤

视频微课:
六味地黄丸

视频微课:
乌鸡白凤丸

项目 10　学会理气方药

【学习目标】

知识目标：

1.掌握理气方药的概念、分类及使用注意；越鞠丸、柴胡疏肝散、半夏厚朴汤、旋覆代赭汤的功能与主治、临床应用，理解其组方分析。

2.熟悉护肝片、气滞胃痛颗粒、苏子降气丸、四磨汤口服液、木香顺气丸、三九胃泰颗粒的功能与主治、用法及使用注意。

3.了解良附丸等药的功能与主治、临床应用。

技能目标：

1.学会理气方药重点成药的功能与主治、临床应用和辨证要点。

2.能根据理气方药的所治证型，熟练进行问病荐药角色扮演，掌握本项目的问病荐药过程。

素质目标：

1.引导学生坚定文化自信，厚植中医药情怀，学会合理使用理气方药，培养健康至上的敬业精神，助力健康中国建设。

2.培养学生具备理气方药用药指导的能力，精益求精。

3.培养学生博学强记、勤于思考、归纳总结的能力。

动画：岗位情境导学

【岗位情境导学】

情境描述：康某，男，35 岁。前两日与人争执后总觉郁闷烦躁，食欲不振。往后更出现胸痞胀满、胃脘疼痛症状，故到药店寻求帮助。店员了解了他的情况，再仔细问清大便情况及是否有口渴等症状细节，给他推荐了中成药气滞胃痛颗粒。

情境分析：情绪中的怒、恼及争吵等行为都会影响肝的疏泄，进而影响脾胃的运化功能。为何店员会推荐这个药？还有其他合适的中成药吗？

讨论：气的运行失常可导致哪些病证？分别应如何治疗？

学前导语：理气方药分为行气、降气两类，要根据病证的实际情况选择合适之法。

那么，理气方药应如何选择呢？

由理气药为主组成,具有行气或降气等作用,用以治疗气滞、气逆病证的方剂和中成药,称理气方药。属"八法"中的"消法"。

气滞以肝气郁滞与脾胃气滞为主,治宜行气;气逆以肺气上逆与胃气上逆为主,治宜降气。因此,理气方药相应地分为行气和降气两类。

使用理气剂时,首先,应辨清疾病之虚实。若气滞实证,当须行气;若气虚之证,当补其虚。其次,辨有无兼夹,若气机郁滞与气逆不降相兼为病,应分清主次,行气与降气配伍使用;若兼气虚者,则需配伍适量补气之品。最后,理气药多芳香辛燥,易伤津耗气,应适可而止,尤其是年老体弱、阴虚火旺、孕妇或素有崩漏吐衄者,应慎用。

🔍 **看一看**

理气方药的药理作用

现代研究表明,本类方药具有调节胃肠运动、影响消化液分泌、利胆、松弛支气管平滑肌、调节子宫平滑肌、调节心血管系统等作用。主要用于治疗慢性胃炎、消化不良、溃疡病、胆道疾病、急性或慢性肝炎、肠炎、痢疾、支气管哮喘、痛经、乳腺包块等疾患。

任务 10.1　行　气

本类方药具有疏畅气机的功效,适用于气滞证。气滞一般以肝气郁滞和脾胃气滞为多见。肝气郁滞,症见胸胁胀痛,或疝气痛,或月经不调,或痛经等;脾胃气滞,症见脘腹胀痛,嗳气吞酸,呕恶食少,大便失常等。代表方药有越鞠丸、柴胡疏肝散、半夏厚朴汤、气滞胃痛颗粒等。

越鞠丸《丹溪心法》

【组成】香附 6 g　川芎 6 g　苍术 6 g　栀子 6 g　神曲 6 g

【功能与主治】行气解郁。主治六郁证。症见胸膈痞闷,脘腹胀痛,嗳腐吞酸,恶心呕吐,饮食不消等。

答案解析

❓【想一想】

越鞠丸治疗六郁证,但为何方中只有五味?

【组方分析】本方证治为情志变化或饮食不节等所致气、血、痰、火、湿、食六郁轻症,以气郁为主。气郁则升降不行,运化失常,见胸膈痞闷,脘腹胀痛,嗳腐吞酸,恶心呕吐,饮食不消等症。气郁又可因血、痰、火、湿、食诸郁导致或加重,治当行气解郁。

方中香附行气解郁,以治气郁,为君药。川芎为血中气药,活血祛瘀治血郁,助香附行气解郁;栀子清热泻火,以治火郁;苍术燥湿运脾,以治湿郁;神曲消食导滞,以治食郁,共为臣佐。因痰郁由气滞湿聚而成,若气行湿化,则痰郁随之而解,故方中未加治痰之药。

【临床应用】

(1)本方为治六郁(气血痰火湿食)的代表方。以胸膈痞闷、脘腹胀痛、饮食不消为辨证要点。

（2）常用治胃神经官能症、胃及十二指肠溃疡、慢性胃炎、胆石症、胆囊炎、肝炎、肋间神经痛、痛经、月经不调等辨证属六郁者。

【用法】上为末，水丸如绿豆大。现代用法：水丸，每服 6～9 g，温开水送服。

【附】

越鞠丸《中国药典》由醋香附200 g、川芎200 g、炒栀子200 g、苍术（炒）200 g、六神曲（炒）200 g组成。功能理气解郁，宽中除满。用于胸脘痞闷，腹中胀满，饮食停滞，嗳气吞酸。

【练一练】

越鞠丸中能解决痰郁的药物是（　　　　）。

A. 香附　　　　B. 川芎　　　　C. 苍术　　　　D. 神曲　　　　E. 栀子

答案解析

柴胡疏肝散《景岳全书》

【组成】陈皮6 g　柴胡6 g　川芎5 g　香附5 g　枳壳5 g　芍药5 g　甘草3 g

【功能与主治】疏肝解郁，行气止痛。主治肝气郁滞证。症见胁肋疼痛，或寒热往来，嗳气太息，脘腹胀满，脉弦。

【组方分析】本方证治为情志不遂，肝失疏泄，肝气郁结所致。气滞则血行不畅，肝经不利，见胁肋疼痛，或寒热往来。肝气横逆犯胃，胃失和降，则嗳气太息，脘腹胀满。治当疏肝解郁，行气止痛。

方中柴胡疏肝解郁，为君药。香附理气疏肝，川芎行气活血止痛，两药相合增强柴胡疏肝解郁，兼有行气止痛之功，为臣药。陈皮、枳壳理气行滞；芍药、甘草养血柔肝，缓急止痛，为佐药。甘草调和药性，也为使药。

【临床应用】

（1）本方为治肝气郁滞证的常用方。以胁肋胀痛、脉弦为辨证要点。

（2）常用治肝炎、慢性胃炎、肋间神经痛、慢性胆囊炎、胃神经官能症、胃十二指肠溃疡等属于肝郁气滞者。

【用法】水煎，食前服。

【附】

柴胡舒肝丸（《中国药典》）　由茯苓 100 g、麸炒枳壳50 g、豆蔻40 g、酒白芍50 g、甘草50 g、醋香附75 g、陈皮50 g、桔梗50 g、姜厚朴50 g、炒山楂50 g、防风50 g、六神曲（炒）50 g、柴胡75 g、黄芩50 g、薄荷50 g、紫苏梗75 g、木香25 g、炒槟榔75 g、醋三棱50 g、酒大黄50 g、青皮（炒）50 g、当归50 g、姜半夏75 g、乌药50 g、醋莪术50 g组成。功能疏肝理气，消胀止痛。用于肝气不舒，胸胁痞闷，食滞不清，呕吐酸水。

看一看

柴胡疏肝散与柴胡舒肝丸的比较

柴胡疏肝散和柴胡舒肝丸，其在药物的组成上不同，剂型上不同，但功效大致相同。

1. 药物的组成不同　柴胡疏肝散的药物组成，包括陈皮、柴胡、川芎、香附、枳壳、芍药、甘草。柴胡舒肝丸药物组成，包括柴胡、青皮、陈皮、防风、木香、枳壳、乌药、香附、姜半夏、茯苓、桔梗、厚朴、紫苏梗、豆蔻、甘草、山楂、当归、黄芩、薄荷、槟榔、六神曲、大黄、白芍、三棱、莪术。二者略有不同。

2.剂型不同　柴胡疏肝散作为一种中医方剂,是散剂也就是汤剂,起效快。柴胡舒肝丸作为一种中成药,属于丸剂,相对来说更便于服用和携带。

3.功效大致相同　二者都具有疏肝解郁、行气止痛的功效,都主要用于肝气郁结所致胸胁胀痛、乳房胀痛、胸闷等症,还可用于治疗慢性胃炎、慢性肝病、肋间神经痛等慢性病。柴胡疏肝散证是肝气郁结,不得疏泄,气郁导致血滞,故见胁肋疼痛诸症;方用四逆散去枳实,加陈皮、枳壳、川芎、香附,增强疏肝行气、活血止痛之效,故服后肝气条达,血脉通畅,痛止而诸症亦除。

半夏厚朴汤《金匮要略》

【组成】半夏12 g　厚朴9 g　茯苓12 g　生姜15 g　苏叶6 g

【功能与主治】行气散结,降逆化痰。主治梅核气。症见咽中如有物阻,咯吐不出,吞咽不下,胸膈满闷,或咳或呕,舌苔白润或白滑,脉弦缓或弦滑。

【组方分析】本方证治为痰气互结咽喉,肺胃宣降失常所致。多因情志不遂,肝气郁结,肺胃宣降失常,津聚为痰,痰气相搏,郁结于咽喉,故见咽中如有物阻、咯吐不出、吞咽不下;肺胃失于宣降,可致胸中气机不畅,症见胸胁满闷、或咳嗽喘急、或恶心呕吐等。气不行则郁不解,痰不化则结难散,治当行气散结,降逆化痰。

方中半夏化痰散结,降逆和胃,为君药。厚朴下气除满,助半夏散结降逆;茯苓渗湿健脾,以助半夏化痰,共为臣药。生姜辛温散结,和胃止呕,且制半夏之毒;苏叶芳香行气,理肺舒肝,为佐使药。全方辛苦合用,辛以行气散结,苦以燥湿降逆,使气郁得疏,痰涎得化,诸症随之而解。

【临床应用】

（1）本方为治梅核气的常用方。以咽中如有物阻,吞吐不得、胸膈满闷、苔白腻、脉弦滑为辨证要点。

（2）常用治瘿症、胃神经官能症、慢性咽炎、食道痉挛、慢性支气管炎等属气滞痰阻者。

【用法】水煎服。

【使用注意】方中药物多辛温苦燥,适宜于痰气互结而无热者。气郁化火,阴伤津少之颧红口苦、舌红少苔者,虽见梅核气之特征,也不宜使用本方。

 看一看

梅核气释疑

梅核气,因情志不遂,肝气郁滞,痰气互结,停聚于咽所致,可见咽中似有梅核阻塞,咯之不出、咽之不下、时发时止等。临床以咽喉中有异常感觉,但不影响进食为特征。

现代医学称为咽异感症,又常被诊为咽部神经官能症,或称咽癔症、癔球。好发于青中年人,以女性居多。

护肝片《中国药典》

【组成】柴胡313 g　茵陈313 g　板蓝根313 g　五味子168 g　猪胆粉20 g　绿豆128 g

【功能与主治】疏肝理气,健脾消食。具有降低转氨酶作用。用于慢性肝炎及早期肝硬化。

【组方分析】方中柴胡疏肝解郁,为君药。茵陈清热利湿退黄,板蓝根清热解毒,为臣药。五味子酸敛生津,以护肝阴;猪胆粉清热润燥,解毒,为佐药。绿豆清热解毒,为使药。诸药合用,共奏疏肝理气、健脾消食之功。

【临床应用】常用治脂肪肝、酒精肝、药物性肝损伤、慢性肝炎及早期肝硬化,也可用于血吸虫性肝病和甲亢性肝损伤等。

【性状规格】为糖衣片或薄膜衣片,除去包衣后显棕色至褐色;味苦。薄膜衣片每片重0.36 g,每片重0.38 g;糖衣片(片芯重0.35 g)。

【用法用量】口服。一次4片,一日3次。

气滞胃痛颗粒《中国药典》

【组成】柴胡　延胡索(炙)　枳壳　香附(炙)　白芍　炙甘草

【功能与主治】疏肝理气,和胃止痛。主治肝郁气滞,胸痞胀满,胃脘疼痛。

【组方分析】本方证治为肝胃不和所致。肝气郁滞,横逆犯胃,故见胸痞胀满,胃脘疼痛。本方以四逆散为主方,加延胡索、香附。方中柴胡疏肝解郁,为君药。枳壳理气和中,与柴胡同用,一升一降,升清降浊,香附理气疏肝,共为臣药。白芍、甘草养血柔肝,缓急止痛,延胡索行气止痛,为佐药。甘草调和药性,为使药。

【临床应用】

(1)本品用于肝胃不和之胃痛。以胸痞胀满、胃脘疼痛为辨证要点。

(2)常用治胃痛、慢性胃炎、功能性消化不良等属于肝郁气滞者。

【性状规格】为淡棕色至棕黄色颗粒;具特异香气,味甜、微苦辛。每袋装5 g。

【用法用量】开水冲服。一次5 g,一日3次。

【使用注意】孕妇慎用。

 药爱生命

　　胃痛是比较常见的消化症状之一,胃痛可衍生变证,如胃热炽盛,迫血妄行;或瘀血阻滞,血不循经;或脾气虚弱,不能统血,均可致便血、呕血。若脾胃运化失职,湿浊内生,郁而化热,火热内结,导致腑气不通,可见腹痛剧烈,拒按,大汗淋漓,四肢厥逆的厥脱危证;或日久成瘀,气机壅塞,胃失和降,胃气上逆,致呕吐反胃。若胃痛日久,由气分深入血分,久痛入络致瘀,瘀结胃脘,可形成噎膈。

　　因此,应按病证特点对应选择合适的药物。气滞胃痛的特点是会出现胃脘胀痛的现象,主要是气血停滞,此时应选如气滞胃痛颗粒等行气止痛的药物。如气滞化热出现口渴等现象,应选如三九胃痛颗粒等兼清热的药物。

任务 10.2　降　气

本类方药具有降气平喘或降逆止呕的功效,适用于肺胃气逆证。肺气上逆常见咳喘、呕吐、嗳气、呃逆等症,代表方药有苏子降气丸等。胃气上逆常见呕吐、嗳气、呃逆等症,代表方药有旋覆代赭汤、四磨汤口服液、木香顺气丸、沉香化滞丸、三九胃泰颗粒等。

旋覆代赭汤《伤寒论》

【组成】旋覆花9 g　人参6 g　生姜15 g　代赭石6 g　炙甘草9 g　半夏9 g　大枣12 枚(瓣4枚)

【功能与主治】降逆化痰,益气和胃。主治胃虚痰阻气逆证。症见胃脘痞闷或胀满,按之不痛,频频嗳气,或见纳差、呃逆、恶心,甚或呕吐,舌苔白腻,脉缓或滑。

【组方分析】本方证治为胃虚痰阻,气逆不降所致。胃气因虚而上,故见频频嗳气,甚或呕吐、呃逆等证。脾胃虚弱,运化无力,聚湿为痰,痰浊中阻,故见胃脘痞闷或胀满,舌苔白腻,脉缓或滑。治当降逆化痰,益气和胃。

方中旋覆花下气消痰,降逆止嗳,为君药。代赭石质重沉降,善镇冲逆,为臣药;生姜用量较重,和胃降逆止呕,宣散水气祛痰,制约代赭石的寒凉之性,使其降逆不伐胃;半夏祛痰散结,降逆和胃,人参、炙甘草、大枣益脾胃,补气虚,扶助已伤之中气,为佐药。甘草调和诸药,为使药。

【临床应用】

(1)本方为治胃虚痰阻气逆证之常用方。以心下痞硬、嗳气频作、或呕吐、呃逆、苔白腻、脉缓或滑为辨证要点。

(2)常用治胃神经官能症、慢性胃炎、胃扩张、胃及十二指肠溃疡、幽门不完全性梗阻、神经性呃逆、膈肌痉挛等属胃虚痰阻者。

【用法】水煎服。

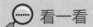 看一看
旋覆代赭汤之赭石及主治介绍

旋覆代赭汤中原方用代赭石,现在《中国药典》正名为赭石。赭石有生用、煅用之别,镇逆或止血都以煅用为好,因易于煎出有效成分。临床研究表明,此方运用广泛,可用于外感热病后痰浊中阻、气虚上逆之证;内伤杂病如反胃、呕吐、呃逆、痞胀、噫气、痰饮、哮喘、梅核气等;对于神经官能症、精神分裂症、急性腰痛,也获良效。

苏子降气丸《中国药典》

【组成】炒紫苏子145 g　厚朴145 g　前胡145 g　甘草145 g　姜半夏145 g　陈皮145 g

沉香 102 g　当归 102 g

【功能与主治】降气化痰,温肾纳气。主治上盛下虚,气逆痰壅证。症见咳嗽喘息,胸膈痞塞。

【组方分析】本方证治为痰涎壅肺,肾阳不足所致。其病机特点为"上实下虚,以上实为主"。"上实"是指痰涎壅肺,肺气失宣,见胸膈满闷、喘咳痰多;"下虚"是指肾阳虚衰,肾不纳气,见呼多吸少,喘逆短气,腰疼脚弱等。治当降气化痰,温肾纳气。

方中紫苏子降气平喘,祛痰止咳,为君药。半夏燥湿化痰降逆,厚朴下气宽胸除满,前胡下气祛痰止咳,三药助紫苏子降气祛痰平喘,为臣药。沉香纳气平喘;当归既治咳逆上气,又养血补肝润燥,同沉香以增温补下虚之效;陈皮燥湿行气化痰,为佐药。甘草调和药性,为使药。

【临床应用】

(1)本品用于上盛下虚,痰涎壅盛之喘咳。以咳嗽喘息、胸膈痞塞为辨证要点。

(2)常用治慢性支气管炎、肺气肿、支气管哮喘等属上实下虚者。

【性状规格】为浅黄色或黄褐色的水丸;气微香,味甜。每13粒重1 g。

【用法用量】口服。一次6 g,一日1~2次。

【使用注意】阴虚,舌红无苔者忌服。

四磨汤口服液《中成药标准汇编》

【组成】木香 37.5 g　枳壳 37.5 g　乌药 37.5 g　槟榔 37.5 g

【功能与主治】顺气降逆,消积止痛。用于婴幼儿乳食内积证。症见腹胀,腹痛,啼哭不安,厌食纳差,腹泻或便秘;中老年气滞、食积证,症见脘腹胀满,腹痛,便秘;腹部手术后促进肠胃功能的恢复。

【想一想】

四磨汤的"磨"指的是什么?为什么四磨汤强调"磨"?

答案解析

【组方分析】本方证治为脾胃气滞所致。脾胃气滞,不通则痛,见脘腹胀满、腹痛等症。方中木香善行脾胃气滞,行气止痛,健脾消食,为君药。枳壳理气宽中,乌药行气止痛,共为臣药。槟榔行气化滞以除满,为佐药。诸药相合,共奏顺气降逆、消积止痛之功。

【临床应用】

(1)本品用于婴幼儿乳食内积证,中老年气滞、食积证。以脘腹胀满、腹痛等为辨证要点。

(2)常用于消化不良、食积等属脾胃气滞者。

【性状规格】为棕黄色至棕色的澄清液体;气芳香,味甜、微苦。每支10 mL。

【用法用量】口服,成人一次20 mL,一日3次,疗程1周;新生儿一次3~5 mL,一日3次,疗程2天;幼儿一次10 mL,一日3次,疗程3~5天。

【使用注意】孕妇及肠梗阻、肠道肿瘤、消化道术后者禁用。

木香顺气丸《中国药典》

【组成】木香100 g 砂仁100 g 醋香附100 g 槟榔100 g 甘草50 g 陈皮100 g 厚朴100 g 枳壳(炒)100 g 苍术(炒)100 g 青皮(炒)100 g 生姜200 g

【功能与主治】行气化湿,健脾和胃。主治湿浊中阻、脾胃不和所致的胸膈痞闷、脘腹胀痛、呕吐恶心、嗳气纳呆。

【组方分析】本方证治为湿困脾胃,气机阻滞所致。湿浊中阻,胃失和降,故见胸膈痞闷、脘腹胀痛、呕吐恶心、嗳气纳呆。木香善行脾胃气滞,行气止痛,健脾消食;砂仁化湿和胃,为君药。槟榔行气利水消痞,厚朴下气燥湿除满,为臣药。苍术、陈皮燥湿健脾,香附、青皮、枳壳疏肝理气,消积化滞,为佐药。甘草调和诸药,为使药。诸药相合,共奏行气化湿、健脾和胃之功。

【临床应用】

(1)本品用于湿浊中阻,脾胃不和证。以胸膈痞闷、脘腹胀痛、呕吐恶心、嗳气纳呆为辨证要点。

(2)常用治急慢性胃炎、胃溃疡、十二指肠溃疡、神经性呃逆等属湿浊阻滞气机者。

【性状规格】为棕褐色的水丸;气香,味苦。每100丸重6 g。

【用法用量】口服。一次6~9 g,一日2~3次。

【使用注意】孕妇慎用。

看一看
木香顺气丸与香砂养胃丸的区别

木香顺气丸和香砂养胃丸都常用于胃痛的治疗,但木香顺气丸主要成分为木香、陈皮、槟榔等行气药;而香砂养胃丸的主要成分为藿香、半夏、茯苓、豆蔻等化湿药。木香顺气丸主要对胃痛、胃胀等气滞引起的胀痛;而香砂养胃丸治疗的主要是肝郁、血瘀引起的脾胃虚弱造成的胃痛。二者虽均可治胃部疾病,但针对胃病类型不一样。木香顺气丸针对的症状为腹胀、恶心、嗳气,起到健脾和胃行气化湿作用;而香砂养胃丸主要针对口吐酸水、脘腹满闷,不思饮食等痰湿阻滞引起的症状,起温中和胃的功效。

三九胃泰颗粒《中国药典》

【组成】三叉苦 九里香 两面针 木香 黄芩 茯苓 地黄 白芍

【功能与主治】清热燥湿,行气活血,柔肝止痛。主治湿热内蕴、气滞血瘀之胃痛。症见脘腹隐痛,饱胀反酸,恶心呕吐,嘈杂纳减;浅表性胃炎、糜烂性胃炎、萎缩性胃炎见上述证候者。

【组方分析】本方证治为湿热内蕴,气滞血瘀所致。湿热内蕴,脾胃气机阻滞,气滞血瘀,不通则痛,故见脘腹隐痛、饱胀反酸、恶心呕吐、嘈杂纳减。方中三叉苦清热除湿,九里香活血止痛,两面针行气止痛,木香行气止痛,健脾消滞,黄芩清热燥湿,茯苓健脾渗湿,地黄清热凉血,白芍柔肝止痛,共奏清热燥湿、行气活血、柔肝止痛之功。

【临床应用】

(1)本品用于湿热内蕴、气滞血瘀所致的胃痛。以脘腹隐痛、饱胀反酸、恶心呕吐、嘈杂纳减为辨证要点。

(2)常用治浅表性胃炎、糜烂性胃炎、萎缩性胃炎属湿热内蕴、气滞血瘀者。

【用法与用量】开水冲服。一次 1 袋,一日 2 次。

【性状规格】为棕色至深棕色的颗粒,味甜、微苦;或为灰棕色至棕褐色的颗粒,味苦。每袋装 20 g,每袋装 10 g,每袋装 2.5 g。

【使用注意】胃寒患者慎用;忌油腻、生冷、难消化食物。

【其他制剂】三九胃泰胶囊。

【练一练】

除了( )外,其他都属于治疗胃痛的行气类中成药。

A. 气滞胃痛颗粒　　　　　　B. 胃苏颗粒

C. 三九胃泰颗粒　　　　　　D. 附子理中丸

E. 木香顺气丸

答案解析

表 10.1　其他理气方药简表

方　名	组　成	功能与主治	用法及用量	规　格
沉香化滞丸《部颁标准》	沉香、大黄、香附、厚朴、莪术、牵牛子、陈皮、枳实、枳壳、木香、青皮、三棱、砂仁、五灵脂、山楂	理气化滞。用于饮食停滞,胸腹胀满	口服。一次 6 g,一日 2 次	每 100 丸重 0.3 g
复方陈香胃片《中国药典》	陈皮、木香、石菖蒲、大黄、碳酸氢钠、重质碳酸镁、氢氧化铝	行气和胃,制酸止痛。用于脾胃气滞所致的胃脘疼痛,脘腹痞满,嗳气吞酸;胃及十二指肠溃疡、慢性胃炎见上述证候者	口服。规格①一次 4 片;规格②一次 2 片,一日 3 次。孕妇慎服	①每片重 0.28 g(含碳酸氢钠 17 mg、重质碳酸镁 17 mg、氢氧化铝 84 mg) ②每片重 0.56 g(含碳酸氢钠 34 mg、重质碳酸镁 34 mg、氢氧化铝 168 mg)
良附丸《中国药典》	高良姜、醋香附	温胃理气。用于寒凝气滞,脘痛吐酸,胸腹胀满	口服。一次 3~6 g,一日 2 次	—
十香止痛丸《中国药典》	香附(醋炙)、乌药、檀香、延胡索(醋炙)、香橼、蒲黄、沉香、厚朴(姜汁炙)、零陵香、降香、丁香、五灵脂(醋炙)、木香、香排草、砂仁、乳香(醋炙)、高良姜、熟大黄	疏气解郁,散寒止痛。用于气滞胃寒,两胁胀满,胃脘刺痛,腹部隐痛	口服。一次 1 丸,一日 2 次。孕妇慎用	每丸重 6 g

续表

方　名	组　成	功能与主治	用法及用量	规　格
胃苏颗粒《中国药典》	紫苏梗、香附、陈皮、香橼、佛手、枳壳、槟榔、炒鸡内金	理气消胀,和胃止痛。主治气滞型胃脘痛,症见胃脘胀痛,窜及两肋,嗳气或矢气则舒,情绪郁怒则加重,胸闷食少,排便不畅,舌苔薄白,脉弦;慢性胃炎及消化性溃疡见上述证候者	开水冲服。一次1袋,一日3次。15天为一个疗程,可服一至三个疗程或遵医嘱	每袋装15 g;每袋装5 g(无蔗糖)
金佛止痛丸《中国药典》	白芍、醋延胡索、三七、郁金、佛手、姜黄、甘草	行气止痛,舒肝和胃,祛瘀生新。用于气血瘀滞所致的胃脘疼痛,痛经及消化性溃疡、慢性胃炎引起的疼痛	口服。一次5～10 g,一日2～3次,或痛时服;寒证腹痛须用姜汤送服。孕妇禁服;月经过多者慎服	每袋装5 g

🔍 技能赛点

理气方药根据功用不同,分为行气和降气两类。

1. 行气　具有行气作用,适用于气机郁滞证。其中,越鞠丸长于行气解郁,主治六郁证。柴胡疏肝散疏肝解郁,行气止痛,主治肝气郁滞证。半夏厚朴汤行气祛痰,开郁降逆,主治梅核气。护肝片用于慢性肝炎及早期肝硬化。气滞胃痛颗粒用于肝胃不和所致胃痛。

2. 降气　具有降气作用,适用于肺胃气逆证。其中,旋覆代赭汤长于和胃降逆止呕,兼益气和胃之功,用于胃虚痰阻气逆证。苏子降气丸用于上实下虚的咳喘证。四磨汤口服液用于婴幼儿乳食内积证、中老年气滞、食积证。木香顺气丸用于湿浊中阻、脾胃不和所致的胸膈痞闷、脘腹胀痛。三九胃泰颗粒用于湿热内蕴、气滞血瘀所致的胃痛。

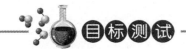目标测试

一、单项选择题

1. 越鞠丸所治"六郁证"不包括(　　)。

　　A. 湿郁　　　　　B. 火郁　　　　　C. 寒郁　　　　　D. 痰郁

2. 柴胡疏肝散的组成不含有(　　)。

　　A. 柴胡、香附　　B. 枳壳、芍药　　C. 川芎、陈皮　　D. 枳实、甘草

3. 木香顺气丸的病机是(　　)。

答案解析

    A. 气机中阻   B. 痰浊中阻   C. 湿浊中阻   D. 气血郁阻

4. 患者咽中如有物阻,咳之不出,咽之不下。治宜选用(　　　)。

    A. 越鞠丸   B. 柴胡疏肝散   C. 半夏厚朴汤   D. 木香顺气丸

5. 治疗慢性肝炎及早期肝硬化的中成药是(　　　)。

    A. 越鞠丸   B. 护肝片   C. 柴胡疏肝散   D. 三九胃泰颗粒

6. 苏子降气丸的功能是(　　　)。

    A. 降气定喘,清热平喘   B. 降逆化痰,益气和胃

    C. 降气平喘,化痰润肺   D. 降气平喘,祛痰止咳

7. 具有降逆化痰、益气和胃功能的方药是(　　　)。

    A. 苏子降气丸   B. 旋覆代赭汤   C. 木香顺气丸   D. 三九胃泰颗粒

8. 旋覆代赭汤中用量最重的药是(　　　)。

    A. 旋覆花   B. 赭石   C. 生姜   D. 半夏

二、多项选择题

1. 越鞠丸的组成中含有(　　　)。

    A. 香附   B. 栀子   C. 神曲   D. 川芎   E. 苍术

2. 六郁证的临床表现有(　　　)。

    A. 恶寒发热   B. 恶心呕吐   C. 脘腹胀痛   D. 饮食不消   E. 胸膈痞闷

3. 以下属于行气方药的是(　　　)。

    A. 越鞠丸   B. 护肝片   C. 柴胡疏肝散   D. 气滞胃痛颗粒   E. 半夏厚朴汤

4. 半夏厚朴汤的组成中含有(　　　)。

    A. 生姜   B. 干姜   C. 苏子   D. 苏叶   E. 茯苓

5. 苏子降气丸主治"上实下虚"之咳喘证,其病位在(　　　)。

    A. 肺   B. 肝   C. 心   D. 脾   E. 肾

三、分析题

(一)病例分析

1. 李某,女,35岁。近来因情志不遂、忧思过度而致胸膈痞闷,脘腹胀痛,嗳腐吞酸,恶心呕吐,饮食不消。根据所学中医药知识,为该患者推荐常用的方剂与中成药,并作简要分析。

2. 亓某,男,58岁。咳喘反复发作多年,现痰涎壅盛,喘咳短气,胸膈满闷,伴腰疼脚弱,肢倦浮肿,苔白腻,脉弦滑。根据所学中医药知识,为该患者推荐常用的方剂与中成药,并作简要分析。

(二)处方分析

1. 处方:

法半夏12 g　厚朴9 g　生姜15 g　紫苏叶6 g　茯苓12 g

请简要分析此方适用于何证。

2. 审核处方,指出调配时应注意的事项。

旋覆花9 g　代赭石20 g　人参6 g　半夏9 g　生姜15 g　炙甘草9 g　大枣4 枚

3. 根据柴胡疏肝散所治病证的特点,设计问病荐药过程。

【书网融合】

教学课件：
学会理气方药

视频微课：
三九胃泰颗粒

项目11　学会理血方药

📖【学习目标】

知识目标：

1.掌握理血方药的概念、分类及使用注意；十灰散、小蓟饮子、血府逐瘀汤、补阳还五汤的功能与主治、临床应用,理解其组方分析。

2.熟悉槐角丸(地榆槐角丸)、四生丸、云南白药胶囊、复方丹参滴丸、生化丸、银杏叶胶囊、速效救心丸、益母草颗粒、桂枝茯苓丸、七厘散的功能与主治、用法及使用注意。

3.了解三七血伤宁胶囊等药的功能与主治、临床应用。

技能目标：

1.学会理血方药重点成药的功能与主治、临床应用和辨证要点。

2.能根据理血方药的所治证型,熟练进行问病荐药角色扮演,掌握本项目的问病荐药过程。

素质目标：

1.引导学生坚定文化自信,厚植中医药情怀,学会合理使用理血方药,培养健康至上的敬业精神,助力健康中国建设。

2.培养学生具备理血方药用药指导的能力,精益求精。

3.培养学生博学强记、勤于思考、归纳总结的能力。

动画:岗位情境导学

📖【岗位情境导学】

情境描述：李某,女,52 岁。素喜食肥腻,近日检查,诊断为冠心病,出现胸痛、头痛,痛如针刺,心悸怔忡,失眠多梦,故到药店买药。药店坐堂医生给她开了血府逐瘀胶囊。

情境分析：现实生活中,冠心病患者容易出现胸痛,痛如针刺,以及心悸怔忡、失眠等。为何选择血府逐瘀胶囊?

讨论：请问李某患什么疾病? 应用哪些方药治疗?

学前导语：理血方药分为止血和活血化瘀,血府逐瘀胶囊、复方丹参滴丸等理血方药,具有活血化瘀、行气止痛的作用,常用于体内血瘀证的治疗。

那么,理血方药还有哪些呢?

以理血药为主组成,具有活血祛瘀或止血作用,用以治疗血瘀或出血证的方剂和中成药,称为理血方药。属"八法"中的"消法"。

血是营养人体的重要物质,在正常情况下,周流不息地循行于脉中,灌溉五脏六腑,濡养四肢百骸。若血行不畅或血不循经,离经妄行,均可造成血瘀或出血之证。血瘀者,当活血祛瘀;出血者,当以止血为主。因此,理血方药相应地分为止血和活血化瘀。

使用理血方药时,首先,应分清瘀血或出血的原因,分清标本缓急,做到急则治标,缓则治本,或标本兼顾。其次,遵循化瘀不伤正,止血不留瘀的原则。在使用活血祛瘀方药时,常辅以养血益气之品;止血方药有滞血留瘀之弊,常配伍活血祛瘀之品。最后,活血祛瘀方药虽能促进血行,但其性破泄,不可久服,凡妇女经期过长、经量过多者及孕妇当慎用或忌用。

🔍 **看一看**

理血方药的药理作用

现代研究表明,本类方药具有止血、抗血栓、促进造血、抗心肌缺血、改善微循环、抗心律失常、扩张血管降血压、保肝、抗炎镇痛等作用。主要用治上消化道出血、冠心病、脑缺血、高血压、高血脂、慢性肝炎、肝硬化等疾病。

任务 11.1　止　血

本类方药具有止血的功效,适用于各种出血证,如吐血、衄血、咳血、便血、尿血、崩漏等。代表方药有十灰散、小蓟饮子、槐角丸、四生丸等。

十灰散《十药神书》

【组成】大蓟9 g　小蓟9 g　荷叶9 g　侧柏叶9 g　白茅根9 g　茜草根9 g　栀子9 g　大黄9 g　牡丹皮9 g　棕榈皮9 g

【功能与主治】凉血止血。主治血热妄行之上部出血证。症见呕血,吐血,咯血,嗽血,衄血等,血色鲜红,来势急暴,舌红,脉数。

❓【想一想】
十灰散中诸药炒炭的意义是什么?

【组方分析】本方证治为火热炽盛,气火上冲,损伤血络所致。方中大蓟、小蓟甘凉,长于凉血止血,兼能祛瘀,共为君药。侧柏叶、荷叶、白茅根、茜根皆能凉血止血;棕榈皮收涩止血,共为臣药。大黄、栀子擅清热泻火,凉血止血,使邪热从大小便而去,为佐药;丹皮配大黄凉血祛瘀,使止血而不留瘀,也为佐药。诸药炒炭存性,可加强收敛止血之力。

答案解析

【临床应用】

(1)本方为治血热妄行所致的各种上部出血证的常用方。以血色鲜红、舌红苔黄、脉数为辨证要点。

（2）常用治上消化道出血、支气管扩张及肺结核咯血等属血热妄行者。

【用法】上药各烧灰存性,研极细末,用纸包,碗盖于地上一夕,出火毒。用时先将白藕捣汁或萝卜汁磨京墨半碗,调服五钱,食后服下（现代用法:各药烧炭存性,为末,藕汁或萝卜汁磨京墨适量,调服9~15 g;也可作汤剂,水煎服,用量按原方比例酌定）。

【使用注意】虚寒性出血忌用。

小蓟饮子《济生方》

【组成】生地黄9 g　小蓟9 g　滑石9 g　木通9 g　蒲黄9 g　藕节9 g　淡竹叶9 g　当归9 g　栀子9 g　甘草9 g

【功能与主治】凉血止血,利水通淋。主治血淋、尿血。症见尿中带血,小便频数,赤涩热痛,舌红,脉数。

【组方分析】本方证治由下焦瘀热损伤膀胱血络所致。热聚膀胱,损伤血络,血随尿出,故尿中带血,其痛者为血淋,若不痛者为尿血;由于瘀热蕴结下焦,膀胱气化失司,故见小便频数、赤涩热痛。治当凉血止血,利水通淋。

方中小蓟清热凉血止血,利尿通淋,为君药。生地黄凉血止血,养阴清热;蒲黄、藕节助君药凉血止血,并能消瘀,为臣药。滑石、淡竹叶、木通清热利水通淋;栀子清泄三焦之火,导热从下而出;当归养血和血,引血归经,为佐药。甘草缓急止痛,和中调药,为使药。

【临床应用】

（1）本方为治疗血淋、尿血属实热证的常用方。以尿中带血、小便赤涩热痛、舌红、脉数为辨证要点。

（2）常用治急性泌尿系感染、泌尿系结石等属下焦瘀热蓄聚膀胱者。

【用法】水煎服。

【使用注意】虚寒性出血忌用。

槐角丸《中国药典》

【组成】槐角200 g　地榆炭100 g　黄芩100 g　枳壳100 g　当归100 g　防风100 g

【功能与主治】清肠疏风,凉血止血。主治血热所致的肠风便血、痔疮肿痛。

【组方分析】本方证治为风热邪毒,壅遏大肠,损伤血络所致。热壅大肠,损伤血络,则见便血、痔疮肿痛。治当清肠疏风,凉血止血。方中槐角清泄大肠湿热,凉血止血,为君药。地榆、防风疏风清肠止血,为臣药。黄芩清热燥湿,凉血止血,枳壳宽肠理气,当归活血养血,为佐药。

【临床应用】

（1）本品用于血热所致的肠风便血、痔疮肿痛。以便血鲜红、痔疮肿痛为辨证要点。

（2）常用治慢性结肠炎、溃疡性结肠炎、痔疮、肛裂、肛痈、肛瘘等属风邪或湿热邪毒壅遏肠道,损伤脉络者。

【性状规格】为黑褐色至黑色的水蜜丸、小蜜丸或大蜜丸;味苦、涩。大蜜丸,每丸重9 g。

【用法用量】口服。水蜜丸一次6 g,小蜜丸一次9 g,大蜜丸一次1丸,一日2次。

【附】

地榆槐角丸(《中国药典》) 由地榆炭 72 g、蜜槐角 108 g、炒槐花 72 g、大黄 36 g、黄芩 72 g、当归 36 g、红花 9 g、荆芥穗 36 g、地黄 72 g、赤芍 36 g、防风 36 g、麸炒枳壳 36 g 组成。功能疏风凉血,泻热润燥。用于脏腑实热、大肠火盛所致的肠风便血、痔疮肛瘘、湿热便秘、肛门肿痛。

四生丸《妇人大全良方》

【组成】生荷叶 9 g 生艾叶 9 g 生柏叶 9 g 生地黄 9 g

【功能与主治】凉血止血。主治血热妄行。症见吐血,衄血,血色鲜红,口干咽燥,舌红或绛,脉弦数。

【组方分析】本方证治为火热迫血妄行所致。血分有热,迫血妄行,血溢脉外,则见吐血、衄血、血色鲜红,脉弦数;热邪灼伤津液,则见口干咽燥,舌红或绛。治当凉血止血。

方中侧柏叶凉血止血,兼能收涩止血,为君药。生地黄清热凉血,养阴生津,为臣药。荷叶、艾叶既能止血,又能散瘀,使血止而不留瘀,共为佐药。诸药合用,共起凉血止血之功。

【临床应用】

(1)本品用于血热所致的吐血、衄血。以吐血、衄血、血色鲜红、口干咽燥、舌红或绛、脉弦数为辨证要点。

(2)常用治肺结核、支气管扩张之咯血,鼻腔出血,胃溃疡吐血等,属血热妄行者。

【用法】共研,丸如鸡子大,每服 1 丸(现代用法:作汤剂,水煎服)。

【使用注意】对内热暴作之吐血、衄血疗效较好,只可暂用,中病即止。药性寒凉,不宜多服、久服。

云南白药《中国药典》

【组成】三七等(国家保密配方)

【功能与主治】化瘀止血,活血止痛,解毒消肿。用于跌打损伤,瘀血肿痛,吐血、咳血、便血、痔血、崩漏下血,手术出血,疮疡肿毒及软组织挫伤,闭合性骨折,支气管扩张及肺结核咳血,溃疡病出血,以及皮肤感染性疾病。

【临床应用】云南白药又名"白药",为伤科著名成药,具有良好的化瘀止血、活血止痛、解毒消肿的功效,可用于多种原因导致的跌打损伤,瘀血肿痛,或出血病证。也可用于治疗冻疮、宫颈炎、慢性胃炎、带状疱疹、秋季腹泻、婴儿脐炎、肋软骨炎、复发性口疮等疾病。

【性状规格】为灰黄色至浅棕黄色的粉末;具特异香气,味略感清凉,并有麻舌感。保险子为红色的球形或类球形水丸,剖面呈棕色或棕褐色;气微,味微苦。每瓶装 4 g,保险子 1 粒。

【用法用量】刀、枪、跌打诸伤,无论轻重,出血者用温开水送服;瘀血肿痛与未流血者用酒送服;妇科各症,用酒送服;但月经过多、血崩,用温水送服。毒疮初起,服 0.25 g,另取药粉,用酒调匀,敷患处;如已化脓,只需内服。其他内出血各症均可内服。口服。一次 0.25 ~ 0.5 g,一日 4 次(2 ~ 5 岁按 1/4 剂量服用;6 ~ 12 岁按 1/2 剂量服用)。凡遇较重的跌打损伤可先服保险子 1 粒,轻伤及其他病证不必服。

【使用注意】孕妇忌用;服药 1 日内,忌食蚕豆、鱼类及酸冷食物。

看一看

云南白药的药理作用

研究表明,本品除了止血功效,还有多种药理作用和多种用途。

本品对多种出血性疾病都有明显疗效,可加速止血、缩短病程。其机理是缩短出血时间和凝血时间,使凝血酶原时间缩短,增加凝血酶原含量,并能诱导血小板的聚集和释放。对于创伤出血、消化道出血、呼吸道出血、出血性脑病,以及妇科、小儿科、五官科出血性疾病有良效。

本品能抑制炎症物质释放,具有改善微循环、改变血管通透性等作用。在治疗创伤中,能活血化瘀,抑制肿胀,治疗局部红肿热痛。此外还有抑菌的作用,可防止创伤感染。

任务 11.2　活血祛瘀

本类方药具有活血化瘀、消散瘀血的功效,适用于瘀血阻滞证。症见痛经,闭经,产后恶露不行,半身不遂,外伤肿痛,胁肋疼痛,痈肿初起等。代表方药有血府逐瘀汤、补阳还五汤、复方丹参滴丸、生化丸等。

血府逐瘀汤《医林改错》

【组成】桃仁 12 g　红花 9 g　当归 9 g　生地黄 9 g　川芎 4.5 g　赤芍 6 g　牛膝 9 g　桔梗 4.5 g　柴胡 3 g　枳壳 6 g　甘草 6 g

【功能与主治】活血化瘀,行气止痛。主治胸中血瘀证。症见胸痛,头痛,日久不愈,痛如针刺而有定处,或呃逆日久不止,或饮水即呛,干呕,或内热憋闷,或心悸怔忡,失眠多梦,急躁易怒,入暮潮热,唇暗或两目暗黑,舌质暗红,或舌有瘀斑、瘀点,脉涩或弦紧。

【想一想】

血府逐瘀汤中配伍桔梗、枳壳有何意义?

【组方分析】本方证治为瘀血内阻胸中,气机郁滞所致。血瘀胸中,阻滞　　　　　答案解析
气机,清阳不升,则胸痛、头痛日久不愈,痛如针刺,且有定处;胸中血瘀,影响及胃,胃气上逆,故呃逆干呕,甚则水入即呛;瘀久化热,则内热憋闷,入暮潮热;瘀热扰心,则心悸怔忡,失眠多梦;郁滞日久,肝失条达,则急躁易怒。治当活血化瘀,行气止痛。

方中桃仁破血行滞润燥,红花活血祛瘀止痛,为君药。赤芍、川芎活血祛瘀;牛膝活血通经,祛瘀止痛,引血下行,为臣药。生地黄、当归养血益阴,清热活血;桔梗、枳壳,一升一降,宽胸行气;柴胡疏肝解郁,升达清阳,与桔梗、枳壳同用,尤善理气行滞,使气行则血行,为佐药。桔梗能载药上行,甘草调和诸药,也为使药。

【临床应用】

(1)本方广泛用于因胸中瘀血而引起的多种病证。以胸痛、头痛、痛有定处、舌暗红或有瘀斑、脉涩或弦紧为辨证要点。

(2)常用治冠心病、风湿性心脏病、肋软骨炎、胸部挫伤,以及脑血栓形成、高血压病、高脂血症、血栓闭塞性脉管炎、神经官能症、脑震荡后遗症之头痛、头晕等属气滞血瘀者。

【用法】水煎服。

【使用注意】孕妇忌用。

【其他制剂】血府逐瘀胶囊、片、颗粒、口服液等。

【附】

(1)通窍活血汤(《医林改错》)　由赤芍3 g、川芎3 g、桃仁9 g、红花9 g、老葱3 根、生姜9 g、红枣7 个、麝香0.16 g、黄酒250 g组成。功能活血通窍。用于瘀阻头面证。症见头痛昏晕,或耳聋,脱发,面色青紫,或酒渣鼻,或白癜风,以及妇女干血痨,小儿疳积见肌肉消瘦、腹大青筋、潮热等。前7味煎一盅,去滓,将麝香入酒内再煎二沸,临卧服。

(2)膈下逐瘀汤(《医林改错》)　由五灵脂6 g、当归9 g、川芎6 g、桃仁9 g、丹皮6 g、赤芍6 g、乌药6 g、延胡索3 g、甘草9 g、香附4.5 g、红花9 g、枳壳4.5 g组成。功能活血祛瘀,行气止痛。用于瘀阻膈下证。症见膈下瘀血蓄积;或腹中胁下有痞块;或肚腹疼痛,痛处不移;或卧则腹坠似有物者。水煎服。

(3)少腹逐瘀汤(《医林改错》)　由小茴香1.5 g、干姜3 g、延胡索3 g、没药6 g、当归9 g、川芎6 g、官桂3 g、赤芍6 g、蒲黄9 g、五灵脂6 g组成。功能活血祛瘀,温经止痛。用于寒凝血瘀证。症见少腹瘀血积块疼痛或不痛,或痛而无积块,或少腹胀满,或经期腰酸,少腹作胀,或月经一月见三五次,接连不断,断而又来,其色或紫或黑,或有瘀块,或崩漏兼少腹疼痛等。水煎服。

(4)身痛逐瘀汤(《医林改错》)　由秦艽3 g、川芎6 g、桃仁9 g、红花9 g、甘草6 g、羌活3 g、没药6 g、当归9 g、五灵脂6 g、香附3 g、牛膝9 g、地龙6 g组成。功能活血行气,祛风除湿,通痹止痛。用于瘀阻经络证。症见肩痛,臂痛,腰痛,腿痛,或周身疼痛经久不愈。水煎服。

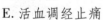【练一练】

血府逐瘀汤的功能是(　　　)。

A.活血化瘀,行气止痛　　B.活血通窍止痛

C.祛风除湿,通痹止痛　　D.活血化瘀,通络止痛

E.活血调经止痛

答案解析

补阳还五汤《医林改错》

【组成】黄芪120 g　当归尾6 g　赤芍5 g　地龙3 g　川芎3 g　红花3 g　桃仁3 g

【功能与主治】补气,活血,通络。主治中风后遗症。症见半身不遂,口眼㖞斜,语言謇涩,口角流涎,小便频数或遗尿失禁,舌暗淡,苔白,脉缓无力。

【组方分析】本方证治为中风后气虚血滞,脉络瘀阻所致。气虚无力行血,致脉络瘀阻,筋脉肌肉失养,故见半身不遂、口眼㖞斜;气虚血瘀,舌本失养,故见语言謇涩;气虚失于固摄,故见口角流涎、小便频数、遗尿失禁;舌暗淡,苔白,脉缓无力为气虚血瘀之象。治当补气,活血,通络。

方中重用黄芪,补益元气,意在气旺则血行,瘀去络通,为君药。当归尾活血通络而不伤血,为臣药。赤芍、川芎、桃仁、红花活血祛瘀;地龙通经活络,为佐药。本方重用补气药,与少量活血药相配,使气旺血行,祛瘀通络,标本兼顾。

【临床应用】

(1)本方既是益气活血法的代表方,又是治疗中风后遗症的常用方。以半身不遂、口眼㖞斜、舌暗淡、苔白、脉缓无力为辨证要点。

(2)常用治脑血管意外后遗症、冠心病、小儿麻痹后遗症,以及其他原因引起的偏瘫、截瘫,或单侧上肢,或下肢痿软等属气虚血瘀者。

【用法】水煎服。

【使用注意】方中黄芪的用量较大,一般从 30～60 g 开始,逐渐加大,且愈后还须继续服用,防止复发。若中风后半身不遂属阴虚阳亢、痰阻血瘀者,非本方所宜。

复方丹参滴丸《中国药典》

【组成】丹参　三七　冰片

【功能与主治】活血化瘀,理气止痛。主治气滞血瘀所致的胸痹。症见胸闷、心前区刺痛;冠心病心绞痛见上述证候者。主治 2 型糖尿病引起的 I 期(轻度)、Ⅱ期(中度)非增殖性糖尿病视网膜病变气滞血瘀证所致的视物昏花、面色晦暗、眼底点片状出血,舌质紫暗或有瘀点瘀斑、脉涩或细涩。

【组方分析】本方证治为气滞血瘀胸中所致。方中丹参主入心经,活血祛瘀,通脉止痛,且清心安神,为君药。三七活血化瘀,通络止痛,为臣药。冰片芳香通窍,散瘀止痛,为佐药。诸药合用,共奏活血化瘀、理气止痛之功。

【临床应用】本品用于气滞血瘀之胸痹、2 型糖尿糖。以胸闷、心前区刺痛为辩证要点。

【性状规格】为棕色的滴丸,或为薄膜衣滴丸,除去包衣后显黄棕色至棕色;气香,味微苦。每丸重 25 mg;薄膜衣滴丸每丸重 27 mg。

【用法用量】

(1)用于冠心病心绞痛:口服或舌下含服。一次 10 丸,一日 3 次。28 天为一个疗程;或遵医嘱。

(2)用于非增殖性糖尿病视网膜病变气滞血瘀证的症状改善。口服。一次 20 丸,一日 3 次。疗程 24 周。

【使用注意】孕妇慎用。

【其他制剂】复方丹参片、颗粒、喷雾剂、胶囊、注射液等。

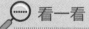 看一看

复方丹参滴丸的药理作用

研究表明,本品具有增加冠脉血流量;增加心肌耐受缺氧、保护缺血心肌;抗血小板聚集,防止血栓形成;改善微循环等作用。

生化丸《部颁标准》

【组成】当归　川芎　桃仁　干姜(炒炭)　甘草

【功能与主治】养血祛瘀。主治产后受寒恶露不行或行而不畅,夹有血块,小腹冷痛。

【组方分析】本方证由产后血虚寒凝,瘀血内阻所致。妇人产后,血亏气弱,寒邪极易乘虚而入,寒凝血瘀,故恶露不行;瘀阻胞宫,不通则痛,故小腹冷痛。治当养血祛瘀。

方中当归补血活血,化瘀生新,为君药。川芎活血行气,桃仁活血祛瘀,为臣药。炮姜性温散寒,温经止痛;黄酒温通血脉以助药力,为佐药。甘草和中缓急,调和诸药,为使药。

【临床应用】

(1)本品用于妇女产后,以产后血虚瘀滞偏寒者为宜。以产后恶露不行、小腹冷痛为辨证要点。

(2)常用治产后子宫复旧不良、产后宫缩疼痛、胎盘残留等属产后血虚寒凝,瘀血内阻者。

【性状规格】为棕褐色的大蜜丸;气微香,味微辛。每丸重 9 g。

【用法用量】口服。一次 1 丸,一日 3 次。

【使用注意】产后血热而有瘀滞者不宜使用;恶露过多、出血不止,甚则汗出气短神疲者,当属禁用。

银杏叶胶囊《中国药典》

【组成】银杏叶提取物 40 g

【功能与主治】活血化瘀通络。主治瘀血阻络证。症见胸痹心痛,中风,半身不遂,舌强语謇;冠心病稳定型心绞痛、脑梗死见上述证候者。

【组方分析】本方证治为瘀血阻滞脉络所致的心脑疾病。见胸痹心痛、中风、半身不遂等症。方中银杏叶甘苦涩平,活血化瘀,通络止痛,化浊降脂。

【临床应用】

(1)本品用于瘀血阻滞脉络之心脑疾病。以胸痹心痛、中风、半身不遂为辨证要点。

(2)常用于冠心病稳定型心绞痛、脑梗死等属瘀血阻滞脉络者。

【性状规格】为硬胶囊,内容物为浅棕黄色至棕黄色的颗粒和粉末;味微苦。①每粒含总黄酮醇苷 9.6 mg,萜类内酯 2.4 mg;②每粒含总黄酮醇苷 19.2 mg,萜类内酯 4.8 mg。

【用法用量】口服。规格①一次 2 粒,规格②一次 1 粒,一日 3 次;或遵医嘱。

看一看

银杏叶的药理作用

银杏叶中含有天然活性黄酮及萜内酯等与人体健康有益的多种成分,具有溶解胆固醇、扩张血管的作用,对改善脑功能障碍、动脉硬化、高血压、眩晕、耳鸣、头痛、阿尔茨海默病、记忆力减退等有明显效果。

速效救心丸《中国药典》

【组成】川芎　冰片

【功能与主治】行气活血,祛瘀止痛,增加冠脉血流量,缓解心绞痛。主治气滞血瘀型冠心病,心绞痛。

【组方分析】本方证治为气滞血瘀,心脉痹阻所致。瘀血闭阻心脉,不通则痛,故见胸闷心痛,痛有定处,或心悸。

方中川芎活血化瘀,行气止痛,为君药。冰片芳香通窍,散瘀止痛,为臣药。两药相合,共奏行气活血、祛瘀止痛之功。

【临床应用】本品常用于气滞血瘀型冠心病,心绞痛。以胸闷心痛、痛有定处为辨证要点。

【性状规格】为棕黄色的滴丸;气凉,味微苦。每丸重 40 mg。

【用法用量】含服。一次 4～6 丸,一日 3 次;急发作时,一次 10～15 丸。

【使用注意】孕妇禁用。寒凝血瘀、阴虚血瘀之胸痹心痛不宜单用。有过敏史慎用。伴有中重度心力衰竭的心肌缺血慎用。在治疗期间,心绞痛持续发作宜加用硝酸酯类药。

【练一练】

为含服的成药是(　　　)。

A. 复方丹参滴丸　　　　　　B. 云南白药胶囊

C. 血府逐瘀胶囊　　　　　　D. 速效救心丸

E. 云南白药

答案解析

益母草颗粒《中国药典》

【组成】益母草 1 350 g

【功能与主治】活血调经。主治血瘀所致的月经不调,产后恶露不绝。症见经水量少,淋漓不净,产后出血时间过长;产后子宫复旧不全见上述证候者。

【组方分析】本方证治为瘀血阻滞胞宫所致。瘀血阻滞胞宫,不通则痛,故月经量少、小腹疼痛,产后恶露不绝。方中益母草活血调经。

【临床应用】

(1)本品用于血瘀所致的月经不调,产后恶露不绝。以经水量少、淋漓不净、产后出血时间过长为辨证要点。

(2)常用治功能性月经不调,产后子宫复旧不全属于瘀血阻滞胞宫者。

【性状规格】为棕黄色至棕褐色的颗粒;味甜、微苦。每袋装 15 g。

【用法用量】开水冲服。一次 15 g,一日 2 次。

【使用注意】孕妇禁用。

【其他制剂】益母草片、口服液、膏、胶囊等。

桂枝茯苓丸《中国药典》

【组成】桂枝 100 g　茯苓 100 g　牡丹皮 100 g　赤芍 100 g　桃仁 100 g

【功能与主治】活血,化瘀,消癥。主治妇人宿有癥块,或血瘀经闭,行经腹痛,产后恶露不尽。

【组方分析】本方为瘀阻胞宫所致。瘀血癥块,停留胞宫,冲任失调,故见漏下不止、血色紫黑晦暗、胎动不安;瘀血内阻胞宫,血行不畅,不通则痛,故见腹痛拒按等。治当活血化瘀,缓消癥块。

方中桂枝温通血脉,茯苓渗利下行,补益心脾,有助于行瘀血,安胎元,共为君药。桃仁活血祛瘀,为臣药;牡丹皮、赤芍活血散瘀,兼清瘀热,芍药缓急止痛,为佐药。丸以白蜜,缓诸药破泄之力,为使药。

【临床应用】

(1)本品用于瘀阻胞宫所致的妇人宿有癥块。以少腹有癥块、血色紫黑晦暗、腹痛拒按为辨证要点。

(2)常用治子宫肌瘤、子宫内膜异位症、卵巢囊肿、附件炎、慢性盆腔炎等属瘀血留滞者。

【性状规格】为棕褐色的大蜜丸;味甜。每丸重6 g。

【用法用量】口服。一次1丸,一日1~2次。

【使用注意】孕妇忌用,或遵医嘱;经期停服;偶见药后胃脘不适、隐痛,停药后可自行消失。

七厘散《中国药典》

【组成】血竭500 g 乳香(制)75 g 没药(制)75 g 红花75 g 儿茶120 g 冰片6 g 人工麝香6 g 朱砂60 g

【功能与主治】化瘀消肿,止痛止血。用于跌扑损伤,血瘀疼痛,外伤出血。

【组方分析】本方证治为跌打损伤或血瘀气滞所致。外伤或血瘀气滞,阻塞不通,为肿为痛,或损伤血络,致血流不止。方中血竭祛瘀止痛,收敛止血;辅以红花活血祛瘀,乳香、没药祛瘀行气,消肿止痛,并配伍气味辛香,走窜通络之麝香、冰片,以活血通络,散瘀止痛;儿茶收敛、清热,助血竭以止血、生肌;跌扑受惊,惊则气乱,故用朱砂定惊安神。诸药合用,祛瘀行气,消肿止痛,收敛清热,生肌止血,是外敷、内服的伤科常用方药。

【临床应用】

(1)本品用于跌扑损伤,筋断骨折之瘀血肿痛,以外伤出血、局部肿痛为辨证要点。

(2)常用治骨折、关节挫伤、外伤性关节炎、外伤性坐骨神经痛、外科疮疡、刀伤、烫伤、烧伤等属瘀血肿痛者。

【性状规格】为朱红色至紫红色的粉末或易松散的块;气香,味辛、苦,有清凉感。每瓶装1.5 g,每瓶装3 g。

【用法用量】口服。一次1~1.5 g,一日1~3次。外用;调敷患处。

【使用注意】孕妇禁用。

🔍 看一看

七厘散的命名和应用

七厘散原方出自《良方集腋》,是一种既可内服又供外用的伤科良药。虽有散瘀定痛、止血愈伤之效,但多数药为香窜辛散、行气活血之品,内服易耗伤正气,不宜多量久服,一般每次只服七厘,即今之2.1 g,以其每次用量而命名为七厘散。

近年来,临床应用表明,本品不仅对外伤出血等具有良好的止痛散瘀作用,而且还用于治疗痔疮、褥疮、带状疱疹、催乳、痛经、阴囊血肿、中耳炎等疾病。

表11.1　其他理血方药简表

方　名	组　成	功能与主治	用法及用量	规　格
三七血伤宁胶囊《中国药典》	三七、重楼、制草乌、大叶紫珠、山药、黑紫藜芦、冰片	止血镇痛,祛瘀生新。用于瘀血阻滞、血不归经所致的咯血、吐血、月经过多、痛经、闭经、外伤出血、痔疮出血;胃及十二指肠溃疡出血、支气管扩张出血、肺结核咯血、功能性子宫出血	用温开水送服。一次1粒(重症者2粒),一日3次,每隔4小时服1次。初服者若无副作用,可如法连服多次;小儿2~5岁一次1/10粒,5岁以上一次1/5粒。跌打损伤较重者,可先用黄酒送服1丸保险子。瘀血肿痛者,用酒调和药粉,外擦患处;如外伤皮肤破损或外伤出血,只需内服	每粒装0.4 g。每100丸保险子重4 g,每10粒胶囊配装1丸保险子
华佗再造丸《中国药典》	川芎、吴茱萸、冰片等药	活血化瘀,化痰通络,行气止痛。用于痰瘀阻络之中风恢复期和后遗症,症见半身不遂、拘挛麻木、口眼㖞斜、言语不清	口服。一次4~8 g,一日2~3次;重症者一次8~16 g;或遵医嘱	—
通心络胶囊《中国药典》	人参、水蛭、全蝎、赤芍、蝉蜕、土鳖虫、蜈蚣、檀香、降香、乳香(制)、酸枣仁(炒)、冰片	益气活血,通络止痛。用于冠心病心绞痛属心气虚乏、血瘀络阻证,症见胸部憋闷、刺痛、绞痛、固定不移、心悸自汗、气短乏力、舌质紫暗或有瘀斑、脉细涩或结代。也用于气虚血瘀络阻型中风病,症见半身不遂或偏身麻木、口舌㖞斜、言语不利	口服。一次2~4粒,一日3次	每粒装0.26 g
元胡止痛片《中国药典》	醋延胡索、白芷	理气,活血,止痛。用于气滞血瘀的胃痛,胁痛,头痛及痛经	口服。一次4~6片,一日3次;或遵医嘱	薄膜衣片每片重0.26 g;糖衣片(片芯重0.25 g)
复方血栓通胶囊《中国药典》	三七、黄芪、丹参、玄参	活血化瘀,益气养阴。用于血瘀兼气阴两虚证的视网膜静脉阻塞,症见视力下降或视觉异常、眼底瘀血征象、神疲乏力、咽干、口干;血瘀兼气阴两虚的稳定性劳累型心绞痛,症见胸闷、胸痛、心悸、心慌、气短、乏力、心烦、口干	口服。一次3粒,一日3次	每粒装0.5 g

🔍 **技能赛点**

　　理血方药根据功用不同,分为止血和活血祛瘀方药。

　　1.止血　具有止血作用,适用于各种出血证。其中,十灰散、小蓟饮子、槐角丸、四生丸均为凉血止血之剂,皆可治火热迫血妄行之出血证。但十灰散凉血止血之中寓有清降、祛瘀,兼以收涩,止血力量较大,用于上部各种出血,为常用的急救止血方。小蓟饮子用于血淋、尿血。槐角丸用于血热所致的肠风便血、痔疮肿痛。四生丸用于血热所致的吐血、鼻血。云南白药胶囊为伤科著名成药,用于跌打损伤、瘀血肿痛等多种出血疾患。

　　2.活血祛瘀　具有活血化瘀、消散瘀血的作用,适用于瘀血阻滞证。其中,血府逐瘀汤活血祛瘀,行气止痛,用于胸中瘀血而引起的胸痛、头痛等症。补阳还五汤为益气活血法的代表方,用于气虚血滞,脉络瘀阻之半身不遂。复方丹参滴丸、速效救心丸均可用于气滞血瘀所致的胸痹。银杏叶胶囊用于瘀血阻滞脉络所致的心脑疾病。生化丸、益母草颗粒均可用于妇女产后腹痛,生化汤以产后血虚瘀滞偏寒者为宜,益母草颗粒还可用于血瘀所致的月经不调。桂枝茯苓丸用于瘀阻胞宫所致的妊娠胎动不安,漏下不止。七厘散用于跌扑损伤、筋断骨折之瘀血肿痛,为外敷、内服的伤科常用方药。

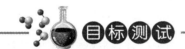 目标测试

一、单项选择题

1. 传统炭药止血的代表方药是(　　)。

　　A. 七厘散　　　　　B. 槐角丸　　　　　C. 四生丸　　　　　D. 十灰散

答案解析

2. 小蓟饮子主治(　　)。

　　A. 吐血　　　　　　B. 血淋、尿血　　　C. 咯血　　　　　　D. 便血

3. 具有清肠疏风、凉血止血功能的方药是(　　)。

　　A. 槐角丸　　　　　B. 四生丸　　　　　C. 十灰散　　　　　D. 小蓟饮子

4. 血府逐瘀汤的功能是(　　)。

　　A. 益气活血,通络止痛　　　　　　B. 活血化瘀,行气止痛

　　C. 活血化瘀,益气养阴　　　　　　D. 止血镇痛,祛瘀生新

5. 补阳还五汤为活血化瘀之剂,其君药是(　　)。

　　A. 红花　　　　　　B. 当归　　　　　　C. 黄芪　　　　　　D. 地龙

6. 复方丹参滴丸的功能是(　　)。

　　A. 活血化瘀,理气止痛　　　　　　B. 止血镇痛,祛瘀生新

　　C. 益气活血,通络止痛　　　　　　D. 活血化瘀,益气养阴

7. 生化汤中选用的"姜"是(　　)。

　　A. 生姜　　　　　　B. 炮姜　　　　　　C. 干姜　　　　　　D. 煨姜

8. 具有化瘀消肿、止痛止血功能的方药是(　　)。

A. 银杏叶胶囊　　B. 生化丸　　　　C. 七厘散　　　　　D. 速效救心丸

9. 桂枝茯苓丸的功能是(　　)。

　A. 活血化瘀,理气止痛　　　　　　B. 活血化瘀,缓消癥块

　C. 止血镇痛,祛瘀生新　　　　　　D. 益气活血,通络止痛

10. 关于益母草颗粒说法,错误的是(　　)。

　A. 功能活血调经　B. 成分为益母草　C. 孕妇可使用　D. 还有多种剂型

二、多项选择题

1. 补阳还五汤的功能是(　　)。

　A. 活血化瘀　　　　B. 补气　　　　C. 通络　　　　D. 养血祛瘀　　　　E. 行气止痛

2. 四生丸的组成有(　　)。

　A. 生荷叶　　　　B. 生艾叶　　　　C. 生柏叶　　　　D. 生地黄　　　　E. 生姜

3. 妇女产后可用的方药是(　　)。

　A. 益母草颗粒　　　B. 生化丸　　　C. 四生丸　　　D. 银杏叶胶囊　　　E. 益母草膏

4. 复方丹参滴丸的组成有(　　)。

　A. 丹参　　　　B. 冰片　　　　C. 三七　　　　D. 降香　　　　E. 当归

5. 可用于气滞血瘀所致胸痹的方药是(　　)。

　A. 复方丹参滴丸　　B. 速效救心丸　C. 四生丸　　　D. 益母草颗粒　　　E. 生化丸

三、分析题

(一)病例分析

1. 患者,男,45岁。平素喜食辛辣,近日唇燥咽干,小便短赤,大便秘结,便时疼痛出血,血色鲜红,舌质红,苔黄燥,脉洪大或弦数。根据所学中医药知识,为该患者推荐常用的方剂与中成药,并作简要分析。

2. 患者,女,28岁。产后恶露不畅,夹有血块,小腹冷痛,舌质紫暗,脉涩。根据所学中医药知识,为该患者推荐常用的方剂与中成药,并作简要分析。

(二)处方分析

1. 处方:

黄芪60 g　当归尾12 g　赤芍9 g　地龙10 g　川芎9 g　红花6 g　桃仁12 g

请简要分析此方适用于何证。

2. 审核下列处方,指出调配时应注意的问题。

桃红18 g　当归9 g　地黄9 g　川芎12 g　芍药6 g　牛膝12 g　桔梗6 g　柴胡9 g　枳壳6 g　甘草6 g

3. 根据复方丹参滴丸所治病证的特点,设计问病荐药过程。

【书网融合】

教学课件:
学会理血方药

视频微课:
补阳还五汤

视频微课:
速效救心丸

项目12 学会祛湿方药

【学习目标】

【学习目标】

知识目标:

1. 掌握祛湿方药的概念、分类及使用注意;平胃散、藿香正气水、茵陈蒿汤、八正合剂、五苓散、独活寄生汤的功能与主治、临床应用,理解其组方分析。

2. 熟悉二妙丸、腹可安、消炎利胆片、排石颗粒、三金片、五皮散、小活络丸、骨刺消痛片、风湿骨痛胶囊、尪痹颗粒、壮骨关节丸的功能与主治、用法及使用注意。

3. 了解木瓜丸等药的功能与主治、临床应用。

技能目标:

1. 学会祛湿方药重点成药的功能与主治、临床应用和辨证要点。

2. 能根据祛湿方药的所治证型,熟练进行问病荐药角色扮演,掌握本项目的问病荐药过程。

素质目标:

1. 引导学生坚定文化自信,厚植中医药情怀,学会合理使用祛湿方药,培养健康至上的敬业精神,助力健康中国建设。

2. 培养学生具备祛湿方药用药指导的能力,精益求精。

3. 培养学生博学强记、勤于思考、归纳总结的能力。

动画:岗位情境导学

【岗位情境导学】

情境描述:张某,女,33 岁。昨日淋雨,晚上出现怕冷、发热、头痛昏重、恶心、呕吐、舌苔白腻,故到药店寻求帮助。店员经过仔细问询,给她推荐了中成药藿香正气丸。

情境分析:日常生活中,淋雨后出现怕冷、头痛昏重、胸膈痞闷、脘腹胀痛、呕吐泄泻等症状,服用藿香正气丸取得良好的效果。

讨论:请问张某患什么疾病? 应用哪些方药治疗?

学前导语:藿香正气丸具有解表化湿、理气和中的功效,常用于外感风寒或夏伤暑湿的治疗。对于呕吐、泄泻,藿香正气丸也可根据辨证选用。

那么,祛湿方药还有哪些呢?

以祛湿药为主成分,具有化湿利水、通淋泄浊等作用,用以治疗水湿病证的方剂和中成药,称祛湿方药。属"八法"中的"消法"。

水湿病证有外湿和内湿之分:外湿者多因湿邪客于肌表、经络,症见头胀重痛、肢体沉重、恶寒发热、肢体肿胀、关节肿痛、屈伸不利等;内湿者多因脏腑功能失调,导致水湿运化失常而积聚体内,症见脘腹胀满、呕吐泄泻、黄疸淋浊、水肿等。因此,祛湿方药分为燥湿和胃、清热祛湿、利水渗湿、祛风胜湿四类。

使用祛湿方药时,首先,应当辨清是内湿还是外湿。其次,祛湿方药多由芳香温燥或甘淡渗利之品组成,易伤津耗气,应中病即止,不可大量久服,且渗利之品有碍胎元,故素体阴血不足,或体弱者及孕妇应慎用。最后,服药期间宜清淡,忌生冷、油腻食物。

> 看一看
>
> **祛湿方药的药理作用**
>
> 现代研究表明,本类方药具有调节肠胃运动、利胆退黄、利尿、抗炎、抗菌等作用。主要用于急慢性胃肠炎、急慢性肾炎、胆囊炎、泌尿系感染、泌尿系结石、风湿性关节炎等。

任务 12.1 　燥湿和胃

本类方药具有燥湿和胃的功效,适用于湿邪中阻,脾胃失和证。症见脘腹胀满,嗳气吞酸,呕吐泄泻,食少体倦等。代表方药有平胃散、藿香正气水等。

平胃散《简要济众方》

【组成】苍术 120 g　厚朴 90 g　陈皮 60 g　甘草 30 g

【功能与主治】解表化湿,理气和中。主治外感风寒、内伤湿滞或夏伤暑湿所致的感冒。症见头痛昏重、胸膈痞闷、脘腹胀痛、呕吐泄泻;胃肠型感冒见上述证候者。

【组方分析】本方证治为湿阻气机,脾胃失和所致。脾主运化,其性喜燥恶湿,若湿困脾胃,则会脾失健运,胃失和降,故见脘腹胀满、不思饮食、恶心呕吐、嗳气吞酸等;肢体沉重,怠惰嗜卧,舌苔白腻而厚,脉缓均为湿邪困阻之象。

方中苍术辛香苦温,善燥湿以祛湿浊,健脾以和脾胃,为燥湿运脾要药,为君药。厚朴为臣,苦燥辛散,能燥湿,又下气除胀满,与苍术相须为用。陈皮理气和胃,燥湿醒脾,协苍术、厚朴燥湿行气之力益彰,为佐药。甘草益气补中而实脾,合诸药泄中有补,祛邪而不伤正,调和诸药,为使药。煎加姜、枣,能调和脾胃。全方燥湿与行气并用,而以燥湿为主,使湿去脾健,气机调畅,脾胃自和。

【临床应用】

(1)本品用于外感风寒、内伤湿滞或夏伤暑湿证。以头痛昏重、胸膈痞闷、脘腹胀痛、呕吐泄泻、苔白腻为辨证要点。

(2)常用治消化道性溃疡、急慢性胃炎、肠胃炎等属湿滞脾胃者。

【用法】共为细末,每服 4~6 g,姜枣煎汤送下;汤剂,水煎服,用量按原方比例酌减。

【使用注意】本方辛苦温燥,易耗气伤津,故阴津不足、脾胃虚弱者以及孕妇不宜使用。

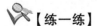 **看一看**

平胃散的历史渊源

平胃散原载于《太平惠民和剂局方》，原方为散剂，现代多改为汤剂煎服。本方为治湿滞脾胃的基础方，后世有许多健胃除湿的方剂，都是由它扩展演变而来。因而古人曾将其誉为"治脾圣药"。方后并注曰："常服调气暖胃，化宿食，消痰饮，辟风寒冷湿四时非节之气。"可见，《太平惠民和剂局方》创平胃散不但用于治疗脾胃不和之证，也作为和胃消食的常服保健药。因此，后世医家对此方推崇备至，它已成为治脾胃病的祖方，很多和胃之方均由此方化裁而来。

藿香正气水《中国药典》

【组成】苍术 160 g　陈皮 160 g　厚朴（姜制）160 g　白芷 240 g　茯苓 240 g　大腹皮 240 g　生半夏 160 g　甘草浸膏 20 g　广藿香油 1.6 mL　紫苏叶油 0.8 mL

【功能与主治】解表化湿，理气和中。主治外感风寒、内伤湿滞或夏伤暑湿所致的感冒。症见头痛昏重，胸膈痞闷，脘腹胀痛，呕吐泄泻；胃肠型感冒见上述证候者。

【组方分析】本方证治为外感暑湿，湿滞中焦所致。风寒外束，卫阳郁遏，故见恶寒发热等表证；内伤湿滞，湿浊中阻，脾胃不和，升降失常，则为上吐下泻；湿阻气滞，则胸膈痞闷、脘腹胀痛。

方中广藿香辛温芳香，既解在表之风寒，又化在里之湿浊，为治霍乱吐泻之要药，为君药。半夏、陈皮理气燥湿，和胃降逆以止呕；白术、茯苓健脾运湿以止泻，为臣药。大腹皮、厚朴行气化湿，紫苏叶、白芷辛温发散，助广藿香外散风寒；紫苏叶尚可醒脾宽中，行气止呕；白芷兼能燥湿化浊；桔梗宣肺利膈，既利于解表，又益于化湿，为佐药。使以甘草调和药性。诸药合用，使风寒外散，湿浊内化，气机通畅，脾胃调和，诸症自愈。

【临床应用】

（1）本品用于外感风寒，内伤湿滞或夏伤暑湿证。以头痛昏重、胸膈痞闷、脘腹胀痛、呕吐泄泻、苔白腻为辨证要点。

（2）常用治胃肠型感冒有上述证候者。

【性状规格】为深棕色的澄清液体（贮存略有沉淀）；味辛、苦。每支 10 mL。

【用法用量】口服。一次 5～10 mL，一日 2 次，用时摇匀。

【使用注意】本方重在化湿和胃，解表散寒之力较弱，故服后宜温覆以助解表。湿热霍乱之吐泻，不宜使用。因本品为含乙醇液体制剂，故对小儿、妇女、老人及不饮酒患者，常可引起酒样反应。极少数患者口服该药后可引起过敏性药疹。

【其他制剂】藿香正气口服液、软胶囊、胶囊、丸、滴丸。

【练一练】

藿香正气水主治病证是（　　）。

A.夏伤暑湿　　　B.湿热困脾　　　C.肝胆火旺　　　D.热结阴亏

E.肝郁脾虚

答案解析

任务 12.2　清热祛湿

本类方药适用于湿热证,具有清热祛湿的功效。症见足膝红肿痛热,两足萎软,小便淋漓涩痛,带下色黄腥臭,舌红苔黄腻,脉滑数等。代表方药有茵陈蒿汤、八正合剂、二妙丸、消炎利胆片、排石颗粒、三金片等。

茵陈蒿汤《伤寒论》

【组成】茵陈18 g　栀子12 g　大黄6 g

【功能与主治】清热,利湿,退黄。主治湿热黄疸。症见一身面目俱黄,黄色鲜明,发热,无汗或但头汗出,口渴欲饮,恶心呕吐,腹微满,小便短赤,大便不爽或秘结,舌红苔黄腻,脉沉数或滑数有力。

【想一想】

黄疸之阳黄与阴黄有何区别?

答案解析

【组方分析】本方证治为邪热入里,与脾湿相合,湿热壅滞中焦所致。湿热壅结,气机受阻,故腹微满、恶心呕吐、大便不爽或秘结;无汗而热不得外越,小便不利则湿不得下泄,以致湿热熏蒸肝胆,胆汁外溢,浸渍肌肤,则一身面目俱黄、黄色鲜明;湿热内郁,津液不化,则口中渴;舌苔黄腻,脉沉数为湿热内蕴之征。

方中茵陈善能清热利湿,为治黄疸之要药,为君药。栀子清热降火,通利三焦,助茵陈引湿热从小便而去,为臣药。大黄泻热逐瘀,通利大便,导瘀热从大便而下,为佐药。三药合用,利湿与泄热并进,通利二便,前后分消,湿除热去,黄疸自退。

【临床应用】

(1)本方为用治黄疸阳黄之代表方,以一身面目俱黄、黄色鲜明、舌苔黄腻、脉沉数或滑数有力为辨证要点。

(2)常用治急性黄疸型传染性肝炎、胆囊炎、胆石症、钩端螺旋体病等属湿热内蕴者。

【用法用量】水煎服。

【使用注意】阴黄患者不宜使用。

【附】

茵栀黄口服液(《中国药典》)　由茵陈提取物12 g、栀子提取物6.4 g、黄芩提取物(以黄芩苷计)40 g、金银花提取物8 g组合。功能清热解毒,利湿退黄。用于肝胆湿热所致的黄疸,症见面色悉黄,胸胁胀痛,恶心呕吐,小便黄赤,急、慢性肝炎见上述证候者。口服。一次10 mL,一日3次。

 看一看

黄疸的临床表现及检查

黄疸是由于胆红素代谢障碍而引起血清内胆红素浓度升高所致。临床上表现为巩膜、黏膜、皮肤及其他组织被染成黄色。因巩膜含有较多的弹性硬蛋白,与胆红素有较强的亲和力,故黄疸患者巩膜黄染常先于黏膜、皮肤而首先被察觉。当血清总胆红素在 17.1~34.2 μmol/L,而肉眼看不出黄疸时,称隐性黄疸或亚临床黄疸;当血清总胆红素浓度超过 34.2 μmol/L 时,临床上即可发现黄疸,也称为显性黄疸。

八正合剂《中国药典》

【组成】瞿麦 118 g　车前子(炒)118 g　萹蓄 118 g　大黄 118 g　滑石 118 g　川木通 118 g　栀子 118 g　甘草 118 g　灯芯草 59 g

【功能与主治】清热,利尿,通淋。主治湿热下注之淋证。症见小便短赤,淋沥涩痛,口燥咽干。

【组方分析】本方证治为湿热下注,蕴于膀胱,气化不利所致。湿热下注蕴于膀胱,水道不利,故尿频尿急、溺时涩痛、淋沥不畅;湿热蕴蒸,故尿色浑赤;湿热郁遏,津液不布,则口燥咽干。

方中滑石善能滑利窍道,清热渗湿,利水通淋;木通上清心火,下利湿热,使湿热从小便而去,为君药。萹蓄、瞿麦、车前子均为清热利水通淋之常用药,为臣药。栀子清泄三焦,通利水道,以增强君、臣清热利水通淋之功;大黄荡涤邪热,并能使湿热从大便而去,为佐药。甘草调和诸药,兼能清热、缓急止痛,为佐使。煎加灯芯草,以增利水通利之力。

【临床应用】

(1)本方用于湿热下注之淋证,以小便短赤、淋沥涩痛、口燥咽干为辨证要点。

(2)常用治尿道炎、膀胱炎、急性前列腺炎、泌尿系结石、肾盂肾炎等属湿热下注者。

【性状规格】为棕褐色的液体;味苦、微甜。每瓶装 100 mL,每瓶装 120 mL,每瓶装 200 mL。

【用法用量】口服。一次 15~20 mL,一日 3 次,用时摇匀。

【使用注意】忌食生冷油腻食物。阴虚胃痛,症见胃部灼热,隐隐作痛,口干舌燥者不宜使用。

二妙丸《中国药典》

【组成】苍术(炒)500 g　黄柏(炒)500 g

【功能与主治】燥湿清热。主治湿热下注证。症见足膝红肿热痛,下肢丹毒,白带,阴囊湿痒。

【组方分析】本方证治为湿热下注所致。湿热下注,痹阻筋脉,以致筋骨疼痛、足膝红肿;湿热下注带脉与前阴,则为带下臭秽或下部湿疮;小便短赤,舌苔黄腻均为湿热之征。

方中黄柏清热燥湿,长于清下焦湿热,为君药。臣以苍术,辛散苦燥,长于燥湿健脾。二药相伍,清热燥湿,标本兼顾。

【临床应用】

(1)本品用于湿热下注证,以足膝红肿热痛、阴囊湿痒、小便短赤为辨证要点。

(2)常用治风湿性关节炎、阴囊湿疹、阴道炎等属湿热下注者。

【性状规格】为黄棕色的水丸;气微香,味苦涩。

【用法用量】口服。一次6~9 g,一日2次。

【使用注意】忌食生冷油腻食物。

【附】

(1)三妙丸(《中国药典》) 由二妙丸加牛膝组成。功能清热燥湿。用于湿热下注所致的痹病,症见足膝红肿热痛,下肢沉重,小便黄少。

(2)四妙丸(《中国药典》) 由三妙丸加薏苡仁组成。功能清热利湿。用于湿热下注,足膝红肿,筋骨疼痛。

 看一看

二妙丸的药理作用及临床应用

研究表明,二妙丸中苍术可促进气血循环,加速病理产物的代谢吸收,缓解炎症症状,促进皮损的愈合,黄柏尚有解毒疗疮之功。临床报道,二妙丸可用于治疗下肢丹毒(由β-溶血性链球菌引起的伴明显淋巴管受累的浅表性蜂窝织炎)、白带、阴部(囊)湿痒、湿疹等,疗效较好。

消炎利胆片《中国药典》

【组成】穿心莲868 g 溪黄草868 g 苦木868 g

【功能与主治】清热,祛湿,利胆。主治肝胆湿热所致的胁痛、口苦。急性胆囊炎、胆管炎见上述证候者。

【组方分析】本方证治为肝胆湿热所致。

方中溪黄草味苦性寒,清热利湿,退黄,为君药。穿心莲苦寒,清热解毒,燥湿消肿,为臣药。苦木苦寒,清热祛湿解毒,助君药清热祛湿解毒,为佐药。三药合用,共奏清热、祛湿、利胆之效。

【临床应用】

(1)本品用于肝胆湿热之胁痛证。以胁痛、口苦、舌苔黄腻、脉弦滑数为辨证要点。

(2)常用治急性胆囊炎、胆管炎等属肝胆湿热者。

【性状规格】为糖衣片或薄膜衣片,除去包衣后显灰绿色至褐绿色;味苦。薄膜衣小片(0.26 g,相当于饮片2.6 g);薄膜衣大片(0.52 g,相当于饮片5.2 g);糖衣片(片芯重0.25 g,相当于饮片2.6 g)。

【用法用量】口服。一次6片(小片)或3片(大片),一日3次。

【使用注意】服药期间忌烟酒及油腻厚味食物。

排石颗粒《中国药典》

【组成】连钱草 盐车前子 木通 徐长卿 石韦 忍冬藤 滑石 瞿麦 茼麻子 甘草

【功能与主治】清热利水,通淋排石。主治下焦湿热所致的石淋。症见腰腹疼痛,排尿不畅或伴有血尿,舌红,苔黄腻,脉弦或弦数;泌尿系结石见上述证候者。

【组方分析】本方证治为下焦湿热所致。方中连钱草、车前子均能清热利尿通淋,两药合用,清热利水,通淋排石,为君药。木通、石韦、瞿麦、滑石、茼麻子利尿通淋,为臣药。徐长卿利尿通淋,解毒止痛;忍冬藤清热解毒,通络止痛,合以增强清热通淋之功,又治疗疼痛兼症,为佐药。甘草缓急止痛,调和诸药,为佐使药。诸药合用,共奏清热利水、通淋排石之功。

【临床应用】

(1)本品用于下焦湿热之石淋证。以腰腹疼痛、排尿不畅或伴有血尿、舌红、苔黄腻、脉弦或弦数为辨证要点。

(2)常用治肾结石、输尿管结石、膀胱结石、胆道结石等属下焦湿热者。

【性状规格】为浅黄色至棕褐色的颗粒或混悬性颗粒(无蔗糖);气微,味甜、略苦或味微甜、微苦(无蔗糖)。每袋装20 g,每袋装5 g(无蔗糖)。

【用法用量】开水冲服。一次1袋,一日3次;或遵医嘱。

【使用注意】宜多饮水,配合适量运动;忌食辛辣、油腻和煎炸之品。气虚淋证不宜使用。孕妇禁用。

三金片《中国药典》

【组成】金樱根　菝葜　羊开口　金沙藤　积雪草

【功能与主治】清热解毒,利湿通淋,益肾。主治下焦湿热所致的热淋、小便短赤、淋沥涩痛、尿急频数;急慢性肾盂肾炎、膀胱炎、尿路感染见上述证候者;慢性非细菌性前列腺炎肾虚湿热下注证。

【组方分析】本方证治为下焦湿热所致。方中金沙藤清热解毒,利尿通淋;菝葜消肿利尿,为君药。羊开口与积雪草清热解毒,利尿通淋,兼有补益肝肾,为臣药。金樱根固肾缩尿,与君臣相反相成,为佐药。诸药合用,共奏清热解毒、利湿通淋之功。

【临床应用】

(1)本品用于下焦湿热之热淋证。以小便短赤、淋沥涩痛、尿急尿频、舌红苔黄腻、脉滑数为辨证要点。

(2)常用治急慢性肾盂肾炎、膀胱炎、尿路感染等属下焦湿热者。

【性状规格】为糖衣片或薄膜衣片,除去包衣后显棕色至黑褐色;味酸、涩、微苦。薄膜衣小片(0.26 g,相当于饮片2.1 g);薄膜衣大片(0.29 g,相当于饮片3.5 g);糖衣小片(片芯重0.17 g,相当于饮片2.1 g);糖衣大片(片芯重0.28 g,相当于饮片3.5 g)。

【用法用量】口服。

(1)慢性非细菌性前列腺炎:大片一次3片,一日3次。疗程为4周。

(2)其他适应证:小片一次5片,大片一次3片,一日3~4次。

【使用注意】

(1)偶见血清丙氨酸氨基转移酶(ALT)、血清门冬氨酸氨基转移酶(AST)轻度升高,血尿素氮(BUN)轻度升高,血白细胞(WBC)轻度降低。

(2)用药期间注意肝、肾功能的监测。

腹可安《部颁标准》

【组成】扭肚藤100 g　火炭母100 g　车前草33 g　救必应67 g　石榴皮33 g

【功能与主治】清热利湿,收敛止痛。用于急性胃肠炎、消化不良引起的腹痛、腹泻、呕吐。

【组方分析】方中救必应清热解毒,利湿止痛;扭肚藤、火炭母清热利湿,共为君药。车前草利水渗湿,通利小便,为臣药。石榴皮收敛固涩,为佐药。诸药合用,共奏清热解毒、利水渗湿、收敛止痛之功。

【临床应用】

(1)本品用于湿热内阻,脾失健运,胃失和降证。以腹痛、腹泻、嗳腐吞酸、舌苔厚腻等为辨证要点。

(2)常用治消化不良引起的腹痛,泄泻,呕吐伴有发热者。

【性状规格】为糖衣片,除去糖衣后显褐棕色;味苦、涩。

【用法用量】口服。一次4片,一日3次。

【使用注意】忌食生冷油腻食物。

任务 12.3　利水渗湿

本类方药具有利水渗湿的功效,适用于水湿壅盛所致的水肿、泄泻等证。代表方药有五苓散、五皮散等。

五苓散《伤寒论》

【组成】猪苓9 g　茯苓9 g　泽泻15 g　白术9 g　桂枝6 g

【功能与主治】利水渗湿,温阳化气。主治膀胱气化不利之蓄水证。症见小便不利,头痛微热,烦渴欲饮,甚则水入即吐;或脐下动悸,吐涎沫而头目眩晕;或短气而咳;或水肿、泄泻。舌苔白,脉浮或浮数。

【组方分析】本方证治为阳不化气,水湿内停所致。太阳表邪未解,故头痛微热;膀胱气化失司,故小便不利;水蓄不化,郁遏阳气,气不化津,津液不得上承于口,故渴欲饮水;其人本有水蓄下焦,饮入之水不得输布而上逆,致水入即吐;水湿内盛,泛溢肌肤,则为水肿;水湿之邪,下注大肠,则为泄泻;水饮停于下焦,水气内动,则脐下动悸;水饮上犯,阻遏清阳,则吐涎沫而头眩;水饮凌肺,肺气不利,则短气而咳。

方中泽泻利水渗湿,为君药。茯苓、猪苓,增强其利水渗湿之力,为臣药。白术补气健脾,燥湿利水;桂枝温阳化气,助膀胱气化,又兼解表散邪以祛表邪,共为佐药。诸药相伍,共奏利水渗湿、温阳化气之功。

【临床应用】

(1)本方用于膀胱气化不利之蓄水证。以小便不利、水肿腹胀、烦渴欲饮、水入即吐、苔白、脉浮或浮数为辨证要点。

(2)常用治急慢性肾炎水肿、肝硬化腹水、心源性水肿、急性肠炎、尿潴留、脑积水等属水湿内停者。

(3)依据五苓散原方制成的中成药制剂——五苓胶囊、五苓片,用于治疗肾病综合征、尿路感染、水肿、腹胀等。

【用法用量】散剂,每服6～10 g;汤剂,水煎服,多饮热水,取微汗,用量按原方比例酌减。

【使用注意】孕妇慎用;忌食辛辣、油腻之品。

【附】

(1)四苓散(《丹溪心法》)　由茯苓45 g、猪苓45 g、白术45 g、泽泻75 g组成。四味共为末,每次12 g,水煎服。功能健脾渗湿。用于脾胃虚弱,水湿内停证,症见小便赤少,大便溏泻。

(2)茵陈五苓散(《金匮要略》)　由茵陈蒿末4 g、五苓散2 g组成。每服6 g,一日3服。功能利湿退黄。用于湿热黄疸,湿重于热,小便不利者。

> **看一看**
>
> ### 五苓散的药理作用
>
> 　　研究表明,本方具有利尿及排钠作用,接近或超过西药一般的利尿药,且不影响活动能力。五苓散对正常家兔和小鼠无利尿作用,对健康人仅有轻微利尿作用,对患者则有显著利尿作用。五苓散体现了中医以调节见长的特点,对失去平衡的五苓散证,通过人工稳态或人造反馈,恢复正常平衡状态。把五苓散注射到造成人工尿闭的动物模型身上,用仲景五苓散原量,利尿作用最强;用均等量,则利尿作用减低;颠倒药量,则利尿作用更减低。五苓散对急性、慢性乙醇中毒及宿醉有预防和治疗作用。该药广泛地参与水、电解质、脂肪、糖及蛋白质等方面的代谢,对水、电解质代谢紊乱有调节作用。

五皮散《华氏中藏经》

【组成】生姜皮　桑白皮　陈皮　大腹皮　茯苓皮各9 g

【功能与主治】利水消肿,理气健脾。主治脾虚湿盛,气滞水泛之皮水证。症见一身悉肿,肢体沉重,心腹胀满,上气喘急,小便不利,以及妊娠水肿,苔白腻,脉沉缓。

【想一想】

五皮散与五苓散有何异同?

【组方分析】本方证治为脾湿壅盛,泛溢肌肤所致。水湿泛滥,故一身悉肿;湿性重浊,则肢体沉重;湿邪最易阻碍气机,气机壅滞则心腹胀满;肺气不降,则上气喘急。

答案解析

方中茯苓皮甘淡性平,功专行皮肤水湿,善利水消肿,为君药。大腹皮,行气消胀,利水消肿;陈皮理气和胃,醒脾化湿,为臣药。生姜皮,和脾散水消肿;桑白皮清降肺气,通调水道以利水消肿,为佐药。五药皆用皮,取其善行皮间水气之功,利水消肿与利肺健脾同用,使气行则水行,则皮水自消。

【临床应用】

(1)本品用于脾虚湿盛,气滞水泛之皮水证。以一身悉肿、心腹胀满、上气喘急、小便不利、苔白腻、脉沉缓为辨证要点。

(2)常用治肾炎水肿、心源性水肿、妊娠水肿等属脾湿壅盛者。

【用法】水煎服。

【使用注意】忌食生冷油腻硬物。

任务 12.4 祛风胜湿

本类方药具有祛风除湿的功效,适用于风湿在表所致的头痛身重,或风湿侵袭痹阻经络所致的腰膝顽麻痛痹等证。代表方药有小活络丸、独活寄生丸、骨刺消痛片、尪痹颗粒等。

小活络丸《中国药典》

【组成】胆南星180 g 制川乌180 g 制草乌180 g 地龙180 g 乳香(制)66 g 没药(制)66 g

【功能与主治】祛风散寒,化痰除湿,活血止痛。主治风寒湿邪闭阻,痰瘀阻络所致的痹病。症见肢节关节疼痛,或冷痛,或刺痛,或疼痛夜甚,关节屈伸不利,麻木拘挛。

【组方分析】本方证治为风寒湿邪闭阻,痰瘀阻络所致。主治风寒湿邪或瘀血湿痰留滞经络,使气血不得宣通,营卫失于流畅,而见肢体麻木拘挛,屈伸不利。

方中制川乌、制草乌功能祛风除湿,温通经络,并具有较强的止痛作用,为君药。胆南星祛风燥湿化痰,以除经络中的风痰湿浊,为臣药。乳香、没药行气活血,化瘀通络,止痛,使气血流畅;地龙性善走窜,能通经活络,诚为入络佳品,为佐药。诸药合用,则风寒湿邪与痰浊、瘀血均能祛除,从而使血活络通,故方名"活络"。

【临床应用】

(1)本品用于风寒湿邪闭阻、痰瘀阻络所致的痹病。以肢节关节疼痛、关节屈伸不利、麻木拘挛为辨证要点。

(2)常用治风湿性关节炎、类风湿性关节炎及骨质增生症等属风湿血瘀者。

【性状规格】为黑褐色至黑色的大蜜丸;气腥,味苦。每丸重3 g。

【用法用量】黄酒或温开水送服。一次1丸,一日2次。

【使用注意】孕妇禁用。本品药力颇峻,以体质壮实患者为宜。

【附】

大活络丸(《部颁标准》) 由蕲蛇、乌梢蛇、威灵仙、两头尖、麻黄、贯众等48味组成。功能祛风止痛,除湿豁痰,舒筋活络,用于缺血性中风引起的偏瘫,风湿痹证(风湿性关节炎)引起的疼痛、筋脉拘急腰腿疼痛及跌打损伤引起的行走不便和胸痹心痛证。

看一看

大活络丸与小活络丸的区别

大活络丸与小活络丸均可祛风除湿,活血止痛,舒筋活络,用于风寒湿痰瘀阻之痹证。但大活络丸偏用于邪实而正气虚之痹证,而小活络丸偏于邪实而正气足的痹证。

骨刺消痛片《中国药典》

【组成】制川乌53.25 g　制草乌53.25 g　秦艽53.25 g　白芷53.25 g　甘草53.25 g　粉萆薢106.5 g　穿山龙106.5 g　薏苡仁106.5 g　制天南星53.25 g　红花106.5 g　当归53.25 g　徐长卿159.75 g

【功能与主治】祛风止痛。主治风湿痹阻,瘀血阻络所致的痹病。症见关节疼痛,腰腿疼痛,屈伸不利;骨性关节炎、风湿性关节炎、风湿痛见上述证候者。

【组方分析】本方证治为风湿痹阻,瘀血阻络所致。方中制川乌、制草乌祛风除湿,温经止痛,为风寒湿痛之要药,为君药。秦艽、粉萆薢、穿山龙、徐长卿、白芷均能祛风利湿、止痛,为臣药。薏苡仁能利湿除痹;红花、当归活血化瘀;制天南星燥湿化痰,祛风止痉,兼能消肿散结,为佐药。甘草缓急止痛,调和诸药,为使药。诸药合用,共奏祛风湿、止痹痛之功。

【临床应用】

(1)本品用于风湿痹阻,瘀血阻络所致的痹病。以关节疼痛、腰腿疼痛、屈伸不利为辨证要点。

(2)常用治骨性关节炎、风湿性关节炎、风湿痛见上述证候者。

【性状规格】为糖衣片,除去糖衣后显黄褐色;味微麻、辣、咸。

【用法用量】口服。一次4片,一日2～3次。

【使用注意】孕妇及哺乳期妇女禁用;严重心脏病、高血压、肾病患者慎用。

风湿骨痛胶囊《中国药典》

【组成】制川乌　制草乌　红花　甘草　木瓜　乌梅　麻黄

【功能与主治】温经散寒,通络止痛。主治寒湿痹阻经络所致的痹病。症见腰脊疼痛、四肢关节冷痛;风湿性关节炎见上述证候者。

【组方分析】本方证治为寒湿痹阻经络所致。方中制川乌、制草乌祛风除湿,温经止痛,为风寒湿痛之要药,为君药。红花活血通经,散瘀止痛;木瓜化湿舒筋;麻黄祛风散寒,三药合用,助君药祛风散寒止痛,为臣药。乌梅酸涩而温,能入筋骨,利筋脉,去痹,为佐药。甘草缓急止痛,调和诸药,为使药。诸药合用,共奏温经散寒、通络止痛之功。

【临床应用】

(1)本品用于寒湿痹阻经络所致的痹病。以腰脊疼痛、四肢关节冷痛为辨证要点。

(2)常用治风湿性关节炎见上述证候者。

【性状规格】为硬胶囊,内容物为黄褐色的粉末;味微苦、酸。

【用法用量】口服。一次2～4粒,一日2次。

【使用注意】本品含毒性药,不可多服;孕妇忌服。

【练一练】

小活络丸、骨刺消痛片、风湿骨痛胶囊共有的药物是(　　　　)。

A.制川乌、制草乌　　　　　　　B.制川乌、木瓜

C.乳香、没药　　　　　　　　　D.制草乌、红花

E.制天南星、大黄

答案解析

独活寄生汤《备急千金要方》

【组成】独活9 g　桑寄生　杜仲　牛膝　细辛　秦艽　茯苓　肉桂　防风　川芎　党参　甘草　当归　白芍　干地黄各6 g

【功能与主治】祛风湿,止痹痛,益肝肾,补气血。主治痹证日久,肝肾两虚,气血不足证。症见腰膝疼痛、痿软,肢节屈伸不利,或麻木不仁,畏寒喜温,心悸气短,舌淡苔白,脉细弱。

【组方分析】本方证治为风寒湿邪客于肢体关节,气血运行不畅所致。方中独活性善下行,善祛下焦与筋骨间的风寒湿邪,为君药。细辛入少阴肾经,温经散寒除湿;秦艽祛风湿,舒筋络,利关节;肉桂温经散寒,通利血脉;防风祛一身之风而胜湿,为臣药。桑寄生、杜仲、牛膝补益肝肾,强壮筋骨,且桑寄生可祛风湿,牛膝尚能活血通筋脉;当归、川芎、熟地、白芍养血和血,人参、茯苓、甘草健脾益气,为佐药。甘草调和诸药,兼使药之用。全方以祛风寒湿邪为主,辅以补肝肾、益气血,邪正兼顾,祛邪不伤正,扶正不留邪。

【临床应用】

(1)本品用于痹证日久,肝肾两虚,气血不足证。以腰膝疼痛、痿软,肢节屈伸不利,心悸气短,舌淡苔白,脉细弱为辨证要点。

(2)常用治慢性关节炎、类风湿性关节炎、风湿性坐骨神经痛、骨质增生症、腰肌劳损等属风寒湿痹日久,正气不足者。

【用法】水煎服。

【使用注意】痹证属热实证者忌用;孕妇慎用。

【附】

独活寄生合剂(《中国药典》)　由独活98 g、桑寄生65 g、秦艽65 g、防风65 g、细辛65 g、当归65 g、白芍65 g、川芎65 g、熟地黄65 g、盐杜仲65 g、川牛膝65 g、党参65 g、茯苓65 g、甘草65 g、桂枝65 g组成。功能养血舒筋,祛风除湿,补益肝肾。用于风寒湿闭阻、肝肾两亏、气血不足所致的痹病,症见腰膝冷痛,屈伸不利。孕妇慎用。

尪痹颗粒《中国药典》

【组成】地黄　熟地黄　续断　附片(黑顺片)　独活　骨碎补　桂枝　淫羊藿　防风　威灵仙　皂角刺　羊骨　白芍　狗脊(制)　知母　伸筋草　红花

【功能与主治】补肝肾,强筋骨,祛风湿,通经络。主治肝肾不足、风湿阻络所致的尪痹。症见肌肉、关节疼痛,局部肿大,僵硬畸形,屈伸不利,腰膝酸软,畏寒乏力;类风湿性关节炎见上述证候者。

【组方分析】本方证治为肝肾不足,风湿阻络所致。方中熟地、续断、补骨脂、附片补肾祛寒,养肝肾,壮筋骨,为君药。淫羊藿、桂枝、白芍、独活、骨碎补温阳补肾,和营卫,散风寒,壮筋骨,为臣药。知母清热润燥;赤芍散瘀止痛;防风祛风胜湿,为佐药。牛膝能引药入肾,为引经药。诸药合用,共奏补肝肾、强筋骨、祛风湿、通经络之功。

【临床应用】

(1)本品用于肝肾不足,风湿阻络所致的尪痹。以肌肉和关节疼痛、僵硬畸形、屈伸不利、腰膝酸软、畏寒乏力为辨证要点。

(2)常用治慢性关节炎、类风湿性关节炎、腰肌劳损等属肝肾不足、风湿阻络者。

【性状规格】为棕黄色或棕色的颗粒;味微苦。每袋装 3 g,每袋装 6 g。

【用法用量】开水冲服。一次 6 g,一日 3 次。

【使用注意】孕妇禁用;忌食生冷食物。

【其他制剂】尪痹胶囊、片。

壮骨关节丸《中国药典》

【组成】狗脊 淫羊藿 独活 骨碎补 续断 补骨脂 桑寄生 鸡血藤 熟地黄 木香 乳香(醋炙) 没药(醋炙)

【功能与主治】补益肝肾,养血活血,舒筋活络,理气止痛。主治肝肾不足、血瘀气滞、脉络痹阻所致的骨性关节炎、腰肌劳损。症见关节肿痛,疼痛,麻木,活动受限。

【组方分析】本方证治为肝肾不足、血瘀气滞、脉络痹阻所致。方中狗脊、淫羊藿补肝肾,强腰膝,祛风湿,为君药。独活善于除下焦风寒湿痹,通痹止痛;鸡血藤活血养血,化瘀通络,为臣药。骨碎补、续断、补骨脂、桑寄生补肝肾、强筋骨;熟地黄养血补肝肾;乳香、没药行气活血,化瘀通络;木香理气止痛,共为佐药。诸药合用,共奏补益肝肾、养血活血、舒筋活络、理气止痛之功。

【临床应用】

(1)本品用于肝肾不足、血瘀气滞所致的骨性关节炎、腰肌劳损。以关节肿痛、疼痛、麻木、活动受限为辨证要点。

(2)常用治各种退行性骨关节病、腰肌劳损等属肝肾不足、血瘀气滞、脉络阻痹者。

【性状规格】为黑色的浓缩水丸或水丸;气芳香,味微苦。

【用法用量】口服。浓缩丸一次 10 丸;水丸一次 6 g,一日 2 次。早晚饭后服用。

【使用注意】本品可能引起肝损伤;肝功能不全、孕妇及哺乳期妇女禁用;在治疗期应注意肝功能监测,如发现肝功能异常,应立即停药,并采取相应的处理措施;应在医生指导下严格按照适应证使用,避免大剂量、长疗程服用。

表 12.1 其他祛湿方药简表

分 类	方 名	组 成	功能与主治	用法及用量	规 格
燥湿和胃	香砂平胃丸《中国药典》	苍术、陈皮、姜厚朴、木香、砂仁、甘草	健胃,舒气,止痛。用于胃肠衰弱,消化不良,胸膈满闷,胃痛呕吐	口服。一次 6 g,一日 1～2 次	每瓶装 6 g,每瓶装 60 g
清热祛湿	草薢分清丸《中国药典》	粉萆薢、石菖蒲、甘草、乌药、盐益智仁	分清化浊,温肾利湿。用于肾气不化,清浊不分所致的白浊,小便频数	口服。一次 6～9 g,一日 2 次	每 20 丸重 1 g

续表

分 类	方 名	组 成	功能与主治	用法及用量	规 格
清热祛湿	利胆排石片《中国药典》	金钱草、茵陈、黄芩、木香、郁金、大黄、槟榔、麸炒枳实、芒硝、姜厚朴	清热利湿,利胆排石。用于湿热蕴毒、腑气不通所致的胁痛、胆胀,症见胁肋胀痛、发热、尿黄、大便不通;胆囊炎、胆石症见上述证候者	口服。排石:一次6~10片,一日2次;炎症:一次4~6片,一日2次。体弱、肝功能不良者慎用;孕妇禁用	—
利水渗湿	复方金钱草颗粒《中国药典》	广金钱草、车前草、石韦、玉米须	清热利湿,通淋排石。用于湿热下注所致的热淋、石淋,症见尿频、尿急、尿痛、腰痛;泌尿系结石、尿路感染见上述证候者	开始冲服。一次1~2袋,一日3次	每袋装10 g,每袋装3 g(无蔗糖)
祛风胜湿	木瓜丸《中国药典》	木瓜、当归、川芎、白芷、威灵仙、狗脊(制)、牛膝、鸡血藤、海风藤、人参、制川乌、制草乌	祛风散寒,除湿通络。用于风寒湿闭阻所致的关节疼痛,肿胀,屈伸不利,肢体麻木,腰膝酸软	口服,一次30丸,一日2次。孕妇禁用	—
	雷公藤多苷片《部颁标准》	雷公藤多苷	祛风解毒、除湿消肿、舒筋通络。用于风湿热瘀、毒邪阻滞所致的类风湿性关节炎,肾病综合征	口服。按体重每1 kg每日1~1.5 mg,分3次饭后服用。例如,按60 kg体重的成年人计算,一次2~3片,一日3次或遵医嘱	片剂:每片装300 mg,每片装50 mg,每片装100 mg

技能赛点

　　祛湿方药根据功用不同,分为燥湿和胃、清热祛湿、利水渗湿和祛风胜湿方药。

　　1.燥湿和胃　具有燥湿和胃的功效,适用于湿邪中阻、脾胃失和证。其中,平胃散能燥湿运脾,行气和胃,主治湿滞脾胃证。藿香正气水能解表化湿,理气和中,主治外感风寒或夏伤暑湿,内伤湿滞证,以头痛昏重、胸膈痞闷、脘腹胀痛、呕吐泄泻、苔白腻为辨证要点,主要应用于胃肠型感冒。

　　2.清热祛湿　具有清热祛湿的功效,适用于湿热证。茵陈蒿汤长于清热,利湿,退黄,用于湿热黄疸之阳黄。八正合剂长于利尿通淋,用于湿热下注之淋证。二妙丸长于燥湿,用于湿热下注之热痛瘙痒。消炎利胆片长于利胆,用于肝胆湿热之胁痛证。排石颗粒长于通淋排石,用于下焦湿热之石淋。三金片长于清热解毒,利湿通淋,兼能益肾,用于下焦湿热之热淋。腹可安擅清热利湿,收敛止痛,诚为治腹痛、腹泻之良品。

　　3.利水渗湿　具有利水渗湿的功效,适用于水湿壅盛所致的水肿、泄泻等证。五苓散能利水渗湿,温阳化气,用于膀胱气化不利之蓄水证。五皮散能利水消肿,理气健脾,用于脾虚湿盛,气滞水泛之皮水证。

　　4.祛风胜湿　具有祛风除湿的功效,适用于风湿在表所致的头痛身重,或风湿侵袭痹阻经络所致的腰膝顽麻痛痹等证。小活络丸能祛风除湿,活血止痛,舒筋活络,用于风寒湿痰瘀阻之痹证。骨刺消痛片能祛风止痛,用于风湿痹阻、瘀血阻络所致的痹病。风湿骨痛胶囊能温经散寒,通络止痛,用于寒湿痹阻经络所致的痹病。独活寄生汤能祛风湿,止痹痛,益肝肾,补气血,用于痹证日久,肝肾两虚,气血不足证。尪痹颗粒能补肝肾,强筋骨,祛风湿,通经络,用于肝肾不足、风湿阻络所致的尪痹。壮骨关节丸能补益肝肾,养血活血,舒筋活络,理气止痛,用于肝肾不足、血瘀气滞、脉络痹阻所致的骨性关节炎、腰肌劳损。

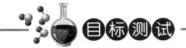

目标测试

答案解析

一、单项选择题

1.治湿热黄疸的方药是(　　)。
　　A.平胃散　　　　　　　　　　　　　　B.茵陈蒿汤
　　C.八正合剂　　　　　　　　　　　　　D.消炎利胆片

2.藿香正气水的功效是(　　)。
　　A.燥湿健脾,理气和中　　　　　　　　B.理气健脾,化湿解表
　　C.解表化湿,理气和中　　　　　　　　D.燥湿化浊,理气和中

3.用于下焦湿热之热淋的是(　　)。
　　A.八正合剂　　　　B.二妙丸　　　　　C.三金片　　　　　　D.排石颗粒

4.五苓散的组成是(　　)。
　　A.猪苓、茯苓、泽泻、白术、桂枝　　　　B.猪苓、茯苓、车前、桂枝、泽泻
　　C.猪苓、泽泻、白术、茯苓、滑石　　　　D.猪苓、泽泻、桂枝、茯苓、滑石

5.邪实而正气足的痹证,宜选用(　　)。
　　A.大活络丸　　　　　B.小活络丸　　　　C.独活寄生丸　　　　D.尪痹颗粒

6.二妙丸的组成是(　　)。
　　A.苍术、黄连　　　　B.白术、黄柏　　　C.苍术、黄柏　　　　D.黄连、黄柏

7.能祛风湿、止痹痛、益肝肾、补气血的方药是(　　)。
　　A.小活络丸　　　　　B.独活寄生丸　　　C.尪痹颗粒　　　　　D.壮骨关节丸

8.头痛昏重,胸膈痞闷,脘腹胀痛,呕吐泄泻,舌淡红,苔白腻,脉浮。宜选用(　　)。
　　A.二妙丸　　　　　　B.藿香正气水　　　C.九味羌活丸　　　　D.八正合剂

9.消炎利胆片的功效不包括(　　)。
　　A.祛湿　　　　　　　B.清热　　　　　　C.退黄　　　　　　　D.利胆

10.平胃散中君药是(　　)。

  A.苍术　　　　　　　　B.厚朴　　　　　　　　C.陈皮　　　　　　　　D.白术

二、多项选择题

1.五皮散的组成包括(　　)。

  A.生姜片　　　　B.陈皮　　　　　C.茯苓皮　　　　D.五加皮　　　　E.桑白皮

2.独活寄生汤的功效包括(　　)。

  A.祛风湿　　　　B.止痹痛　　　　C.益肝肾　　　　D.补气血　　　　E.通经络

3.平胃散的组成包括(　　)。

  A.陈皮　　　　　B.苍术　　　　　C.厚朴　　　　　D.白术　　　　　E.甘草

4.下列属于清热祛湿的方药有(　　)。

  A.八正合剂　　　B.消炎利胆片　　C.排石颗粒　　　D.三金片　　　　E.萆薢分清丸

5.尪痹颗粒的功效是(　　)。

  A.祛风湿　　　　B.通经络　　　　C.补肝肾　　　　D.强筋骨　　　　E.补气血

三、分析题

(一)病例分析

1.张某,男,25岁。不慎着凉,出现恶寒、发热、头痛,继而出现腹泻,大便呈水样,伴有腹胀、微痛、恶心欲吐,舌苔薄白稍腻,脉浮。根据所学中医药知识,为该患者推荐常用的方剂与中成药,并作简要分析。

2.刘某,女,65岁。半年来经常出现腰膝疼痛,天冷更甚,得温则缓,伴有心悸气短,舌淡苔白,脉细弱。根据所学中医药知识,为该患者推荐常用的方剂与中成药,并作简要分析。

(二)处方分析

1.处方:

苍术20 g　厚朴15 g　陈皮10 g　甘草5 g　延胡索15 g　川楝子15 g

请简要分析此方适用于何种病证。

2.审核处方,指出调配时应注意的事项。

瞿麦10 g　车前子15 g　萹蓄10 g　滑石10 g　川木通9 g　栀子10 g　甘草6 g　灯芯草10 g

3.根据藿香正气水所治病证的特点,设计问病荐药过程。

【书网融合】

教学课件:
学会祛湿方药

视频微课:
藿香正气液

视频微课:
腹可安

项目13 学会化痰止咳方药

【学习目标】

知识目标：

1.掌握化痰止咳方药的概念、分类及使用注意；二陈汤、清气化痰丸、百合固金丸、止嗽散、半夏白术天麻汤、定喘汤的功能与主治、临床应用,理解其组方分析。

2.熟悉川贝枇杷糖浆、羚羊清肺丸、蛇胆川贝散、橘红丸、急支糖浆、养阴清肺膏、川贝雪梨膏、猴枣散、蛤蚧定喘丸、桂龙咳喘宁胶囊、固本咳喘片的功能与主治、用法及使用注意。

3.了解牛黄蛇胆川贝液等药的功能与主治、临床应用。

技能目标：

1.学会化痰止咳方药重点成药的功能与主治、临床应用和辨证要点。

2.能根据化痰止咳方药的所治证型,熟练进行问病荐药角色扮演,掌握本项目的问病荐药过程。

素质目标：

1.引导学生坚定文化自信,厚植中医药情怀,学会合理使用化痰止咳方药,培养健康至上的敬业精神,助力健康中国建设。

2.培养学生具备化痰止咳方药用药指导的能力,精益求精。

3.培养学生博学强记、勤于思考、归纳总结的能力。

动画:岗位情境导学

【岗位情境导学】

情境描述：陈某,女,28岁,商店营业员。近日因做中秋节促销活动数天,出现干咳、痰少而黏、咽喉干痛、声音嘶哑、口干等症状,故到药店寻求帮助。店员经过仔细问询,给她推荐了中成药川贝雪梨膏。

情境分析：日常生活中,尤其是秋季,过度用嗓子,会出现喉咙干、咳嗽、痰少而黏等表现,服用川贝雪梨膏后,会感觉咽喉滋润,症状缓解。

讨论：请问陈某患什么疾病?应使用哪些中成药治疗?

学前导语：川贝雪梨膏具有润肺止咳、生津利咽的作用,临床主要用于肺燥肺热之咳喘证。那么,治疗痰证、咳喘的中成药还有哪些呢?

由化痰药与止咳平喘药为主组成,具有化痰、止咳、平喘等功效,用以治疗痰饮证及咳喘证的方剂和中成药,称为化痰止咳方药。

痰与饮,皆为水液代谢异常的病理产物,稠浊者为痰,清稀者为饮。痰饮证有内外二因。外因主要是寒、湿、火、热等外邪侵袭,内因主要是饮食不节,或劳倦过度,阳气虚弱等。因痰饮所在部位不同,故有多种病证表现,如咳嗽喘促、头痛眩晕、脘闷呕吐、胸痹心痛、中风痰厥、癫狂惊痫,以及瘰疬、瘿瘤、痰核等。咳喘证是由多种原因导致的肺气不利、肺气亏虚、宣降失常所致。临床表现以咳嗽、气喘、胸膈满闷,喉痒咽干等为主。根据痰饮与咳喘的成因、病证表现及治法,本项目将化痰止咳类方药分为燥湿化痰、清热化痰、润燥化痰、治风化痰及止咳平喘五类。

使用化痰止咳方药要注意辨证清楚,明确病证之寒热燥湿及外邪性质,选择适当的方药,并根据兼证表现配伍其他方药。痰是病之标,非病之本。《景岳全书》曰:"五脏之病,虽俱能生痰,然无不由乎脾肾。"古亦有"脾为生痰之源"之说,故治疗痰证应顾护脾肾,以杜绝生痰之源。古又云"治痰先治气,气顺则痰自消"。痰随气机升降,气壅则痰滞,气顺则痰消,咳喘多由肺气上逆所致,故治咳治痰,应注意与理气药同用。若痰流注经络、肌腠,则为瘰疬、痰核,祛痰应结合软坚散结之法。另外,不宜过早使用敛肺止咳药,以防"闭门留寇"。对麻醉镇咳定喘药,用之宜慎,以免恋邪、成瘾。

> **看一看**
>
> **化痰止咳方药的药理作用**
>
> 现代研究表明,本类方药具有祛痰、镇咳、平喘、抗炎、解热、解痉等作用。主要用于上呼吸道感染、急慢性支气管炎、肺炎、咽喉炎、支气管哮喘等。

任务 13.1 燥湿化痰

本类方药具有燥湿化痰的功效,主治湿痰证。症见痰多易咯,胸脘痞闷,呕吐恶心,眩晕头痛,肢体困倦,舌苔白腻或白滑,脉缓或滑。代表方药有二陈汤等。

二陈汤《太平惠民和剂局方》

【组成】法半夏 15 g　陈皮 15 g　茯苓 9 g　炙甘草 5 g

【功能与主治】燥湿化痰,理气和中。主治湿痰证。症见咳嗽痰多色白易咯,胸膈痞闷,恶心呕吐、肢体困倦,或头眩心悸,舌苔白润,脉滑。

【想一想】

二陈汤命名的依据是什么?

【组方分析】本方证治为脾失健运,聚湿生痰所致。湿痰犯肺,致咳嗽痰多。湿浊停胃,最易阻碍清阳,影响胃气失和,故头眩心悸,胸膈痞闷,恶心呕吐。留注肌肉,则肢体困重;痰浊凌心,则为心悸。

答案解析

方中半夏辛温性燥,可燥湿化痰,又可和胃降逆止呕,为君药。陈皮理气和中,燥湿化痰,为臣药。君臣配伍加强燥湿化痰的作用。茯苓健脾渗湿,渗湿以助化痰之力,健脾以杜生痰之源,为佐药。使药甘草和中补脾,调和诸药。煎加生姜,既能制约半夏之毒,又可协助半夏化痰降逆,和胃止呕;用少许乌梅收敛肺气,与半夏、陈皮相伍,防其燥散伤正。全方结构严谨,标本兼顾,共奏燥湿化痰、理气和中之功。方中半夏和陈皮皆以陈旧者为佳,故方名"二陈"。

【临床应用】

(1)本方为治湿痰证的基础方。以咳嗽痰多色白易咯、胸膈痞闷、肢体困倦、舌苔白润、脉滑为辨证要点。

(2)常用治慢性支气管炎、慢性胃炎、梅尼埃病、神经性呕吐等属湿痰者。

【用法】水煎服。加生姜7片,乌梅1个,热服。

【使用注意】本方药物性燥,故燥痰者慎用;吐血、消渴、阴虚、血虚者忌用。

【附】

二陈丸(《中国药典》) 由陈皮250 g、半夏(制)250 g、茯苓150 g、甘草75 g组成。功能燥湿化痰,理气和胃。用于痰湿停滞所致的湿痰证,症见咳嗽痰多,胸脘胀闷,恶心呕吐。

> **看一看**
>
> **二陈汤为治痰证基本方的理解**
>
> 二陈汤是治疗痰证的基本方,无论寒痰、热痰、湿痰、燥痰均可应用。历代医家根据痰的成因和性质,在二陈汤基础上,创立了不少新的祛痰方剂。涤痰汤出自《济生方》,由二陈汤加胆南星、枳实、人参、菖蒲、竹茹、大枣而成,重在涤痰开窍,主治中风痰迷心窍,舌强不语;导痰汤出自《妇人良方》,由二陈汤加制南星、枳实、生姜而成,重在理气化痰、行气开郁,主治风痰上扰所致之头晕头痛、目眩昏仆及痰饮壅盛的胸膈痞塞、恶心呕吐、不思饮食、咳嗽痰多等;金水六君煎出自《景岳全书》,由二陈汤加熟地、当归、生姜而成,可滋养肺肾、祛痰化湿,主治肺肾虚寒、湿痰内盛之咳嗽多痰、喘逆呕吐、舌苔白润、脉滑无力等症;半夏白术天麻汤出自《医学心悟》,由二陈汤加白术、天麻、生姜、大枣而成,重在燥湿化痰、平肝息风,主治风痰上扰所致的眩晕头痛、胸闷呕恶、苔腻脉滑。

任务 13.2 清热化痰

本类方药具有清热化痰功效,主治热痰证。症见咳嗽痰黄,黏稠难咯,舌红苔黄腻,脉滑数以及痰热所致胸痹、眩晕、失眠、惊悸等。代表方药有清气化痰丸、川贝枇杷糖浆、羚羊清肺丸、蛇胆川贝散、橘红丸、急支糖浆等。

清气化痰丸《中国药典》

【组成】酒黄芩100 g 瓜蒌仁霜100 g 半夏(制)150 g 胆南星150 g 陈皮100 g 苦

杏仁 100 g　枳实 100 g　茯苓 100 g

【功能与主治】清肺化痰。主治热痰证。症见咳嗽痰多,痰黄稠黏,胸腹满闷。

【组方分析】本方证治为火热内盛,灼津为痰,痰热内结犯肺所致。火热灼津,故痰稠色黄难咳。痰热阻滞气机,故脘腹满闷。

方中胆南星味苦性凉,清热化痰,治实痰实火之壅闭,为君药。瓜蒌仁、黄芩降肺火化痰热以助胆南星之功,为臣药。枳实、陈皮下气化痰,寓"善治痰者不治痰而治气,气顺则一身之津液随之而顺矣"之意;茯苓健脾渗湿,苦杏仁宣肺下气,半夏燥湿化痰,为佐药。诸药合用使热清则痰自消,气顺则火自降,痰消则火无所附,共奏清热理气化痰之功。

【临床应用】

(1)本品用治热痰证。以咳嗽痰多、痰黄稠黏、胸腹满闷、舌红苔黄腻、脉滑数为辨证要点。

(2)常用治肺炎、急性支气管炎、慢性支气管炎急性发作等属痰热内结者。

【性状规格】为灰黄色的水丸;气微,味苦。

【用法用量】口服。一次 6~9 g,一日 2 次;小儿酌减。

【使用注意】寒痰咳嗽者忌用,孕妇慎用。

川贝枇杷糖浆《中国药典》

【组成】川贝母流浸膏 45 mL　桔梗 45 g　枇杷叶 300 g　薄荷脑 0.34 g

【功能与主治】清热宣肺,化痰止咳。主治风热犯肺,痰热内阻证。症见咳嗽痰黄或咯痰不爽,咽喉肿痛,胸闷胀痛;感冒、支气管炎见上述证候者。

【组方分析】本方证治为风热犯肺所致。方中川贝母清热化痰、润肺止咳,为君药。枇杷叶清肺化痰助川贝母止咳化痰,为臣药。薄荷疏散风热,桔梗开宣肺气,祛痰止咳,为佐使药。诸药合用,共奏清热宣肺、化痰止咳之功。

【临床应用】

(1)本品主治风热犯肺证。以咳嗽痰黄或咯痰不爽、咽喉肿痛、胸闷胀痛为辨证要点。

(2)常用治感冒咳嗽、慢性支气管炎、肺炎等属风热犯肺者。

【性状规格】为棕红色的黏稠液体;气香,味甜、微苦、凉。

【用法用量】口服。一次 10 mL,一日 3 次。

【使用注意】服药期间忌食辛辣、油腻食物,药品性状发生改变时禁用。

羚羊清肺丸《中国药典》

【组成】浙贝母 40 g　蜜桑白皮 25 g　前胡 25 g　麦冬 25 g　天冬 25 g　天花粉 50 g　地黄 50 g　玄参 50 g　石斛 100 g　桔梗 50 g　蜜枇杷叶 50 g　炒苦杏仁 25 g　金果榄 25 g　金银花 50 g　大青叶 25 g　栀子 50 g　黄芩 25 g　板蓝根 25 g　牡丹皮 25g　薄荷 25 g　甘草 15 g　熟大黄 25 g　陈皮 30 g　羚羊角粉 6 g

【功能与主治】清肺利咽,清瘟止嗽。主治肺胃热盛,感受时邪,身热头晕,四肢酸懒,咳嗽痰盛,咽喉肿痛,鼻衄咳血,口干舌燥。

【组方分析】本方证治为肺胃热盛,感受时邪所致。羚羊角粉、黄芩、桑白皮清泻肺火,为君药。栀子、大黄导热下行;牡丹皮清热凉血;金银花、大青叶、板蓝根清热解毒,为臣药。苦杏仁、枇杷叶、浙贝母清肺化痰止咳;桔梗、金果榄清肺利咽消肿;薄荷、前胡宣肺散风邪;陈皮理气化痰;玄参、地黄、天冬、麦冬、石斛、天花粉清热养阴润肺,为佐药。甘草止咳化痰,调和诸药,为使药。诸药合用,共奏清肺利咽、清瘟止嗽之功。

【临床应用】

(1)本品用于肺胃热盛证,以身热头晕、咳嗽痰盛、咽喉肿痛、鼻衄咳血、口舌干燥为辨证要点。

(2)常用治急性支气管炎、急性扁桃体炎、急性咽喉炎等属肺胃热盛者。

【性状规格】为黑色的大蜜丸;味微苦。每丸重6 g。

【用法用量】口服。小蜜丸一次6 g(30 丸),大蜜丸一次1 丸,一日3 次。

【使用注意】忌食生冷油腻食物。

【其他制剂】羚羊清肺颗粒。

蛇胆川贝散《中国药典》

【组成】蛇胆汁100 g　川贝母600 g

【功能与主治】清肺,止咳,除痰。主治肺热之咳嗽。症见咳嗽,痰多。

【组方分析】本方证治为痰热壅肺,肺失宣降所致。方中蛇胆汁、川贝母性味苦寒,均可清肺化痰。蛇胆汁可清热解毒,为君药。川贝母能清热散结,为臣药。君臣同用共奏清肺、止咳、除痰之功。

【临床应用】

(1)本品用于肺热之咳嗽,以咳嗽、痰多为辨证要点。

(2)常用治感冒、流行性感冒、急性支气管炎、肺炎等属痰热结肺者。

【性状规格】为浅黄色至浅棕黄色粉末;味甘、微苦。每瓶装0.3 g,每瓶装0.6 g。

【用法用量】口服。一次0.3～0.6 g,一日2～3 次。

【使用注意】忌食辛辣、油腻食物。支气管扩张、肺脓疡、肺心病、肺结核患者应在医师指导下服用。

【其他制剂】蛇胆川贝胶囊、软胶囊。

橘红丸《中国药典》

【组成】化橘红75 g　陈皮50 g　半夏(制)37.5 g　茯苓50 g　甘草25 g　桔梗37.5 g　苦杏仁50 g　炒紫苏子37.5 g　紫菀37.5 g　款冬花25 g　瓜蒌皮50 g　浙贝母50 g　地黄50 g　麦冬50 g　石膏50 g

【功能与主治】清肺,化痰,止咳。主治痰热咳嗽。症见痰多,色黄黏稠,胸闷口干。

【组方分析】本方证治为痰热壅肺所致。

方中化橘红、半夏理气和中、燥湿化痰;石膏清热泻火。三药配合,清热、化痰、理气并举,为君药。陈皮理气化痰;瓜蒌皮、浙贝母清热化痰,为臣药。紫苏子、紫菀降气化痰,止咳;桔梗、苦杏仁宣降肺气,祛痰止咳;款冬花润肺化痰;茯苓健脾渗湿;麦冬、地黄养阴润肺,为佐药。甘草祛痰止咳,调和诸药,为使药。诸药合用,共奏清肺、化痰、止咳之功。

【临床应用】

(1)本品用于痰热咳嗽。以咳嗽痰多、色黄黏稠、胸闷口干为辨证要点。

(2)常用治急、慢性支气管炎、肺炎、肺脓疡、支气管扩张等属痰热郁肺者。

【性状规格】为棕褐色的水蜜丸、小蜜丸或大蜜丸;气微香,味甜、微苦。水蜜丸每100丸重10 g;大蜜丸每丸重3 g,每丸重6 g。

【用法用量】口服。水蜜丸一次7.2 g,小蜜丸一次12 g,大蜜丸一次2丸(每丸重6 g)或4丸(每丸重3 g),一日2次。

【使用注意】忌食油腻辛辣食物。

【其他制剂】橘红颗粒。

急支糖浆《中国药典》

【组成】鱼腥草　金荞麦　四季青　麻黄　紫菀　前胡　枳壳　甘草

【功能与主治】清热化痰,宣肺止咳。主治外感风热所致的咳嗽。症见发热,恶寒,胸膈满闷;咳嗽咽痛;急性支气管炎、慢性支气管炎急性发作见上述证候者。

【组方分析】本方证治为外感风热,痰热壅肺所致。方中鱼腥草长于清肺解毒,为君药。金荞麦、四季青清热泻火,排脓解毒,加强君药清肺热之功,为臣药。麻黄宣肺降气,止咳平喘;前胡宣散风热,降气化痰,止咳平喘;紫菀化痰止咳;枳壳疏利气机,四药共为佐药。甘草化痰止咳,调和诸药,为佐使药。诸药合用,共奏清热化痰、宣肺止咳之功。

【临床应用】

(1)本品用于风热咳嗽证,以发热、恶寒、胸膈满闷、咳嗽咽痛为辨证要点。

(2)常用治急性支气管炎,感冒后咳嗽,慢性支气管炎等属痰热郁肺者。

【性状规格】为棕黑色的黏稠液体;味甜、微苦。每瓶装100 mL,每瓶装200 mL。

【用法用量】口服。一次20～30 mL,一日3～4次;儿童1岁以内一次5 mL,1～3岁一次7 mL,3～7岁一次10 mL,7岁以上一次15 mL,一日3～4次。

【使用注意】服药期间忌食辛辣燥热之品,咳嗽属寒者忌服;孕妇禁用;糖尿病患者禁服。

🔍 **看一看**

急支糖浆的药理作用

实验研究表明,本品具有较强的抗菌消炎、止咳化痰、抗病毒作用。对多种菌株均有较强的抑菌活性,对金黄色葡萄球菌的抑菌活性最强。对浓氨水引咳的小鼠有显著的止咳作用,对蛙纤毛运动有显著促进作用,有较强的促进小鼠酚红排出作用;对腺病毒、流感病毒;尤其对呼吸道合胞病毒有显著的抑制作用。临床报道,急支糖浆能有效杀灭呼吸道致病细菌、病毒;提高淋巴细胞吞噬功能;抑制分泌细胞兴奋性,减少痰液分泌;增强支气管纤毛运动,使痰核松动,排痰快速。

答案解析

【练一练】

组方中含金荞麦、四季青的是（　　　）。

A. 川贝雪梨膏　　　　　　B. 急支糖浆

C. 蛇胆川贝散　　　　　　D. 清气化痰丸

E. 橘红丸

任务 13.3　润燥化痰

本类方药具有润燥化痰的功效,适用于燥痰证。症见咽喉干燥,干咳少痰、无痰或痰稠而黏,咯之不爽等。代表方药有百合固金丸、养阴清肺膏、川贝雪梨膏等。

百合固金丸《中国药典》

【组成】百合100 g　地黄200 g　熟地黄300 g　麦冬150 g　玄参80 g　川贝母100 g　当归100 g　白芍100 g　桔梗80 g　甘草100 g

【功能与主治】养阴润肺,化痰止咳。主治肺肾阴虚证。症见燥咳少痰,痰中带血,咽干喉痛。

【想一想】

燥痰与热痰如何区别?

答案解析

【组方分析】本方证治为肺肾阴虚所致。肺肾阴虚,阴虚内热,肺失清肃,虚火上炎,故咳喘气促,咽喉燥痛,甚则灼伤肺络,以致痰中带血。治疗时,宜滋养肺肾之阴血,配合清热化痰止咳之法,以图标本兼顾。

方中百合、地黄、熟地黄滋养肺肾阴液,为君药。麦冬助百合以养肺阴,清肺热;玄参助生熟地益肾阴,降虚火,为臣药。当归、芍药养血和营;贝母、桔梗化痰止咳,为佐药。甘草调和诸药为使药。诸药合用,使阴液恢复,肺金得固,则咳嗽、吐血诸症自愈。

【临床应用】

（1）本品用于肺肾阴虚证。以燥咳少痰、痰中带血、咽干喉痛、舌红少苔、脉细数为辨证要点。

（2）常用治肺结核、气管炎、支气管扩张、肺炎中后期、肺癌、咽炎等属肺肾阴虚者。

【性状规格】为黑褐色的水蜜丸或大蜜丸;味微甜。大蜜丸每丸重9 g。

【用法用量】口服。水蜜丸一次6 g,大蜜丸一次1 丸,一日2 次。

【使用注意】风寒咳嗽,脾胃虚弱、食少腹胀、大便稀溏,痰湿壅盛者不宜服用。

【其他制剂】百合固金颗粒、浓缩丸。

养阴清肺膏《中国药典》

【组成】地黄100 g　麦冬60 g　玄参80 g　川贝母40 g　白芍40 g　牡丹皮40 g　薄荷

25 g　甘草 20 g

【功能与主治】养阴润燥,清肺利咽。主治阴虚肺燥证。症见咽喉干痛,干咳少痰或痰中带血。

【组方分析】本方证治为阴虚肺燥所致。方中地黄、玄参养阴润燥、清肺解毒为君药。麦冬、白芍助地黄、玄参养阴清肺润燥;牡丹皮助地黄、玄参凉血解毒而消痈肿,为臣药。贝母润肺止咳,清化热痰;薄荷宣肺利咽,为佐药。使以甘草清热解毒利咽,化痰止咳,调和诸药。诸药合用,共奏养阴润燥、清肺利咽之功。

【临床应用】

(1)本品用于阴虚肺燥证。以咽喉干痛、干咳少痰或痰中带血为辨证要点。

(2)常用治扁桃体炎、咽喉炎等属阴虚肺燥者。

【性状规格】为棕褐色稠厚的半流体;气香,味甜,有清凉感。

【用法用量】口服。一次 10~20 mL,一日 2~3 次。

【使用注意】孕妇慎用;咳嗽痰多者慎用。

【其他制剂】养阴清肺丸。

看一看

养阴清肺膏的药理作用

研究表明,养阴清肺汤(膏)对白喉杆菌有较高的抑菌和杀菌能力,对白喉毒素也有较高的"中和"作用,既破坏毒素的毒性,又破坏毒素的抗原性。临床报道,用养阴清肺汤(膏)治疗白喉 40 例,收到良效。

川贝雪梨膏《中国药典》

【组成】梨清膏 400 g　川贝母 50 g　麦冬 100 g　百合 50 g　款冬花 25 g

【功能与主治】润肺止咳,生津利咽。主治阴虚肺热证。症见咳嗽,喘促,口燥咽干。

【组方分析】本方证治为阴虚肺热所致。方中雪梨膏清热润肺止咳为君药。贝母润肺止咳,清化热痰;麦冬养阴润肺,生津;百合养阴润肺,为臣药。款冬花润肺化痰,为佐药。诸药合用,共奏润肺止咳、生津利咽之功。

【临床应用】

(1)本品用于阴虚肺热证。以咳嗽、喘促、口燥咽干为辨证要点。

(2)常用治慢性支气管炎等属阴虚肺热者。

【性状规格】为棕黄色的稠厚的半流体;味甜。

【用法用量】口服。一次 15 g,一日 2 次。

【使用注意】忌辛辣食物。

任务13.4　治风化痰

本类方药具有疏风化痰或息风化痰的功效,适用于风痰证。风痰有内外之分。外风挟痰,多由外感风邪,肺失宣降,痰浊内生所致,症见恶风发热、咳嗽痰多等,治宜疏风化痰,代表方药有止嗽散。内风挟痰,多因湿痰或热痰引动肝风上扰而致,症见眩晕头痛,甚则昏厥,不省人事等,治宜息风化痰,代表方药有半夏白术天麻汤。

止嗽散《医学心悟》

【组成】桔梗(炒)1 000 g　荆芥1 000 g　紫菀(蒸)1 000 g　百部(蒸)1 000 g　白前(蒸)1 000 g　甘草375 g　陈皮500 g

【功能与主治】宣肺疏风,化痰止咳。主治风邪犯肺证。症见咳嗽咽痒,咯痰不爽,或微有恶风发热,舌苔薄白,脉浮缓。

【组方分析】本方证治为风邪犯肺,肺失宣降所致。方中紫菀、百部温润入肺,化痰止嗽,为君药。桔梗苦辛微温,宣肺止咳;白前辛微寒,降气化痰,二者一宣一降,以复肺气之宣降,共为臣药。荆芥疏风解表;陈皮理气化痰,共为佐药。甘草祛痰利咽止咳,为佐使药。诸药相伍,共奏宣肺疏风、化痰止咳之功。

【临床应用】

(1)本方主治风邪犯肺证。以咳嗽咽痒、咯痰不爽,或微有恶风发热、舌苔薄白、脉浮为辨证要点。

(2)常用治上呼吸道感染、支气管炎、百日咳等属表邪未尽,肺气失宣者。

【用法】共研细末,每服9 g,食后,临卧时开水调服;初感风寒者,用生姜汤调下。

【使用注意】痰中带血者慎用;阴虚劳嗽者,不宜使用。

半夏白术天麻汤《医学心悟》

【组成】半夏9 g　天麻6 g　茯苓6 g　橘红6 g　白术15 g　甘草3 g

【功能与主治】燥湿化痰,平肝息风。主治风痰上扰证。症见眩晕头痛,胸闷呕恶,舌苔白腻,脉弦滑。

【想一想】

半夏白术天麻汤与二陈汤有何异同?

答案解析

【组方分析】本方证治为风痰上扰所致。风性主动,肝风内起,则头眩物摇;复因湿痰上犯,浊阴上逆,故眩晕之甚,自觉天旋地转,遂作呕吐恶逆。

方中以半夏燥湿化痰,降逆止呕;天麻平肝息风而止头眩,共为君药。白术健脾燥湿,茯苓健脾渗湿,两者以治生痰之源,为臣药。橘红理气化痰,生姜、大枣调和脾胃,为佐药。甘草调和诸药,为使药。诸药相伍,共奏燥湿化痰、平肝息风之功。

【临床应用】

(1)本品用于风痰上扰证。以眩晕头痛、胸闷呕恶、舌苔白腻、脉弦滑为辨证要点。

(2)常用治耳源性眩晕、神经性眩晕等属风痰证者。

【用法】加生姜1片,大枣2枚,水煎服。

【使用注意】肝肾阴虚,气血不足所致之眩晕,不宜应用。

猴枣散《上海市中药成药制剂规范》

【组成】羚羊角3 g　麝香1.2 g　猴枣12 g　月石(煅)3 g　伽楠香3 g　川贝母(去心)6 g　青礞石(煅成绛色,水飞)3 g　天竺黄(飞)9 g

【功能与主治】化痰镇惊,清热开窍。主治风痰内扰之小儿急惊风。症见四肢抽搐,痰多气急,发热烦躁,喉间痰鸣。

【组方分析】本方证治为风痰内扰所致。方中猴枣能清热镇惊,豁痰定喘;羚羊角平肝息风止痉;清礞石坠痰下气,平肝镇惊;天竺黄清热豁痰,凉心定惊,为君药。佐以麝香开窍,川贝母、月石清热化痰,伽楠香纳气平喘。诸药相伍,共奏化痰镇惊、清热开窍之功。

【临床应用】

(1)本品用于风痰内扰之小儿急惊风。以四肢抽搐、痰多气急、发热烦躁、喉间痰鸣为辨证要点。

(2)常用治小儿急惊风、癫痫等属风痰内扰者。

【用法用量】温开水送服。每次服用0.3~0.6 g,一日1~2次。

【使用注意】孕妇忌用。

 看一看

猴枣简介

猴枣生于老猿猴之胃及肝胆间。猿猴常食各种山果,积年累月,其精液所结成为石者,形如枣,犹如牛之生黄,狗之生宝,故治效亦相类也。猴枣为治热痰最灵捷之药,功胜西黄八宝散,暨诸祛热痰药。

任务 13.5　止咳平喘

本类方药具有宣降肺气、止咳平喘的功效,适用于咳喘证。症见咳嗽,气喘,胸膈满闷,喉痒咽干,发热恶寒,苔腻脉滑等。代表方药有定喘汤、蛤蚧定喘丸、桂龙咳喘宁胶囊、固本咳喘片等。

定喘汤《摄生众妙方》

【组成】白果20个(去壳,砸碎炒黄)　麻黄9 g　苏子6 g　甘草3 g　款冬花9 g　杏仁9 g　桑白皮6 g　黄芩6 g　半夏10 g

【功能与主治】宣肺降气,祛痰平喘。主治风寒外束,痰热内蕴证。症见气逆胸满,哮喘咳嗽,舌苔黄腻,脉滑数。

【组方分析】本方证治为风寒外束,痰热内蕴所致。麻黄辛温,宣肺平喘,解表散邪;白果甘涩,敛肺定喘,祛痰止咳。两药合用,一散一收,既能增强平喘之功,又可防麻黄辛散太过耗伤肺气,为君药。杏仁、苏子、款冬花、半夏皆能降气平喘,化痰止咳,协助君药加强平喘祛痰之功,共为臣药。用甘寒之桑白皮、苦寒之黄芩,清泻肺热,止咳平喘,为佐药。甘草调和诸药,为使药。诸药相合,共奏宣降肺气、祛痰平喘之功。

【临床应用】

(1)本品用于风寒外束,痰热内蕴证。以气逆胸满、哮喘咳嗽、舌苔黄腻、脉滑数为辨证要点。

(2)常用治喘息性支气管炎、毛细支气管炎、哮喘等属风寒外束,痰热内蕴者。

【用法】水煎服。

【使用注意】新感风寒,无汗而喘,内无痰热者不宜用;哮喘日久,气虚脉弱者不宜用。

蛤蚧定喘丸《中国药典》

【组成】蛤蚧 11 g　瓜蒌子 50 g　紫菀 75 g　麻黄 45 g　醋鳖甲 50 g　黄芩 50 g　甘草 50 g　麦冬 50 g　黄连 30 g　百合 75 g　炒紫苏子 25 g　石膏 25 g　炒苦杏仁 50 g　煅石膏 25 g

【功能与主治】滋阴清肺,止咳平喘。主治肺肾两虚,阴虚肺热证。症见虚劳久咳,年老哮喘,气短烦热,胸满郁闷,自汗盗汗。

【组方分析】本方证治为肺肾阴虚所致。方中蛤蚧补肺益肾,摄纳肾气而定喘,为君药。鳖甲、麦冬、百合滋补肺阴,生津润燥,除蒸退热,为臣药。麻黄宣肺平喘;紫菀、紫苏子、瓜蒌子、苦杏仁化痰降逆平喘;黄芩、石膏、黄连清胸肺之热,为佐药。甘草祛痰镇咳,调和诸药,为使药。合而用之则扶正祛邪并用,标本兼治,共奏滋阴清肺、止咳平喘之功。

【临床应用】

(1)本品用于肺肾阴虚之咳喘。以咳嗽气喘、气短烦热、胸满郁闷、自汗盗汗为辨证要点。

(2)常用治喘息型慢性支气管炎、支气管哮喘、肺结核、肺炎等属肺肾阴虚之久咳哮喘。

【性状规格】为棕色至棕黑色的水蜜丸、黑褐色的小蜜丸或大蜜丸;气微,味苦、甜。小蜜丸每 60 丸重 9 g;大蜜丸每丸重 9 g。

【用法用量】口服。水蜜丸一次 5～6 g,小蜜丸一次 9 g,大蜜丸一次 1 丸,一日 2 次。

【使用注意】孕妇慎用。

【其他制剂】蛤蚧定喘胶囊。

桂龙咳喘宁胶囊《中国药典》

【组成】桂枝　龙骨　白芍　生姜　大枣　炙甘草　牡蛎　黄连　法半夏　瓜蒌　炒苦杏仁

【功能与主治】止咳化痰,降气平喘。主治外感风寒,痰湿阻肺证。症见咳嗽,气喘,痰涎壅盛;急慢性支气管炎见上述证候者。

【组方分析】本方证治为外感风寒,痰湿阻肺所致。方中桂枝解肌发表,温经通脉;龙骨敛肺逐痰,为君药。白芍合桂枝调和营卫,又能敛阴柔肝;牡蛎助龙骨收敛肺气,又能软坚化痰,为臣药。苦杏仁降气止咳平喘;半夏燥湿化痰;生姜降逆止呕,又能助桂枝解表散寒;瓜蒌皮涤痰宽胸;黄连泻心安肺,止呕,为佐药。炙甘草、大枣益气补脾,调和诸药,为佐使药。诸药合用,共奏止咳化痰、降气平喘之功。

【临床应用】

(1)本品用于外感风寒,痰湿阻肺证。以咳嗽、气喘、痰多色白、汗出恶风、头痛、苔白腻、脉浮滑为辨证要点。

(2)常用治急慢性支气管炎、上呼吸道感染、慢性阻塞性肺病、肺心病、支气管哮喘等属外感风寒,痰湿阻肺者。

【性状规格】为硬胶囊,内容物为浅棕色的粉末;气芳香,味微苦而甜。每粒装 0.3 g(相当于饮片 1 g)。

【用法用量】口服。一次 5 粒,一日 3 次。

【使用注意】服药期间忌烟、酒、猪肉及生冷食物。

【其他制剂】桂龙咳喘宁颗粒。

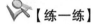**【练一练】**

桂龙咳喘宁胶囊的功能是(　　　)。

A. 解表化饮,止咳平喘　　　　　B. 止咳化痰,降气平喘

C. 化痰镇惊,清热开窍　　　　　D. 清气化痰,清热平喘

E. 理气化痰,平喘利尿

答案解析

固本咳喘片《中国药典》

【组成】党参151 g　白术(麸炒)151 g　茯苓100 g　麦冬151 g　盐补骨脂151 g　炙甘草75 g　醋五味子75 g

【功能与主治】益气固表,健脾补肾。主治脾虚痰盛、肾气不固所致的咳嗽、痰多、喘息气促、动则喘剧;慢性支气管炎、肺气肿、支气管哮喘见上述证候者。

【组方分析】本方证治为脾虚痰盛,肾气不固所致。方中党参补中益气,健脾益肺,为君药。白术健脾燥湿,固表止汗;补骨脂温肾补脾,纳气平喘,为臣药。茯苓健脾渗湿,助白术健脾燥湿,以杜生痰之源;五味子酸涩固肾敛肺,止咳平喘;麦冬滋阴润燥,润肺止咳,并防诸药温燥而伤阴,为佐药。炙甘草益气补脾,祛痰止咳,调和诸药,为佐使药。诸药合用,共奏益气固表、健脾益肾之功。

【临床应用】

(1)本品用于脾虚痰盛,肾气不固之咳喘。以咳嗽、痰多、喘息气促、动则喘剧为辨证要点。

(2)常用治慢性支气管炎、肺气肿、支气管哮喘等属脾虚痰盛,肾气不固者。

【性状规格】为薄膜衣片,除去包衣后显棕褐色;味甜、微酸、微苦、涩。每片重0.4 g。

【用法用量】口服。一次 3 片,一日 3 次。

【使用注意】忌食油腻生冷硬物。

表 13.1　其他化痰止咳方药简表

分　类	方　名	组　成	功能与主治	用法及用量	规　格
燥湿化痰	蛇胆陈皮散《中国药典》	蛇胆汁、陈皮(蒸)	理气化痰,祛风和胃。主治痰浊阻肺,胃失和降所致的咳嗽,呕逆	口服。一次0.3～0.6 g,一日2～3次	每瓶装0.3 g,每瓶装0.6 g

续表

分　类	方　名	组　成	功能与主治	用法及用量	规　格
清热化痰	牛黄蛇胆川贝液《中国药典》	人工牛黄、川贝母、蛇胆汁、薄荷脑	清热,化痰,止咳。主治痰热壅肺所致的咳嗽,痰黄或干咳,咯痰不爽	口服。一次10 mL,一日3次。小儿酌减或遵医嘱	每支装10 mL;每瓶装100 mL,每瓶装150 mL
	复方鲜竹沥液《中国药典》	鲜竹沥、鱼腥草、生半夏、生姜、枇杷叶、桔梗、薄荷素油	清热化痰,止咳。主治痰热壅肺所致的咳嗽,痰黄黏稠	口服。一次20 mL,一日2~3次	每瓶装10 mL,每瓶装20 mL,每瓶装30 mL,每瓶装100 mL,每瓶装120 mL;每瓶装20 mL(无蔗糖)
润燥化痰	二母宁嗽丸《中国药典》	川贝母、知母、石膏、炒栀子、黄芩、蜜桑白皮、茯苓、炒瓜蒌子、陈皮、麸炒枳实、炙甘草、五味子(蒸)	清肺润燥,化痰止咳。主治燥热蕴肺所致的咳嗽,痰黄而黏不易咳出,胸闷气促,久咳不止,声哑喉痛	口服。大蜜丸一次1丸;水蜜丸一次6 g,一日2次	大蜜丸:每丸重9 g;水蜜丸:每100丸重10 g
治风化痰	竹沥达痰丸《中国药典》	黄芩、半夏(制)、大黄(酒制)、橘红、甘草、沉香	豁除顽痰,清火顺气。主治痰热上壅,顽痰胶结所致的咳喘痰多,大便干燥,烦闷癫狂	口服。一次6~9 g。孕妇慎服	每50丸重3 g
止咳平喘	杏仁止咳糖浆《中国药典》	杏仁水、百部流浸膏、远志流浸膏、陈皮流浸膏、桔梗流浸膏、甘草流浸膏	化痰止咳。主治痰浊阻肺所致的咳嗽痰多	口服。一次15 mL,一日3~4次	—
	半夏露冲剂《部颁标准》	生半夏、枇杷叶、远志(泡)、款冬花、桔梗、麻黄、甘草、陈皮、薄荷油	止咳化痰。主治痰浊阻肺所致的咳嗽痰多,支气管炎	开始冲服。一次7 g,一日4次	每袋装14 g
	克咳胶囊《部颁标准》	麻黄、罂粟壳、甘草、苦杏仁、莱菔子、桔梗、石膏	祛痰,止嗽,定喘。主治痰浊阻肺所致的咳嗽,喘急气短,痰多,胸闷	口服。一次3粒,一日2次	每粒装0.3 g

🔍 技能赛点

化痰止咳方药根据功用不同,分为燥湿化痰、清热化痰、润燥化痰、治风化痰和止咳平喘方药。

1.燥湿化痰　具有燥湿化痰的功效,适用于湿痰证。其中,二陈汤能燥湿化痰、理气和中,主治湿痰证,为治湿痰证的基础方。

2.清热化痰　具有清热化痰的功效,适用于热痰证。清气化痰丸长于清热化痰,用于热痰证。川贝枇杷糖浆与急支糖浆均能清热化痰、宣肺止咳,适用于风热咳嗽。羚羊清肺丸长于清肺利咽,清瘟止嗽,用于肺胃热盛证。蛇胆川贝散与橘红丸均能清肺止咳祛痰,但前者适用于肺热咳嗽,后者适用于痰热咳嗽。

3.润燥化痰　具有润燥化痰作用,适用于燥痰证。百合固金丸长于养阴润肺,止咳化痰,用于肺肾阴虚证。养阴清肺膏长于养阴润燥,清肺利咽,用于阴虚肺燥证。川贝雪梨膏长于润肺止咳,生津利咽,用于阴虚肺热证。

4.治风化痰　具有疏风化痰或息风化痰的功效,适用于风痰证。止嗽散能宣肺疏风、化痰止咳,主治风邪犯肺证。半夏白术天麻汤能燥湿化痰、平肝息风,主治风痰上扰证。猴枣散能化痰镇惊、清热开窍,用于小儿急惊风。

5.止咳平喘　具有宣降肺气,止咳平喘的功效,适用于咳喘证。定喘汤能宣肺降气、祛痰平喘,用于风寒外束,痰热内蕴证。蛤蚧定喘丸能滋阴清肺,止咳平喘,用于肺肾阴虚之久咳哮喘。桂龙咳喘宁胶囊能止咳化痰,降气平喘,用于外感风寒、痰湿阻肺证。固本咳喘片能益气固表、健脾补肾,用于脾虚痰盛、肾气不固之咳喘。

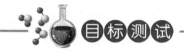目标测试

一、单项选择题

1. 治疗湿痰的基础方是(　　)。
　　A. 五苓散　　　　　　　　　　　　　B. 百合固金汤
　　C. 二陈汤　　　　　　　　　　　　　D. 止嗽散

答案解析

2. 用于肺胃热盛证的方药是(　　)。
　　A. 清气化痰丸　　　B. 急支糖浆　　　C. 橘红丸　　　D. 羚羊清肺丸

3. 治疗痰热咳嗽的方药是(　　)。
　　A. 二陈丸　　　　　B. 橘红丸　　　　C. 川贝枇杷糖浆　D. 桂龙咳喘宁胶囊

4. 百合固金丸用于治疗(　　)。
　　A. 肺胃阴虚证　　　B. 肺肾阴虚证　　C. 肝肾阴虚证　　D. 阴虚肺燥证

5. 咽喉干痛,干咳少痰或痰中带血,舌红少苔,脉细数。宜选用(　　)。
　　A. 橘红丸　　　　　B. 养阴清肺膏　　C. 清气化痰丸　　D. 川贝枇杷糖浆

6. 二陈汤的组成药物不包括(　　)。
　　A. 半夏　　　　　　B. 陈皮　　　　　C. 白术　　　　　D. 甘草

7. 用于肺肾阴虚之哮喘的方药是(　　)。
　　A. 定喘汤　　　　　　　　　　　　　B. 蛤蚧定喘丸
　　C. 桂龙咳喘宁胶囊　　　　　　　　　D. 克咳胶囊

8. 半夏白术天麻汤的功效是(　　)。
　　A. 燥湿化痰,平肝息风　　　　　　　B. 燥湿化痰,息风解痉

　　C.燥湿化痰,理气和胃　　　　　　　　　D.燥湿化痰,理气止咳

9.具有宣肺疏风、止咳化痰的方药是(　　)。

　　A.止嗽散　　　　　　　　　　　　　　　B.桂龙咳喘宁胶囊

　　C.急支糖浆　　　　　　　　　　　　　　D.蛇胆川贝散

10.用于寒痰的方药是(　　)。

　　A.清气化痰丸　　　　　　　　　　　　　B.橘红丸

　　C.桂龙咳喘宁胶囊　　　　　　　　　　　D.急支糖浆

二、多项选择题

1.治燥痰的方药有(　　)。

　　A.百合固金丸　　　　　　　B.养阴清肺膏　　　　　　　C.川贝雪梨膏

　　D.川贝枇杷膏　　　　　　　E.二母宁嗽丸

2.治热痰的方药有(　　)。

　　A.清气化痰丸　　　　　　　B.川贝枇杷糖浆　　　　　　C.急支糖浆

　　D.羚羊清肺丸　　　　　　　E.复方鲜竹沥液

3.下列祛痰方药中含半夏的有(　　)。

　　A.二陈汤　　　　　　　　　B.半夏白术天麻汤　　　　　C.桂龙咳喘宁胶囊

　　D.百合固金丸　　　　　　　E.橘红丸

4.半夏白术天麻汤是在二陈汤基础上加(　　)。

　　A.白术　　　　　B.天麻　　　　　C.生姜　　　　　D.大枣　　　　　E.茯苓

5.属于止咳平喘的方药是(　　)。

　　A.定喘汤　　　B.固本咳喘片　　C.蛤蚧定喘丸　　D.克咳胶囊　　E.蛇胆陈皮散

三、分析题

(一)病例分析

1.张某,男,35岁。因受凉出现咳嗽,气喘,痰多色白,汗出恶风,头痛,苔白腻,脉浮滑。根据所学中医药知识,为该患者推荐常用的方剂与中成药,并作简要分析。

2.刘某,女,60岁。素体虚弱,经常咳嗽,痰少或痰中带血,咽喉干痛,舌红少苔,脉细数。根据所学中医药知识,为该患者推荐常用的方剂与中成药,并作简要分析。

(二)处方分析

1.处方:

　　百合10 g　地黄20 g　熟地黄30 g　麦冬15 g　玄参8 g　川贝母10 g　当归10 g　白芍10 g　桔梗8 g　甘草6 g

请简要分析此方适用于何种病证。

2.审核处方,指出调配时应注意的事项。

　　地黄10 g　麦冬20 g　玄参10 g　川贝母10 g　白芍10 g　丹皮10 g　薄荷10 g　甘草6 g　半夏10 g

3.根据清气化痰丸所治病证的特点,设计问病荐药过程。

【书网融合】

教学课件：
学会化痰止咳方药

视频微课：
二陈汤

视频微课：
百合固金丸

视频微课：
川贝雪梨膏

项目14 学会治风方药

📖 【学习目标】

知识目标：

1.掌握治风方药的概念、分类及使用注意;川芎茶调散、镇肝息风汤、天麻钩藤颗粒的功能与主治、临床应用,理解其组方分析。

2.熟悉消风散、正天丸、天麻头痛片、牛黄降压丸、全天麻胶囊、再造丸的功能与主治、用法及使用注意。

3.了解镇脑宁胶囊等药的功能与主治、临床应用。

技能目标：

1.学会治风方药重点成药的功能与主治、临床应用和辨证要点。

2.能根据治风方药的所治证型,熟练进行问病荐药角色扮演,掌握本项目的问病荐药过程。

素质目标：

1.引导学生坚定文化自信,厚植中医药情怀,学会合理使用治风方药,培养健康至上的敬业精神,助力健康中国建设。

2.培养学生具备治风方药用药指导的能力,精益求精。

3.培养学生博学强记、勤于思考、归纳总结的能力。

动画:岗位情境导学

📖 【岗位情境导学】

情境描述:杨某,男,55 岁。前日因不顺心发怒,出现头晕头胀痛,伴面赤、足软,测血压165/85 mmHg,故到药店买药。店员经过仔细问询,给他推荐了天麻钩藤颗粒。

情境分析:中老年人由于血压偏高,加之情绪扰动、休息不佳等诱因,会出现头晕头痛、头重脚轻、面红目赤等表现。严重的还会出现突然昏倒、不省人事、口眼歪斜等情况,甚至危及生命。

讨论:请问杨某患什么疾病? 应使用哪些成药治疗?

学前导语:治风方药分为疏散外风和平息内风两类,要根据病证的情况选择成药。天麻钩藤颗粒为治肝阳上亢、肝风内动的常用成药。

那么,治风方药应如何选择呢?

由辛散祛风或息风止痉药为主组成,具有疏散外风或平息内风等作用,用以治疗风病的方剂和中成药,称为治风方药。

风病分为外风和内风。外风是指外来风邪,侵袭人体肌表、经络、筋骨、关节,而出现头痛、恶风、肌肤瘙痒、关节屈伸不利等症。由于外感六淫常相兼为病,因此其证又有风寒、风湿、风热等区别。内风是指脏腑功能失调所致的风病,出现眩晕、震颤、四肢抽搐、半身不遂等症。热极动风、肝阳化风、阴虚风动、血虚生风等是其病机。外风宜疏散,内风宜平息。因此,治风方药相应地分为疏散外风和平息内风两类。

使用治风方药时,首先,应当辨清风病的内、外属性,以确立疏散或平息之法;其次,应鉴别病邪的兼夹及病情的虚实,进行针对性配伍。此外,外风可引动内风,而内风又可兼夹外风,对此应该分清主次、轻重、缓急,兼而治之。

看一看
治风方药的药理作用

现代研究表明,本类方药中,疏散外风类的药物多具有抗炎、镇痛、镇静、解热等作用;平息内风类的药物则多具有改善微循环、扩张血管、抗凝血、抑制血小板聚集等作用。治风方药主要用于感冒头痛、偏正头痛、三叉神经痛、肌肤瘙痒、眩晕、中风后遗症、高血压等。

任务 14.1 疏散外风

本类方药具有疏风、除湿、止痒的功效,适用于外风所致诸症。症见头痛眩晕,风疹湿疹,肢体麻木,筋骨痉挛,关节屈伸不利或口眼㖞斜,甚则角弓反张等。代表方药有川芎茶调散、消风散等。

川芎茶调散《中国药典》

【组成】川芎 120 g 白芷 60 g 羌活 60 g 细辛 30 g 防风 45 g 荆芥 120 g 薄荷 240 g 甘草 60 g

【功能与主治】疏风止痛。主治外感风邪所致的头痛,或有恶寒、发热、鼻塞。

【想一想】
川芎茶调散为何用清茶调服?

答案解析

【组方分析】本方证治为外感风邪所致。风邪外袭,循经上犯头目,阻遏清阳之气,故头痛、目眩;鼻为肺窍,风邪侵袭,肺气不利,故鼻塞;风邪犯表,则见恶风发热,舌苔薄白,脉浮等表证;若风邪稽留不去,头痛日久不愈,风邪入络,其痛或偏或正,时发时止,休作无时,即为头风。治宜疏散风邪以止头痛。

方中川芎辛温香窜,为血中气药,上行头目,为治诸经头痛之要药,善于祛风活血而止头痛,长于治少阳、厥阴经头痛(头顶或两侧头痛),为君药。薄荷、荆芥辛散上行,善疏风止痛,并能清利头目,为臣药。羌活、白芷均能疏风止痛,其中,羌活长于治太阳经头痛(后脑连项痛),白芷长于治阳明经头痛(前额及眉棱骨痛);细辛祛风止痛,善治少阴经头痛(脑痛连齿),并能宣通鼻窍;防风辛散上部风邪。上述诸药,协助君、臣以增强疏风止痛之功,均为佐药。甘草益气和中,调和诸药,为使药。服时以清茶调下,取其苦凉轻清,清上降下,既可清利头目,又能制诸风药之过于温燥与升散,使升中有降,也为使药之用。

【临床应用】

(1)本方为治外感风邪头痛的基础方。以头痛、鼻塞、脉浮为辨证要点。

(2)常用治感冒、流感、慢性鼻炎、过敏性鼻炎、血管神经性头痛等属于风邪所致者。

【用法】饭后清茶冲服。一次 3~6 g,一日 2 次。

【使用注意】孕妇慎服。气虚、血虚或肝肾阴虚,肝阳上亢,肝风内动等引起的头痛不宜使用。

【其他制剂】川芎茶调片、丸、颗粒等。

【附】

菊花茶调散(《银海精微》)　由川芎茶调散加菊花、僵蚕组成。功能疏风止痛,清利头目。用于风热上攻头晕、目眩,以及偏正头痛等症。饭后清茶冲服。

　看一看

川芎茶调散的历史渊源

川芎茶调散是我国古代茶方制剂中最知名的方剂之一,也是中医治疗头痛应用最广泛、最著名的方剂之一。川芎茶调散原方为末,每服二钱,食后清茶调下,常服清头目。可见茶叶本身就可治病。茶叶味苦性寒,既可上清风热,又能防药升发太过,具升中有降之功。李时珍《本草纲目》中记载,茶叶主治"瘘疮,利小便,去痰热,止渴,令人少睡,有力,悦志"等。

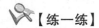　【练一练】

川芎茶调散主治是(　　　)。

A.风邪头痛　　　B.血瘀头痛　　　C.肝火头痛　　　D.风湿头痛

E.气郁头疼

答案解析

消风散《外科正宗》

【组成】当归　生地　防风　蝉蜕　知母　苦参　胡麻　荆芥　苍术　牛蒡子　石膏各 6 g　甘草　木通各 3 g

【功能与主治】疏风除湿,清热养血。主治风疹、湿疹。症见皮肤瘙痒,疹出色红,或遍身云片斑点,抓破后渗出津水,苔白或黄,脉浮数。

【组方分析】本方证治为外感风湿或风热之邪所致。风湿或风热之邪侵袭人体,浸淫血脉,内不得疏泄,外不得透达,郁于肌肤腠理之间,故见皮肤瘙痒不绝、疹出色红,或抓破后津水流溢等。治宜疏风止痒为主,配合清热除湿为辅。

方中荆芥、防风、牛蒡子、蝉蜕辛散透达,疏风散邪,痒自风而来,止痒必先疏风,用上述四味药祛除在表之风邪,使风去则痒止,为君药。配伍苍术祛风燥湿,苦参清热燥湿,木通渗利湿热,是为湿邪而设;石膏、知母清热泻火,是为热邪而用,俱为臣药。当归、地黄、胡麻仁养血活血,为佐药;甘草清热解毒,和中调药,为使药。诸药合用,以祛风为主,配伍祛湿、清热、养血之品,如此则祛邪与扶正兼顾,既能祛风除湿,又可养血以助疏风,使风湿得去,血脉调和,则瘙痒自止。

【临床应用】

(1)本方为治风疹、湿疹之常用方。以皮肤瘙痒、疹出色红或遍身云片斑点为辨证要点。

(2)常用治急性荨麻疹、湿疹、过敏性皮炎、稻田性皮炎、药物性皮炎、神经性皮炎等属于风热或风湿所致者。

【用法】水煎服。

【使用注意】风疹属虚寒者不宜用。服药期间,应忌食辛辣、鱼腥、烟酒、浓茶等,以免影响疗效。

正天丸 《部颁标准》

【组成】钩藤 白芍 川芎 当归 地黄 白芷 防风 羌活 桃仁 红花 细辛 独活 麻黄 附片 鸡血藤

【功能与主治】疏风活血,养血平肝,通络止痛。主治外感风邪、瘀血阻络、血虚失养、肝阳上亢引起的偏头痛、紧张性头痛、神经性头痛、颈椎病型头痛、经前头痛。

【组方分析】本方证治为外感风邪,瘀血阻络所致。方中以钩藤、川芎祛风为君药,钩藤入肝、心包二经,具清热平肝、息风定惊之功效,为治头痛眩晕之品;川芎具活血行气、祛风止痛之功效,两者相伍,共为君药,能通治虚实之头痛眩晕。配麻黄、细辛、附子能加强祛风散寒止痛之力;白芍平肝止痛,养血调经;羌活搜风发表,祛湿止痛;独活散寒止痛,祛风通络;防风祛风化湿,以上诸药为臣药,以加强君药之祛风散寒胜湿通络之力。方中用地黄清热凉血,养阴生津;当归、鸡血藤补血活血;桃仁与红花活血化瘀,以助川芎活血化瘀,祛风止痛,以上五味共为佐药。白芷性辛温,辛能散风,温可除湿,芳香通窍,为祛风止痛之品,与川芎配伍为本方之佐使。诸药合用,共奏疏风活血、养血平肝、通络止痛之功,头痛诸证皆除。

【临床应用】

(1)本方为治外感风邪,瘀血阻络之头痛的常用成药。以头面疼痛、反复发作、舌质紫暗、脉浮细而涩为辨证要点。

(2)常用治各种头痛(偏头痛、紧张性头痛、颈椎病性头痛),三叉神经痛,经前头痛。

【性状规格】为黑色水丸;气微香,味微苦。每袋装 6 g。

【用法用量】饭后服用。一次 6 g。一日 2~3 次,15 天为一个疗程。

【使用注意】孕妇禁用。

【其他制剂】正天胶囊。

看一看

正天丸的组方原理

正天丸是首创于 1985 年的中成药复合组方,针对"头部四多"(多风、多瘀、多湿、多虚)复合病因组方,选取中医治疗头痛四大古方(川芎茶调散、麻黄附子细辛汤、桃红四物汤、四藤消震饮)中的 15 味中草药组成,擅长治疗各种单纯性或多种原因所致的头痛。

天麻头痛片《中国药典》

【组成】天麻　白芷　川芎　荆芥　当归　乳香(醋制)

【功能与主治】养血祛风,散寒止痛。主治外感风寒,瘀血阻滞或血虚失养所致的偏正头痛、恶寒、鼻塞。

【组方分析】本方证治为外感风寒、瘀血阻滞,或血虚失养所致。方中以天麻平肝潜阳,祛风止痛,为君药。以白芷、荆芥、川芎辛温而祛风散寒搜邪,活血通络止痛,为臣药。佐以当归养血活血止痛,乳香活血化瘀止痛,有"治风先治血,血行风自灭"之意。诸药合用,共奏养血祛风、散寒止痛之功。

【临床应用】

(1)本品为治外感风寒,瘀血阻滞,或血虚失养所致头痛的常用方。以头痛或偏或正、恶寒、鼻塞为辨证要点。

(2)常用治风寒头痛,或能明确诊断的头痛属外伤后遗症者,血虚及血瘀头痛患者要在医生指导下服用。

【性状规格】为糖衣片,除去糖衣后显棕色至灰棕色;气微香,味微辛、苦。片芯重0.3 g。

【用法用量】口服。一次4~6片,一日3次。

【使用注意】孕妇禁用。

任务 14.2　平息内风

本类方药具有平肝潜阳、息风止痉的功效,适用于内风病证。症见眩晕,震颤,四肢抽搐,半身不遂等。代表方药有镇肝息风汤、天麻钩藤颗粒、牛黄降压丸、全天麻胶囊等。

镇肝息风汤《医学衷中参西录》

【组成】怀牛膝　生赭石各30 g　川楝子　生麦芽　茵陈各6 g　生龙骨　生牡蛎　生龟板　生杭芍　玄参　天冬各15 g　甘草4.5 g

【功能与主治】镇肝息风,滋阴潜阳。主治类中风。症见头目眩晕,目胀耳鸣,脑部热痛,面色如醉,心中烦热,或时常噫气,或肢体渐觉不利,口眼渐形㖞斜;甚或眩晕颠仆,昏不知人,移时始醒,或醒后不能复元,脉弦长有力。

【组方分析】本方证治为肝肾亏虚,肝阳上亢,气血逆乱所致。肝为风木之脏,体阴而用阳,肝肾阴虚,肝阳偏亢,阳亢化风,风阳上扰,故见头目眩晕,目胀耳鸣,脑部热痛,面红如醉;肾水不能上济心火,心肝火盛,则心中烦热;肝阳偏亢,气血随之逆乱,遂致卒中。轻则风中经络,肢体渐觉不利,口眼渐形㖞斜;重则风中脏腑,眩晕颠仆,不知人事等。本证以肝肾阴虚为本,肝阳上亢,气血逆乱为标,但以标实为主。治以镇肝息风为主,佐以滋养肝肾。

方中怀牛膝归肝肾经,入血分,性善下行,故重用以引血下行,并有补益肝肾之效,为君药。代赭石之质重沉降,镇肝降逆,合牛膝以引气血下行,急治其标;龙骨、牡蛎、龟板、白芍益阴潜阳,镇肝息风,为臣药。玄参、天冬下走肾经,滋阴清热,合龟板、白芍滋水以涵木,滋阴以柔肝。肝为刚脏,性喜条达而恶抑郁,过用重镇之品,势必影响其条达之性,故又以茵陈、川楝子、生麦芽清泄肝热,疏肝理气,以遂其性。以上俱为佐药。甘草调和诸药,合生麦芽能和胃安中,以防金石、介类药物碍胃,为使药。全方重用潜镇诸药,配伍滋阴之品,镇潜以治其标,滋阴以治其本,共成标本兼治,而以治标为主的良方。

【临床应用】

(1)本方用治内中风。以头目眩晕、脑部热痛、面色如醉、心中烦热、脉弦长有力为辨证要点。

(2)常用治高血压、脑血栓形成、脑出血、血管神经性头痛等属于肝肾阴虚,肝风内动者。

【用法】水煎服。

【使用注意】气虚血瘀型中风禁用。

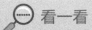 看一看

类中风释疑

类中风又称"内中风",是指风从内生而非外中风邪的中风病证。常见于脑血管意外,也可见于面神经麻痹(单口眼㖞斜)。临床按病情轻重,分中经络和中脏腑。中经络者,一般无神志改变,症状有口眼㖞斜、语言不利或半身不遂等。中脏腑者,症状有突然昏倒、不省人事、病情较重。

天麻钩藤颗粒 《中国药典》

【组成】天麻　钩藤　石决明　栀子　黄芩　牛膝　杜仲(盐制)　益母草　桑寄生　首乌藤　茯苓

【功能与主治】平肝息风,清热安神。主治肝阳上亢证。症见头痛,眩晕,耳鸣,眼花,震颤,失眠;高血压见上述证候者。

【组方分析】本方证治为肝肾阴虚,肝阳上亢,火热上扰所致。肝阳偏亢,风阳上扰,故头痛、眩晕;肝阳有余,化热扰心,故心神不安、失眠多梦。证属本虚标实,治当益肾平肝,清热息风。

方中天麻、钩藤平肝息风,为君药。石决明平肝潜阳,除热明目,助君药平肝息风;川牛膝引血下行,兼益肝肾,并能活血利水,为臣药。杜仲、桑寄生补益肝肾以治本;栀子、黄芩清肝降火,以折其亢阳;益母草合川牛膝活血利水,以利平降肝阳;首乌藤、茯苓宁心安神,均为佐药。诸药合用,共奏平肝息风、清热安神之功。

【临床应用】

(1)本品用于肝阳上亢,肝风内动证。以头痛、眩晕、失眠、舌红苔黄、脉弦为辨证要点。

(2)常用治原发性高血压、妊娠期高血压属肝阳偏亢者。

【性状规格】为黄棕色至棕褐色的颗粒;味微苦、微甜或味苦(无蔗糖)。每袋装 5 g(无蔗糖)或每袋装 10 g。

【用法用量】开水冲服。一次1袋,一日3次,或遵医嘱。

【使用注意】血虚头痛、阴虚动风者忌用。

答案解析

【练一练】

天麻钩藤颗粒的主治是(　　　　)。

A.热极生风　B.心肝火旺　C.心火上炎　D.肝阳上亢　E.阴虚风动

牛黄降压丸《中国药典》

【组成】羚羊角　珍珠　水牛角浓缩粉　人工牛黄　冰片　白芍　党参　黄芪　决明子　川芎　黄芩　提取物　甘松　薄荷　郁金

【功能与主治】清心化痰,平肝安神。主治心肝火旺、痰热壅盛证。症见头晕目眩,头痛失眠,烦躁不安;高血压病见上述证候者。

【组方分析】本方证治为肝阳上亢及痰火壅盛所致。方中牛黄清热豁痰,息风镇惊;羚羊角清热平肝,息风止痉,为君药。黄芩、水牛角、珍珠清热泻火,息风镇惊,为臣药。决明子、薄荷清肝明目;郁金、冰片解郁化痰开窍。黄芪、党参、白芍、川芎益气和血,为佐药。甘松理气,治气郁胸闷,为使药。诸药共奏清心化痰、平肝安神之功。

【临床应用】

(1)本品主治心肝火旺、痰热壅盛证。以头晕目眩、头痛失眠、烦躁不安、舌红脉弦为辨证要点。

(2)常用治眩晕、中风、高血压等属心肝火旺,痰热壅盛者。

【性状规格】为深棕色的水蜜丸,或为浅棕色至深棕色的大蜜丸;气微香,味微甜、苦,有清凉感。水蜜丸每20丸重1.3 g;大蜜丸每丸重1.6 g。

【用法用量】口服。水蜜丸,一次20~40丸,一日1次;大蜜丸,一次1~2丸,一日1次。

【使用注意】腹泻者忌服。

【其他制剂】牛黄降压胶囊。

> **看一看**
>
> ### 牛黄降压丸的组方渊源
>
> 　　牛黄降压丸是借鉴古方"牛黄清心丸""安宫牛黄丸"立法宗旨,采取调节机体阴阳虚实,使之平衡之法,反复筛选研制而成的临床验方。牛黄降压丸一般应用于轻、中度原发性高血压,即收缩压140~179 mmHg或舒张压90~109 mmHg。牛黄降压丸不良反应较轻,偶有腹泻(约2%),耐受性良好。

全天麻胶囊《中国药典》

【组成】天麻500 g

【功能与主治】平肝,息风,止痉。主治肝风上扰证。症见眩晕,头痛,肢体麻木,癫痫抽搐。

【组方分析】本方证治为肝风上扰所致。本品由天麻一味药制成,方中天麻甘、平,入肝经,可息风止痉、平肝潜阳。用于肝风内动,惊痫抽搐,小儿惊风;肝阳上亢所致的眩晕、头痛等证以及破伤风等。

【临床应用】

(1)本品为治肝风上扰之眩晕的常用方。以眩晕、头痛、肢体麻木、癫痫抽搐为辨证要点。

(2)常用治眩晕、偏头痛、紧张性头痛、血管神经性头痛等属肝阳上亢者。

【性状规格】为黄白色至黄棕色的细粉或颗粒;气微,味甘。每粒装 0.5 g。

【用法用量】口服。一次 2~6 粒,一日 3 次。

【使用注意】忌烟、酒、辛辣及油腻食物。

【其他制剂】全天麻片。

人参再造丸《中国药典》

【组成】人参 100 g　酒蕲蛇 100 g　广藿香 100 g　檀香 50 g　母丁香 50 g　玄参 100 g　细辛 50 g　醋香附 50 g　地龙 25 g　熟地黄 100 g　三七 25 g　醋乳香 50 g　青皮 50 g　豆蔻 50 g　防风 100 g　制何首乌 100 g　川芎 100 g　片姜黄 12.5 g　黄芪 100 g　甘草 100 g　黄连 100 g　茯苓 50 g　赤芍 100 g　大黄 100 g　桑寄生 100 g　葛根 75 g　麻黄 100 g　骨碎补(炒)50 g　全蝎 75 g　豹骨(制)50 g　炒僵蚕 50 g　附子(制)50 g　琥珀 25 g　醋龟甲 50 g　粉萆薢 100 g　麸炒白术 50 g　沉香 50 g　天麻 100 g　肉桂 100 g　白芷 100 g　醋没药 50 g　当归 50 g　草豆蔻 100 g　威灵仙 75 g　乌药 50 g　羌活 100 g　橘红 200 g　六神曲(麸炒)200 g　朱砂 20 g　血竭 15 g　人工麝香 5 g　冰片 5 g　牛黄 5 g　天竺黄 50 g　胆南星 50 g　水牛角浓缩粉 30 g

【功能与主治】益气养血,祛风化痰,活血通络。主治气虚血瘀、风痰阻络所致的中风,症见口眼歪斜、半身不遂、手足麻木、疼痛、拘挛、言语不清。

?【想一想】

为何在平肝息风方药中往往会选用天麻?

答案解析

【组方分析】本方证治为气虚血瘀、风痰阻络所致。方中人参、甘草、黄芪补气以生血;当归、熟地、何首乌、龟板、玄参、葛根养阴血,生津液;豹骨强筋骨,益精血;檀香、香附、朱砂、丁香、沉香理气;赤芍、川芎、姜黄、乳香行气活血;茯苓益气健脾;羌活、天麻、地龙、防风、桑寄生、全蝎、僵蚕、白芷、威灵仙祛风通络;橘红、胆南星、天竺黄化痰;麻黄、细辛散寒凝,通经络;藿香、豆蔻、粉萆薢化湿;大黄、三七、骨碎补、琥珀、没药、血竭活血祛瘀;黄连、水牛角清热解毒;附子、肉桂温里散寒;乌药行气散寒止痛;麝香、冰片、牛黄醒神开窍。诸药共奏益气养血,祛风化痰,活血通络之功。

【临床应用】

(1)本品主治气虚血瘀,风痰阻络证。以口眼斜、半身不遂、手足麻木、言语不清为辨证要点。

(2)常用治半身不遂恢复期,并可预防高血压和中风。

【性状规格】为黑色的大蜜丸;味甜、微苦。每丸重 3 g。

【用法用量】口服。一次 1 丸,一日 2 次。

【使用注意】孕妇禁用。

表14.1　其他治风方药简表

分类	方　名	组　成	功能与主治	用法及用量	规　格
疏散外风	乌蛇止痒丸《中国药典》	乌梢蛇(白酒炙)、防风、蛇床子、关黄柏、苍术(泡)、红参须、牡丹皮、蛇胆汁、苦参、人工牛黄、当归	养血祛风,燥湿止痒。用于风湿热邪蕴于肌肤所致的瘾疹、风瘙痒,症见皮肤风团色红、时隐时现、瘙痒难忍,或皮肤瘙痒不止、皮肤干燥、无原发皮疹;慢性荨麻疹、皮肤瘙痒症见上述证候者	口服。一次2.5 g,一日3次。孕妇慎用	每 10 丸重 1.25 g
疏散外风	镇脑宁胶囊《中国药典》	猪脑粉、细辛、丹参、水牛角浓缩粉、川芎、天麻、葛根、藁本、白芷	息风通络。用于风邪上扰所致的头痛头昏、恶心呕吐、视物不清、肢体麻木、耳鸣;血管神经性头痛、高血压、动脉硬化见上述证候者	口服。一次4～5粒,一日3次	每粒装0.3 g
平息内风	清脑降压颗粒《中国药典》	黄芩、夏枯草、槐米、煅磁石、牛膝、当归、地黄、丹参、水蛭、钩藤、决明子、地龙、珍珠母	平肝潜阳。用于肝阳上亢所致的眩晕,症见头晕、头痛、项强、血压偏高	开水冲服。一次2～3 g,一日3次。孕妇忌用	每袋装2 g
平息内风	天麻首乌片《中国药典》	天麻、白芷、何首乌、熟地黄、丹参、川芎、当归、炒蒺藜、桑叶、墨旱莲、女贞子、白芍、黄精、甘草	滋阴补肾,养血息风。用于肝肾阴虚所致的头晕目眩、头痛耳鸣、口苦咽干、腰膝酸软、脱发、白发;脑动脉硬化、早期高血压、血管神经性头痛、脂溢性脱发见上述证候者	口服。一次6片,一日3次	片芯重0.25 g(糖衣片铝箔包装);片芯重 0.3 g(薄膜衣片铝箔包装)

 技能赛点

　　治风方药根据功用不同,分为疏散外风和平息内风方药两类。

　　1.疏散外风　具有疏风、除湿、止痒的功效,适用于外风所致诸症。其中,川芎茶调散用于外感风邪头痛。消风散用于外感风湿或风热之邪所致风疹、湿疹。正天丸用治外感风邪、瘀血阻络之头痛。天麻头痛片用治风寒头痛、血虚头痛或血瘀头痛。

　　2.平息内风　具有平肝潜阳、息风止痉的功效,适用于内风病证。镇肝息风汤镇肝息风,滋阴潜阳,用于类中风。天麻钩藤颗粒用于肝阳上亢、肝风内动证。牛黄降压丸用治心肝火旺、痰热壅盛证。全天麻胶囊用于肝风内动证。再造丸用于风痰阻络之中风。

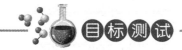 目标测试

答案解析

一、单项选择题

1. 具有疏风止痛功效的是（   ）。
   A. 川芎茶调散　　　　　　　　　　　　B. 消风散
   C. 天麻头痛片　　　　　　　　　　　　D. 全天麻胶囊

2. 川芎茶调散所治病证无（   ）。
   A. 恶寒　　　　　　B. 发热　　　　　　C. 头痛　　　　　　D. 鼻鸣干呕

3. 川芎茶调散的服用方法是（   ）。
   A. 饭后冲服　　　　B. 饭前冲服　　　　C. 饭后清茶冲服　　D. 饭前清茶冲服

4. 天麻钩藤颗粒的功能是（   ）。
   A. 清心化痰，平肝安神　　　　　　　　B. 平肝息风，清热安神
   C. 疏风除湿，清热养血　　　　　　　　D. 养血祛风，燥湿止痒

5. 症见皮肤瘙痒，疹出色红，或遍身云片斑点。宜选用（   ）。
   A. 川芎茶调散　　　B. 正天丸　　　　　C. 天麻头痛片　　　D. 消风散

6. 主治外感风邪头痛的方药是（   ）。
   A. 川芎茶调散　　　B. 消风散　　　　　C. 天麻头痛片　　　D. 全天麻胶囊

7. 用于风痰阻络所致中风的方药是（   ）。
   A. 天麻钩藤颗粒　　B. 正天丸　　　　　C. 再造丸　　　　　D. 全天麻胶囊

8. 下列哪个方药不可用治头痛？（   ）
   A. 正天丸　　　　　B. 天麻头痛片　　　C. 天麻钩藤颗粒　　D. 消风散

9. 主治类中风的方剂是（   ）。
   A. 镇肝息风汤　　　B. 川芎茶调散　　　C. 天麻钩藤饮　　　D. 再造丸

10. 镇肝息风汤中龙骨、牡蛎的用法是（   ）。
    A. 炒用　　　　　　B. 煅用　　　　　　C. 生用　　　　　　D. 煨用

二、多项选择题

1. 川芎茶调散用清茶调服的意义是（   ）。
   A. 清利头目　　　　B. 制诸风药之过于温燥与升散　　　C. 升中有降
   D. 调和诸药　　　　E. 清热解毒

2. 用于治肝阳上亢型高血压的方药有（   ）。
   A. 天麻钩藤颗粒　　B. 川芎茶调散　　　C. 全天麻胶囊
   D. 镇肝息风汤　　　E. 牛黄降压丸

3. 下列属于疏散外风的方剂和中成药有（   ）。
   A. 川芎茶调散　　　B. 消风散　　　　　C. 正天丸
   D. 乌蛇止痒丸　　　E. 牛黄降压丸

4. 下列属于平息内风的方剂和中成药有（   ）。
   A. 镇肝息风汤　　　B. 天麻钩藤颗粒　　C. 再造丸

    D.乌蛇止痒丸   E.牛黄降压丸

5.正天丸的功效是(   )。

    A.疏风活血   B.养血平肝   C.兼清里热

    D.祛风化痰   E.通络止痛

三、分析题

(一)病例分析

1.张某,男,30岁。昨日因受风后出现发热,恶寒,体温38.4 ℃,头痛明显,苔薄白,脉浮。根据所学中医药知识,为该患者推荐常用的方剂与中成药,并作简要分析。

2.刘某,女,40岁。昨日外出回来,身体突然出现大片红色风团,时隐时现,瘙痒难忍,遇风加重。根据所学中医药知识,为该患者推荐常用的方剂与中成药,并作简要分析。

(二)处方分析

1.处方:

天麻10 g   钩藤15 g   石决明10 g   栀子10 g   黄芩10 g   牛膝10 g   杜仲15 g   益母草15 g   桑寄生10 g   首乌藤10 g   茯苓10 g

请简要分析此方适用于何种病证。

2.审核处方,指出调配时应注意的事项。

当归15 g   生地12 g   防风9 g   蝉蜕6 g   知母12 g   苦参10 g   荆芥12 g   苍术6 g   牛蒡子12 g   石膏30 g   二术12 g   甘草6 g   木通10 g

3.根据川芎茶调散所治病证的特点,设计问病荐药过程。

【书网融合】

教学课件: 视频微课: 视频微课:

学会治风方药   再造丸   川芎茶调散

项目15 学会安神方药

📖【学习目标】

知识目标：

1.掌握安神方药的概念、分类及使用注意；朱砂安神丸、天王补心丸的功能与主治、临床应用，理解其组方分析。

2.熟悉泻肝安神丸、柏子养心丸、安神补脑液、安神补心丸的功能与主治、用法及使用注意。

3.了解刺五加片、安神胶囊、舒眠胶囊、参芪五味子片等药的功能与主治、临床应用。

技能目标：

1.学会安神方药重点成药的功能与主治、临床应用和辨证要点。

2.能根据安神方药的所治证型，熟练进行问病荐药角色扮演，掌握本项目的问病荐药过程。

素质目标：

1.引导学生坚定文化自信，厚植中医药情怀，学会合理使用安神方药，培养健康至上的敬业精神，助力健康中国建设。

2.培养学生具备安神方药用药指导的能力，精益求精。

3.培养学生博学强记、勤于思考、归纳总结的能力。

动画:岗位情境导学

📖【岗位情境导学】

情境描述：王某，男，46岁。最近因工作繁忙，不顺心，出现烦躁易怒、头痛、口苦、失眠多梦、心烦、便秘症状，遂来药店买药。店员经过仔细问询，给他推荐了泻肝安神丸。

情境分析：日常生活中，我们经常会遇到失眠。失眠是一种常见病，其原因有很多。面对失眠的患者，要分清楚失眠的证型再荐药，才能做到药证相宜。

讨论：请问王某患什么疾病？应使用哪些成药治疗？

学前导语：失眠分为实证与虚证。失眠虚实证的临床表现不一，要注意区别。泻肝安神丸具有清肝泻火、重镇安神的功效，用于肝火亢盛、心神不宁证。

那么，治疗失眠的中成药还有哪些呢？

由安神药为主组成,具有安神定志作用,用以治疗神志不安病证的方剂和中成药,称安神方药。

神志不安病证分为实证与虚证。神志不安表现为惊狂善怒,烦躁不安者,多属实证,治宜重镇安神;表现为心悸健忘,虚烦失眠者,多属虚证,治宜养心安神。因此,安神方药相应地分为重镇安神和养心安神两类。

使用安神方药时,首先应当辨清病证虚实,对证选药。其次,重镇安神方药多含有金石类药物,易伤胃气,不宜久服。脾胃虚弱者,宜配伍健脾和胃药。某些安神药,如朱砂具有一定的毒性,久服能引起慢性中毒或蓄积中毒,应当注意。此外,神志方面的病证往往与精神因素有密切关系,在药物治疗的同时,还需配合心理治疗。

🔍 **看一看**

安神方药的药理作用

现代研究表明,本类方药具有镇静、催眠、抗惊厥、抗抑郁、益智等作用。主要用于神经衰弱、精神抑郁症、精神分裂症、更年期综合征、神经官能症、精神障碍等疾患。

任务 15.1　重镇安神

本类方药具有重镇安神的功效,适用于心肝阳亢,热扰心神证。症见心神不宁,惊悸不眠,烦躁易怒,以及惊痫、癫狂等。代表方药有朱砂安神丸、泻肝安神丸等。

朱砂安神丸《部颁标准》

【组成】朱砂200 g　黄连300 g　地黄200 g　当归200 g　甘草100 g

【功能与主治】清心养血,镇惊安神。主治心火亢盛、阴血不足证。症见失眠多梦,惊悸怔忡,心烦神乱,舌红,脉细数。

❓【想一想】

为何朱砂安神丸不宜长期服用?

【组方分析】本方证治为心火亢盛,灼伤阴血所致。心火炎上,火扰心神,则心烦神乱;热灼阴伤,心之阴血不足,心失所养,神明不安,故失眠多梦,惊悸怔忡。舌红、脉细数均为阴血不足之症。治宜清心养血,镇惊安神。

答案解析

方中朱砂质重性寒,专入心经,长于镇心安神,且清心火,为君药。黄连苦寒,清心泻火,助君药安神志,为臣药。生地滋阴清热;当归辛甘温润,补养心血,合地黄滋阴补血以养心,共为佐药。炙甘草调药和中,以防黄连之苦寒,朱砂质重碍胃为使药。诸药合用,重镇泻火而宁心神,滋养心阴而补心血,标本兼治,心神得养,则神志安定,故名"安神丸"。

【临床应用】

(1)本方适用于心火亢盛,阴血不足证。以失眠、心烦、舌红、苔黄、脉细数为辨证要点。

(2)常用治神经衰弱、精神抑郁症等有上述证候者。

【性状规格】为红棕色的水蜜丸、小蜜丸或大蜜丸;味苦、微甜。大蜜丸每丸重9g。

【用法用量】口服。水蜜丸一次6g,小蜜丸一次9g,大蜜丸一次1丸,一日2次。

【使用注意】因含朱砂,不宜多服或长期服用。

 药爱生命

　　朱砂为汞制剂,内含硫化汞,可致慢性中毒,对儿童危害尤其大。汞与蛋白质中的巯基有特别的亲和力,高浓度时,可抑制多种酶。进入体内的汞,主要分布在肝肾,从而引起肝肾损害,并可透过血脑屏障,直接损害中枢神经系统。因此,使用朱砂要慎重,不可超量、长期服用。

泻肝安神丸《中国药典》

【组成】龙胆9g　黄芩9g　栀子(姜炙)9g　珍珠母60g　牡蛎15g　龙骨15g　柏子仁9g　炒酸枣仁15g　制远志9g　当归9g　地黄9g　麦冬9g　蒺藜(去刺盐炙)9g　茯苓9g　盐车前子9g　盐泽泻9g　甘草3g

【功能与主治】清肝泻火,重镇安神。主治肝火亢盛,心神不宁证。症见失眠,多梦,心烦,神经衰弱。

【组方分析】本方证治为肝火亢盛,心神不宁所致。方中龙胆清热燥湿,清泻肝火为君药。黄芩、栀子助龙胆泻肝清火之力;珍珠母、牡蛎、龙骨、蒺藜平肝潜阳,镇静安神;酸枣仁、柏子仁、远志养心安神,为臣药。麦冬、生地养阴生津,清心除烦;当归补血养血;车前子、茯苓、泽泻健脾利水,为佐药。甘草调和药性,为使药。全方配伍,以达清肝泻火、重镇安神之功。

【临床应用】

(1)本品用于肝火扰心之失眠。以失眠、多梦、心烦为辨证要点。

(2)常用治神经衰弱、精神抑郁症等有上述证候者。

【性状规格】为黄棕色至棕褐色的水丸;味微苦。每100丸重6g。

【用法用量】口服。一次6g,一日2次。

【使用注意】外感发热患者忌服;脾胃虚弱便溏者忌服。

任务 15.2　养心安神

　　本类方药具有养心安神的功效,适用于阴血不足,心神失养证。症见心悸怔忡,健忘失眠,舌红少苔等。代表方药有酸枣仁汤、天王补心丸、柏子养心丸、安神补脑液等。

酸枣仁汤《金匮要略》

【组成】酸枣仁15g　茯神6g　知母6g　川芎6g　甘草3g

【功能与主治】养血安神,清热除烦。主治肝血不足,虚热内扰证。症见失眠心悸,虚烦不安,头目眩晕,夜间盗汗,咽干口燥,舌红,脉弦细。

【组方分析】本方证治为肝血不足,阴虚内热而致。肝藏魂,肝血虚则魂不安;心失所养,虚火扰心,则神不宁,故虚烦不得眠、心悸;虚阳上扰,故头目眩晕;虚热迫津外泄,故夜间盗汗;咽干口燥,脉细弦或数,为血虚肝旺之证。

方中重用酸枣仁,养肝血,宁心神,为君药。茯神健脾宁心安神,知母滋阴润燥,清热除烦,为臣药,与君药相配,以助安神除烦之效。川芎调畅气机,疏达肝气,与君药相配,具有养血调肝之妙,为佐药。甘草和中缓急,为使药。诸药合用,共奏养血安神、清热除烦之功。

【临床应用】

(1)本方为心肝血虚而致虚烦不眠之常用方。以失眠心悸、虚烦不安、头目眩晕、脉弦细为辨证要点。

(2)常用治神经衰弱、神经官能症、更年期综合征、精神障碍等有上述证候者。

【用法】水煎服。

【附】

甘麦大枣汤(《金匮要略》) 由甘草9 g、小麦15 g、大枣10 枚组成。功能养心安神,和中缓急。用于脏燥。症见精神恍惚,常悲伤欲哭,不能自主,心中烦乱,睡眠不安,甚则言行失常,呵欠频作,舌淡红苔少,脉细略数。

天王补心丸《中国药典》

【组成】丹参25 g 当归50 g 石菖蒲25 g 党参25 g 茯苓25 g 五味子50 g 麦冬50 g 天冬50 g 地黄200 g 玄参25 g 远志(制)25 g 酸枣仁(炒)50 g 柏子仁50 g 桔梗25 g 甘草25 g 朱砂10 g

【功能与主治】滋阴养血,补心安神。主治心阴不足,心悸健忘,失眠多梦,大便干燥。

【组方分析】本方证治为心肾阴亏,虚火内扰所致。阴虚血少,心失所养,故心悸健忘,失眠多梦;阴虚生热,虚火内灼,故手足心热,口舌生疮。治宜滋阴清热,养血安神。

方中重用地黄滋阴养血清热,为君药。天冬、麦冬滋阴清热;酸枣仁、柏子仁养心安神,当归补血润燥,为臣。党参补气生血;五味子敛心气,安心神;茯苓、远志养心安神,且交通心肾;玄参滋阴降火;丹参清心活血,合补血药补而不滞;朱砂镇心安神;石菖蒲开窍宁神,为佐药。桔梗载药上行,使药力作用于胸膈之上,与丹参相伍,又可行气血,使诸药滋而不腻,补不留瘀;甘草调和诸药,为使药。诸药合用,共奏滋阴养血、补心安神之功。

【临床应用】

(1)本方为治心阴不足证的基础方。以心悸失眠、心烦、盗汗为辨证要点。

(2)常用治神经衰弱、精神分裂症、心脏病、甲状腺功能亢进等有上述证候者。

【性状规格】为棕黑色的水蜜丸、褐黑色的小蜜丸或大蜜丸;气微香,味甜、微苦。大蜜丸每丸重9 g。

【用法用量】口服。水蜜丸一次6 g,小蜜丸一次9 g,大蜜丸一次1 丸,一日2 次。

【使用注意】脾胃虚弱者慎用。因含朱砂,不宜过量久服。

看一看

天王补心丸的治病特点

天王补心丸是辨治心阴虚证的代表方,治心者以安神;六味地黄丸是辨治肾阴虚证的代表方,治肾者以固精;百合固金汤是治肺阴虚证的代表方,治肺者以宣降。

【练一练】

天王补心丸的主治证候是(　　)。

A.肝火亢盛,心神不宁　　　　　B.心火亢盛,阴血不足

C.心阴不足,神志不安　　　　　D.肾精不足,气血两亏

E.气血两虚,心神不安

答案解析

柏子养心丸《中国药典》

【组成】柏子仁25 g　党参25 g　炙黄芪100 g　川芎100 g　当归100 g　茯苓200 g　远志(制)25 g　酸枣仁25 g　肉桂25 g　五味子(醋)25 g　半夏曲100 g　炙甘草10 g　朱砂30 g

【功能与主治】补气,养血,安神。主治心气虚寒证。症见心悸易惊,失眠多梦,健忘。

【组方分析】本方证治为思虑过度,心气虚弱所致。方中柏子仁养心安神,为君药。朱砂重镇安神,酸枣仁、远志、五味子宁心安神,为臣药。党参、黄芪、茯苓益气健脾,川芎、当归养血和血,肉桂温通经脉,半夏燥湿和胃,为佐药。甘草调和药性,为使药。诸药合用,共奏补气养血、养心安神之功。

【临床应用】

(1)本品用于心气虚寒失眠。以心悸易惊、失眠多梦、健忘为辨证要点。

(2)常用治神经衰弱、更年期综合征、精神分裂症等有上述证候者。

【性状规格】为棕色的水蜜丸、棕色至棕褐色的小蜜丸或大蜜丸;味先甜而后苦、微麻。大蜜丸每丸重9 g。

【用法用量】口服。水蜜丸一次6 g,小蜜丸一次9 g,大蜜丸一次1丸,一日2次。

【使用注意】阴虚火旺或肝阳上亢者禁用。不宜久服。

【其他制剂】柏子养心片。

安神补心丸《中国药典》

【组成】丹参300 g　五味子(蒸)150 g　石菖蒲100 g　安神膏560 g(合欢皮、菟丝子、墨旱莲、女贞子、首乌藤、地黄、珍珠母)

【功能与主治】养心安神。用于心血不足、虚火内扰所致的心悸失眠、头晕耳鸣。

【想一想】

安神膏如何制作?

答案解析

【组方分析】本方证治为心血不足,虚火内扰所致。安神膏中诸药养阴血,安神志,为君药。丹参祛瘀止痛,活血通经,清心除烦;五味子补肾宁心,为臣药。佐以石菖蒲开窍醒神。诸药合用,共奏养心安神之功。

【临床应用】

(1)本品用于心血不足,虚火内扰证。以心悸、失眠、头晕、耳鸣为辨证要点。

(2)常用治神经衰弱、神经官能症、精神病、中风等疾患。

【性状规格】为棕褐色的浓缩水丸,或为包糖衣的浓缩水丸,除去糖衣后显棕褐色;味涩、微酸。每15丸重2 g。

【用法用量】口服。一次15丸,一日3次。

【使用注意】忌烟、酒、辛辣及油腻食物。

 看一看

安神膏的制作

安神膏由合欢皮300 g、菟丝子300 g、墨旱莲300 g、首乌藤500 g、地黄200 g、珍珠母2 000 g、女贞子(蒸)400 g组成。将以上7味加水煎煮2次,第一次3小时,第二次1小时,合并煎液,滤过,滤液浓缩至相对密度为1.21(80~85 ℃)的清膏,即得。为棕褐色的黏稠液体;味涩、微酸。

安神补脑液《中国药典》

【组成】鹿茸 制何首乌 淫羊藿 干姜 甘草 大枣 维生素 B₁

【功能与主治】生精补髓,益气养血,强脑安神。主治肾精不足、气血两亏所致的头晕、乏力、健忘、失眠、神经衰弱。

【组方分析】本方证治为肾精不足,气血两亏所致。方中以鹿茸、何首乌补肾益智,益精养血,养心安神为君药。淫羊藿、干姜加强温补肾阳之功,为臣药。大枣补脾益气,养血安神为佐药。甘草调和药性,为使药。维生素 B_1 参与体内糖代谢,为机体提供能量。全方配伍,具有生精补髓、益气养血、强脑安神之效。

【临床应用】

(1)本品用于肾精不足,气血两亏之失眠。以失眠、头晕、乏力、健忘为辨证要点。

(2)常用治神经衰弱症。

【性状规格】为黄色至棕黄色的液体;气芳香,味甜、辛。每支装 10 mL(含维生素 B_1 5 mg);每瓶装 100 mL(含维生素 B_1 50 mg)。

【用法用量】口服。一次 10 mL,一日 2 次。

【使用注意】外感发热者忌服。

表15.1 其他安神方药简表

方 名	组 成	功能与主治	用法及用量	规 格
枣仁安神液《中国药典》	酸枣仁(炒)、丹参、五味子(醋制)	补心养肝,安神益智。用于心肝血虚,神经衰弱引起的失眠健忘、头晕、头痛等症	口服。晚临睡前服,一次10~20 mL,一日1次	每支装 10 mL

续表

方 名	组 成	功能与主治	用法及用量	规 格
刺五加片《中国药典》	刺五加浸膏	益气健脾,补肾安神。用于脾肾阳虚,体虚乏力,食欲不振,腰膝酸痛,失眠多梦	口服。一次2~3片,一日2次	薄膜衣片:每片重0.26 g,每片重0.31 g。糖衣片(片芯重0.25 g)
安神胶囊《中国药典》	酸枣仁(炒)、川芎、知母、麦冬、制何首乌、五味子、丹参、茯苓、	补血滋阴,养心安神。用于阴血不足,失眠多梦,心悸不宁,五心烦热,盗汗耳鸣	口服。一次4粒,一日3次	每粒装0.25 g
参芪五味子片《中国药典》	南五味子、党参、黄芪、炒酸枣仁	健脾益气,宁心安神。用于气血不足、心脾两虚所致的失眠、多梦、健忘、乏力、心悸、气短、自汗	口服。一次3~5片,一日3次	素片:每片重0.25 g

 技能赛点

安神方药根据功用不同,分为重镇安神和养心安神方药。

1.重镇安神　具有重镇安神的功效,适用于心肝阳亢、热扰心神证。其中朱砂安神丸用于心火亢盛、阴血不足证。泻肝安神丸用于肝火亢盛、心神不宁证。

2.养心安神　具有养心安神的功效,适用于阴血不足、心神失养证。酸枣仁汤用于阴血不足,虚热内扰证。天王补心丸用于阴虚血少、神志不安证。柏子养心丸用于心气虚寒证。安神补心丸用于心血不足、虚火内扰证。安神补脑液用于肾精不足,气血两亏失眠。

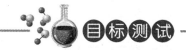 目标测试

一、单项选择题

1.具有清心养血、镇惊安神之功效的是(　　)。

　　A.朱砂安神丸　　　　　　　　　　　　B.泻肝安神丸

　　C.天王补心丸　　　　　　　　　　　　D.柏子养心丸

2.朱砂安神丸所治病证无(　　)。

　　A.失眠　　　　　　B.多梦　　　　　　C.舌红　　　　　　D.脉浮

3.朱砂安神丸中组成无(　　)。

　　A.朱砂　　　　　　B.栀子　　　　　　C.甘草　　　　　　D.黄连

4.泻肝安神丸的功效是(　　)。

　　A.清心养血,镇惊安神　　　　　　　　B.益气健脾,补肾安神

答案解析

C. 清肝泻火,重镇安神　　　　　　　　　D. 疏肝解郁、宁心安神

5. 主治心阴血虚证的方药是(　　)。

　　A. 柏子养心丸　　　　B. 天王补心丸　　　　C. 安神补脑液　　　　D. 安神补心丸

6. 用于肝火亢盛、心神不宁证的方药是(　　)。

　　A. 朱砂安神丸　　　　B. 泻肝安神丸　　　　C. 天王补心丸　　　　D. 柏子养心丸

7. 主治心气虚寒证的方药是(　　)。

　　A. 柏子养心丸　　　　B. 天王补心丸　　　　C. 安神补脑液　　　　D. 安神补心丸

二、多项选择题

1. 朱砂安神丸的适应证是(　　)。

　　A. 心火亢盛　　　B. 阴血不足　　　C. 心气虚寒　　　D. 肾精不足　　　E. 气血两亏

2. 天王补心丸的功效是(　　)。

　　A. 生精补髓　　　B. 滋阴养血　　　C. 补心安神　　　D. 益气养血　　　E. 强脑安神

3. 下列属于养心安神的方剂和中成药有(　　)。

　　A. 朱砂安神丸　　B. 泻肝安神丸　　C. 天王补心丸　　D. 柏子养心丸　　E. 安神补心丸

4. 泻肝安神丸的功效是(　　)。

　　A. 清肝泻火　　　B. 滋阴养血　　　C. 补心安神　　　D. 重镇安神　　　E. 疏肝解郁

三、分析题

(一)病例分析

1. 王某,男,45 岁。因工作繁忙,经常加班熬夜,近来出现心悸健忘、失眠多梦、手足心热、口舌生疮、大便干燥、舌红少苔的症状。根据所学中医药知识,为该患者推荐常用的方剂与中成药,并作简要分析。

2. 张某,女,35 岁。平时睡觉多梦,容易惊醒,近来又感神疲气短、身体乏力、舌质淡红、舌苔薄白。根据所学中医药知识,为该患者推荐常用的方剂与中成药,并作简要分析。

(二)处方分析

1. 处方:

黄连9 g　地黄12 g　当归9 g　甘草6 g　龙骨15 g

请简要分析此方适用于何种病证。

2. 审核处方,指出调配时应注意的事项。

丹参10 g　当归15 g　石菖蒲10 g　党参10 g　茯苓15 g　五味子5 g　二冬20 g　生地20 g　玄参15 g　远志15 g　酸枣仁20 g　柏子仁10 g　桔梗10 g　甘草6 g

3. 根据天王补心丹所治病证的特点,设计问病荐药过程。

【书网融合】

教学课件:
学会安神方药

视频微课:
朱砂安神丸

视频微课:
枣仁安神液

项目16　学会开窍方药

【学习目标】

知识目标：

1.掌握开窍方药的概念、分类及使用注意；安宫牛黄丸的功能与主治、临床应用，理解其组方分析。

2.熟悉紫雪散(紫雪)、局方至宝散、醒脑静注射液的功能与主治、用法及使用注意事项。

3.了解万氏牛黄清心丸、苏合香丸的功能与主治、用法及使用注意。

技能目标：

1.学会开窍方药重点成药的功能与主治、临床应用和辨证要点。

2.能根据开窍方药的所治证型，熟练进行问病荐药角色扮演，掌握本项目的问病荐药过程。

素质目标：

1.引导学生坚定文化自信，厚植中医药情怀，学会合理使用开窍方药，培养健康至上的敬业精神，助力健康中国建设。

2.培养学生具备开窍方药用药指导的能力，精益求精。

3.培养学生博学强记、勤于思考、归纳总结的能力。

动画：岗位情境导学

【岗位情境导学】

情境描述：齐某，女，80岁。健忘，经常找不到回家的路，其孙到药店，坚持要购买安宫牛黄丸。店员详细询问其奶奶的情况，指出服用安宫牛黄丸是不对证的。

情境分析：日常生活中，很多老年人找不到回家的路，出现记忆障碍，多属老年性痴呆，是由神经系统退行性病变引起的。此时，使用大凉药安宫牛黄丸是不合适的。

讨论：请问齐某患什么疾病？是否可用开窍方药治疗？

学前导语：闭证分热闭和寒闭，因此开窍方药分为凉开和温开两类。安宫牛黄丸具有清热解毒、镇惊开窍的功效，药性寒凉，主治热邪内陷心包证。

那么，开窍的中成药还有哪些呢？

　　由芳香开窍药为主组成,具有开窍醒神等作用,治疗神昏窍闭证的方剂和中成药,称为开窍方药。

　　闭证的临床表现可分为热闭和寒闭两种。热闭多由温热邪毒内陷心包、痰热蒙蔽心窍所致,治宜清热开窍,简称凉开;寒闭多由寒湿痰浊之邪蒙蔽心窍引起,治宜温通开窍,简称温开。因而开窍方药相应分为凉开和温开两类。

　　使用开窍方药时,首先应当辨别闭证和脱证,本类方剂只适用于闭证。如邪盛气实而见神志昏迷、口噤不开、两手握固、脉实有力者的闭证,可用开窍剂;而对于汗出肢冷、呼吸气微、目合口开、脉弱无力或脉微欲绝的脱证,即使神志昏迷,也不宜使用。其次应辨别闭证之寒热,正确选用凉开或温开方药。最后开窍方药大多为芳香药物,其性辛散走窜,不宜久服,久服则易伤元气,故临床多用于急救,中病即止。且麝香等药,有碍胎元,孕妇慎用。

　　此外,本类方药多以丸散剂或注射剂用于临床,不宜加热煎煮,以免药性挥发,影响疗效。

🔍 **看一看**

开窍方药的药理作用

　　现代研究表明,本类方药具有强心、抗休克、镇静、解热、抗惊厥、抗心绞痛等作用。主要用于流行性脑脊髓膜炎、流行性乙型脑炎、肝性脑病、脑血栓形成、脑出血、冠心病心绞痛、心肌梗死等。

任务 16.1　凉　开

　　本类方药具有清热开窍醒神的功效,适用于热闭证。症见高热,神昏谵语,甚或动风惊厥等。其他如中风、惊厥或感受秽浊之气,突然晕倒、不省人事属热闭者,也可选用。代表方药有安宫牛黄丸、紫雪散(紫雪)、局方至宝散等。

安宫牛黄丸《中国药典》

【组成】牛黄100 g　水牛角浓缩粉200 g　麝香或人工麝香25 g　珍珠50 g　朱砂100 g　雄黄100 g　黄连100 g　黄芩100 g　栀子100 g　郁金100 g　冰片25 g

【功能与主治】清热解毒,镇惊开窍。主治热病,邪入心包,高热惊厥,神昏谵语;中风昏迷及脑炎、脑膜炎、中毒性脑病、脑出血、败血症见上述证候者。

❓【想一想】

何为"凉开三宝"?

【组方分析】本方证治为温热毒邪内陷心包,痰热内闭所致。邪热炽盛,逆传心包,扰及神明,故高热烦躁,神昏谵语;邪热挟秽浊蒙蔽清窍,势必加重神昏谵语。中风痰热昏迷,小儿高热惊厥,也属热闭之证。治宜清热解毒,开窍醒神,使热毒清、窍闭开、心神宁。

答案解析

方中牛黄清心解毒,息风定惊,豁痰开窍,一药而兼三法;麝香辛温,能通达十二经,为开窍之要药,两药相伍,清心开窍,为君药。水牛角咸寒,清心凉血解毒;黄连、黄芩、栀子清热泻火解毒,助牛黄清心包之热;郁金、冰片芳香辟秽,化浊通窍,以增麝香开窍醒神之功,为臣药。朱砂、珍珠镇心安神;雄黄助牛黄以辟秽解毒,为佐药。以炼蜜为丸,和胃调中,为使药。原方以金箔为衣,取其重镇安神之效。诸药合用,共奏清热解毒、镇惊开窍之功。

【临床应用】

(1)本品用于热陷心包证,也是凉开法的代表方。以高热烦躁、神昏谵语、口干舌燥为辨证要点。

(2)常用治流行性脑脊髓膜炎、流行性乙型脑炎、中毒性肺炎、中毒性菌痢、肝昏迷、脑血管意外、颅脑外伤、重型流行性出血热、小儿惊厥以及感染或中毒引起的高热神昏属热闭心包者。

【性状规格】为黄橙色至红褐色的大蜜丸,或为包金衣的大蜜丸,除去金衣后显黄橙色至红褐色;气芳香浓郁,味微苦。规格:①每丸重 1.5 g,②每丸重 3 g。

【用法用量】口服。规格①一次 2 丸,规格②一次 1 丸,一日 1 次。小儿 3 岁以内规格①一次 1/2 丸,规格②一次 1/4 丸,4~6 岁规格①一次 1 丸,规格②一次 1/2 丸,一日 1 次;或遵医嘱。

【使用注意】孕妇慎用。

【其他制剂】安宫牛黄散、胶囊、片、栓剂。

看一看

凉开三宝

安宫牛黄丸、紫雪散、局方至宝散均能清热开窍,治疗热闭证,合称"凉开三宝"。从清热解毒之力而言,吴瑭指出"安宫牛黄丸最凉,紫雪次之,至宝又次之"。但从功用方面分析,则各有所长。其中,安宫牛黄丸长于清热解毒,适用于邪热偏盛而身热较重者;紫雪散长于息风止痉,适用于兼有热动肝风而惊厥抽搐者;局方至宝散长于芳香开窍,化浊辟秽,适用于痰浊偏盛而昏迷较重者。

药爱生命

麝香活血通经,辛香走窜,力达胞宫,有催生下胎之效,孕妇禁用。生活中常见的含有麝香的成药有安宫牛黄丸、紫雪、麝香保心丸、麝香壮骨膏等,在应用这些中成药时要注意。

紫雪散（紫雪）《中国药典》

【组成】石膏 526 g　北寒水石 526 g　滑石 526 g　磁石 526 g　玄参 175 g　木香 55 g　沉香 55 g　升麻 175 g　甘草 88 g　丁香 11 g　玄明粉 1 752 g　硝石(精制)96 g　水牛角浓缩粉 33 g　羚羊角 16 g　人工麝香 13 g　朱砂 33 g

【功能与主治】清热开窍,止痉安神。主治热入心包,热动肝风证。症见高热烦躁,神昏谵语,惊风抽搐,斑疹吐衄,口渴唇焦,尿赤便秘。

【组方分析】本方证治为热入心包,热盛动风所致。邪热炽盛,心神被扰,故神昏谵语、高热烦躁;热极动风,故惊风抽搐;热盛伤津,故口渴唇焦、尿赤、便秘;小儿热盛惊厥也属邪热内闭、肝风内动之候。本证既有热闭心包,又有热盛动风,治宜清热开窍,息风止痉。

方中水牛角清心凉血解毒,羚羊角凉肝息风止痉,麝香开窍醒神,三药合用,为清心凉肝、开窍息风的常用组合,为君药。生石膏、寒水石、滑石清热泻火;玄参、升麻清热解毒;朱砂、磁石重镇安神,潜镇肝阳,俱为臣药。佐以木香、丁香、沉香行气通窍;芒硝、硝石泄热通便,釜底抽薪,使邪热从肠腑下泄。炙甘草益气安中,调和诸药,为使药。诸药合用,共奏清热开窍、止痉安神之功。

【临床应用】

(1)本品用于热入心包,热动肝风证。以高热烦躁、神昏谵语、惊厥为辨证要点。

(2)常用治流行性脑脊髓膜炎、流行性乙型脑炎、重症肺炎、猩红热、化脓性感染等疾患的败血症期、肝昏迷以及小儿高热惊厥、小儿麻疹热毒炽盛所致的高热神昏抽搐。

【性状规格】为棕红色至灰棕色的粉末;气芳香,味咸、微苦。每瓶装1.5 g;每袋装1.5 g。

【用法用量】口服。一次1.5～3 g,一日2次;周岁小儿一次0.3 g,5岁以内小儿每增1岁,递增0.3 g,一日1次;5岁以上小儿酌情服用。

【使用注意】孕妇禁用。

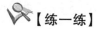【练一练】

用于热入心包、热动肝风证的成药是(　　　)。

A. 安宫牛黄丸　　　B. 苏合香丸　　　C. 局方至宝散

D. 紫雪散　　　　　E. 再造丸

答案解析

局方至宝散《中国药典》

【组成】水牛角浓缩粉200 g　牛黄50 g　玳瑁100 g　人工麝香10 g　朱砂100 g　雄黄100 g　琥珀100 g　安息香150 g　冰片10 g

【功能与主治】清热解毒,开窍镇惊。主治热病属热入心包、热盛动风证。症见高热惊厥,烦躁不安,神昏谵语及小儿急热惊风。

【组方分析】本方证治为热入心包、热盛动风所致。方中麝香芳香开窍醒神;牛黄豁痰开窍,水牛角清心凉血解毒,为君药。安息香、冰片辟秽化浊,芳香开窍;玳瑁清热解毒,镇惊安神,为臣药。因痰热瘀结,痰瘀不去则热邪难清,心神不安,故佐以雄黄助牛黄豁痰解毒;琥珀助麝香通络散瘀而通心窍之瘀阻,配伍朱砂以镇心安神。

【临床应用】

(1)本品用于痰浊偏盛而昏迷较重者,以高热昏迷、神昏谵语为辨证要点。

(2)常用治急性脑血管病、脑震荡、流行性乙型脑炎、流行性脑脊髓膜炎、肝昏迷、冠心病心绞痛、尿毒症、中暑、癫痫等属痰热内闭者。

【性状规格】为橘黄色至浅褐色的粉末;气芳香浓郁,味微苦。每瓶装2 g;每袋装2 g。

【用法用量】口服。一次2 g,一日1次;小儿3岁以内一次0.5 g,4～6岁一次1 g。或遵医嘱。

【使用注意】孕妇慎用,运动员慎用。

醒脑静注射液《部颁标准》

【组成】麝香7.5 g　郁金30 g　栀子30 g　冰片1 g

【功能与主治】清热泻火,凉血解毒,开窍醒脑。主治热入营血,内陷心包证。症见高热烦躁,神昏谵语,舌绛脉数。

【组方分析】本方证治为热入营血,气血逆乱,脑脉瘀阻所致。方中麝香辛散温通,芳香走窜,是开窍醒神之要药,为君药。冰片辛苦微寒,芳香走窜,善清郁热而通诸窍,以加强麝香开窍醒神之效;郁金辛散苦降,寒能泻热,入血分能凉血行瘀,入气分可行气解郁,共为臣药。栀子善泻火除烦利尿,又能清热凉血解毒,为佐药。诸药合用,具有清热泻火、凉血解毒、开窍醒神之功。

【临床应用】

(1)本品用于热入营血,气血逆乱,脑脉瘀阻。以高热烦躁、神昏谵语、舌绛脉数为辨证要点。

(2)常用治中风昏迷,偏瘫口喎;外伤头痛,神志昏迷;酒毒攻心,头痛呕恶,昏迷抽搐。脑栓塞、脑出血急性期、颅脑外伤,急性酒精中毒见上述证候者。

【性状规格】为无色的澄明液体。每支装2 mL,每支装5 mL,每支装10 mL。

【用法用量】肌内注射:一次2~4 mL,一日1~2次。静脉滴注:一次10~20 mL,用5%~10%葡萄糖注射液或氯化钠注射液250~500 mL稀释后滴注。

【使用注意】孕妇禁用,运动员慎用。

万氏牛黄清心丸《中国药典》

【组成】牛黄10 g　朱砂60 g　黄连200 g　栀子120 g　郁金80 g　黄芩120 g

【功能与主治】清热解毒,镇惊安神。主治热入心包,热盛动风证。症见高热烦躁,神昏谵语及小儿高热惊厥。

【组方分析】本方证治为温热毒邪炽盛,内陷心包所致。邪热炽盛,扰乱心神,则见高热烦躁;内陷心包,则神昏谵语;热极动风,则惊厥抽搐。

方中牛黄清心解毒,豁痰开窍,为君药。黄连、黄芩、栀子清热泻火解毒,助牛黄清热解毒,为臣药。郁金芳香辟秽,清心开窍;朱砂镇心安神,为佐药。诸药合用,共奏清热解毒、镇惊安神之效。

【临床应用】

(1)本品主治热入心包,热盛动风证。以烦躁不安、神昏谵语、高热惊厥为辨证要点。

(2)常用治流行性乙型脑炎、麻疹病毒性脑炎、麻疹后并发支气管性肺炎、百日咳并发脑膜炎等。

【性状规格】为红棕色至棕褐色的大蜜丸;气特异,味甜、微涩、苦。规格:①每丸重1.5 g,②每丸重3 g。

【用法用量】口服。规格①一次2丸,规格②一次1丸,一日2~3次。

【使用注意】孕妇慎用。

任务 16.2　温　开

本类方药具有温通行气、化浊开窍的功效,适用于中风、中寒、气郁、痰厥等属于寒闭证。症见突然昏倒,牙关紧闭,不省人事,神昏不语,苔白脉迟等。代表方药有苏合香丸。

苏合香丸《中国药典》

【组成】苏合香50 g　安息香100 g　冰片50 g　水牛角浓缩粉200 g　人工麝香75 g　檀香100 g　沉香100 g　丁香100 g　香附100 g　木香100 g　乳香(制)100 g　荜茇100 g　白术100 g　诃子肉100 g　朱砂100 g

【功能与主治】芳香开窍,行气止痛。主治痰迷心窍所致的痰厥昏迷、中风偏瘫、肢体不利,以及中暑、心胃气痛。

【组方分析】本方证治为寒邪及秽浊之气蒙蔽清窍所致。寒痰秽浊,上蒙神明,故突然昏倒,不省人事,牙关紧闭;气滞寒凝,阻滞胸腹,甚则闭塞气机,故胸腹猝痛,甚则神昏肢厥。寒者宜温,闭者当开,不通者当行,治宜芳香开窍为主,行气止痛为辅。

方中苏合香、麝香、安息香、冰片芳香开窍、辟秽化浊,为君药。臣以木香、檀香、沉香、丁香、乳香、香附以行气解郁,散寒止痛,活血化瘀。佐以荜茇温中散寒开郁;白术补气健脾,燥湿化浊;诃子收涩敛气;并配以水牛角浓缩粉清心解毒;朱砂镇心安神,以上俱为佐药。诸药合用,共奏芳香开窍、行气止痛之效。

【临床应用】

(1)本品用于寒闭证。以突然昏倒、牙关紧闭、面白肢冷为辨证要点。

(2)常用治急性脑血管病、阿尔茨海默病、流行性乙型脑炎、肝性脑病、冠心病心绞痛、心肌梗死等属寒闭者。

【性状规格】为赭红色的水蜜丸或赭色的大蜜丸;气芳香,味微苦、辛。水蜜丸每丸重2.4 g,大蜜丸每丸重3 g。

【用法用量】口服。一次1丸,一日1~2次。

【使用注意】孕妇禁用。

 技能赛点

开窍方药根据功用不同,分为凉开和温开方药。

1.凉开　具有清热开窍醒神的功效,适用于热闭证。其中安宫牛黄丸长于清热解毒,用于热邪内陷心包证。紫雪散长于息风止痉,用于热入心包、热动肝风证。局方至宝散长于芳香开窍,化浊辟秽,用于痰浊偏盛而昏迷较重者。醒脑静注射液用于热入营血,内陷心包证。万氏牛黄清心丸用于热入心包、热盛动风证。

2.温开　具有温通行气、化浊开窍的功效,适用于寒闭证。苏合香丸长于辟秽开窍,温中行气,用治寒凝气滞、闭阻清窍之昏迷,或心腹猝痛之证。

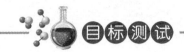 目标测试

一、单项选择题

1. 适用于热陷心包证,也是凉开法代表方的是（　　）。
   A. 局方至宝散　　　　　　　　　　　　B. 安宫牛黄丸
   C. 紫雪散　　　　　　　　　　　　　　D. 万氏牛黄清心丸

2. 开窍类方药适用于（　　）。
   A. 神志不安证　　　B. 厥脱证　　　C. 神昏窍闭证　　　D. 热毒证

3. 症见突然昏倒,牙关紧闭,不省人事,苔白,脉迟。宜选用（　　）。
   A. 局方至宝散　　　B. 安宫牛黄丸　　　C. 紫雪散　　　D. 苏合香丸

4. 主治热入心包、热动肝风证的方药是（　　）。
   A. 局方至宝散　　　B. 安宫牛黄丸　　　C. 紫雪散　　　D. 万氏牛黄清心丸

5. 下列为温开法代表方的是（　　）。
   A. 局方至宝散　　　B. 苏合香丸　　　C. 紫雪散　　　D. 醒脑静注射液

6. 下列适用于痰浊偏盛而昏迷较重者的方药是（　　）。
   A. 局方至宝散　　　B. 安宫牛黄丸　　　C. 紫雪散　　　D. 万氏牛黄清心丸

7. 脑栓塞、脑出血急性期、颅脑外伤、急性酒精中毒导致昏迷。宜选用（　　）。
   A. 安宫牛黄丸　　　B. 苏合香丸　　　C. 紫雪散　　　D. 醒脑静注射液

二、多项选择题

1. "凉开三宝"指的是（　　）。
   A. 局方至宝散　B. 牛黄清心丸　　C. 紫雪散　　D. 安宫牛黄丸　　E. 苏合香丸

2. 安宫牛黄丸的功效是（　　）。
   A. 清热解毒　B. 清热泻火　　　C. 镇惊开窍　　D. 凉血解毒　　E. 行气止痛

3. 治热闭证的方剂和中成药有（　　）。
   A. 局方至宝散　B. 牛黄清心丸　　C. 紫雪散　　D. 安宫牛黄丸　　E. 苏合香丸

4. 安宫牛黄丸中君药有（　　）。
   A. 牛黄　　　B. 珍珠　　　　C. 麝香　　　D. 冰片　　　E. 朱砂

三、分析题

（一）病例分析

张某,男,2岁。因高烧出现惊厥抽搐,体温39.2 ℃,舌质红绛,脉数。根据所学中医药知识,为该患者推荐常用的方剂与中成药,并作简要分析。

（二）处方分析

1. 处方:

牛黄10 g　水牛角浓缩粉20 g　人工麝香2.5 g　珍珠5 g　朱砂10 g　雄黄10 g　黄连10 g　黄芩10 g　栀子10 g　郁金10 g　冰片2.5 g

请简要分析此方适用于何种病证。

2. 审核处方,指出调配时应注意的事项。

牛黄0.2 g   朱砂2 g   味连10 g   栀子15 g   郁金10 g   黄芩12 g

3.根据安宫牛黄丸所治病证的特点,设计问病荐药过程。

【书网融合】

教学课件:
学会开窍方药

视频微课:
安宫牛黄丸

项目17 学会固涩方药

📖 【学习目标】

知识目标：

1. 掌握固涩方药的概念、分类及使用注意；玉屏风口服液、牡蛎散、四神丸、金锁固精丸、完带汤的功能与主治、临床应用,理解其组方分析。

2. 熟悉龙牡壮骨冲剂、肠胃宁片、锁阳固精丸、固经丸、千金止带丸的功能与主治、用法及使用注意。

3. 了解妇科千金片等药的功能与主治、临床应用。

技能目标：

1. 学会固涩方药重点成药的功能与主治、临床应用和辨证要点。

2. 能根据固涩方药的所治证型,熟练进行问病荐药角色扮演,掌握本项目的问病荐药过程。

素质目标：

1. 引导学生坚定文化自信,厚植中医药情怀,学会合理使用固涩方药,培养健康至上的敬业精神,助力健康中国建设。

2. 培养学生具备固涩方药用药指导的能力,精益求精。

3. 培养学生博学强记、勤于思考、归纳总结的能力。

动画:岗位情境导学

📖 【岗位情境导学】

情境描述:张某,男,70岁。近半年来早晨起来拉肚子,腹胀、饮食少、畏寒肢冷、舌淡苔白,于是到药店买药。药店坐堂医生开了四神丸和附子理中丸。

情境分析:现实生活中,老年人出现怕冷,肚子咕咕叫,稍一吃冷的食物就拉肚子。为何坐堂医生开这两个中成药?

讨论:请问张某患什么疾病? 应使用哪些成药治疗?

学前导语:人体的精微物质不能耗散,患者长久腹泻导致体虚,需要及时治疗。滑脱散失之证,有气、血、精、津液之异,因此选用的方药也不同。

那么,固涩方药应如何选择应用呢?

由固涩药为主组成,具有收敛固涩作用,用以治疗气、血、精、津液滑脱散失之证的方剂和中成药,称为固涩方药。

滑脱散失之证有气、血、精、津液之异,常见有气虚卫表不固之自汗、盗汗;脾肾虚寒之久泻不止;肾精亏虚之遗精滑泄及小便失禁、脾不统血之崩漏带下等。因而固涩方药相应地分为固表止汗、涩肠止泻、涩精止遗、固崩止带四类。

使用固涩方药时,应根据气、血、精、津液耗伤程度的不同,配伍相应的补益药,使之标本兼顾。若是元气大虚、亡阳欲脱所致的大汗淋漓、小便失禁或崩中不止,应急用大剂参附之类以回阳固脱,单纯用固涩方药达不到治疗的目的。固涩方药为正虚无邪者设,故凡外邪未去,误用固涩,则有"闭门留寇"之弊。此外,对于实邪所致的热病多汗、火扰遗泄、热痢初起、食滞泄泻、实热崩带等,均不宜用固涩方药。

🔍 看一看

固涩方药的药理作用

现代研究表明,本类方药具有敛汗、止泻、固精、缩尿、止带、止血、止嗽等作用,主要用于治疗久病体虚、正气不足所致的自汗、盗汗、久泻、久痢、遗精、滑精、遗尿、尿频、久咳虚喘,以及崩漏带下不止等疾患。

任务 17.1 固表止汗

本类方药具有益气固表止汗的功效,适用于体虚卫外不固,阴液不能内守而致的自汗、盗汗。症见面色㿠白,食欲不振,动则汗出,汗出恶风,易于感冒;或心悸惊惕、短气烦倦、盗汗等。代表方药有牡蛎散、玉屏风口服液、龙牡壮骨冲剂等。

玉屏风口服液《中国药典》

【组成】黄芪600 g 防风200 g 白术(炒)200 g

【功能与主治】益气,固表,止汗。主治表虚不固,自汗恶风,面色㿠白,或体虚易感风邪者。

【组方分析】本方证治为表虚不固所致。卫虚腠理不密,易为风邪所袭,故恶风易于感冒;卫虚失固,营阴不能内守,津液外泄,则常自汗;舌淡苔薄白、脉浮虚均为气虚之象。

方中黄芪既可大补脾肺之气,又可固表止汗,为君药。白术健脾益气,助黄芪加强益气固表之力,为臣药。佐以防风祛风固表,与黄芪、白术相配则扶正为主,兼以祛邪,使固表不留邪,祛邪不伤正。本方以补气固表药为主,配伍少量祛风解表之品,使补中寓散,不致壅遏。

【临床应用】

(1)本品用于表虚不固之自汗证。以面色㿠白、汗出恶风为辨证要点。

(2)常用治过敏性鼻炎、上呼吸道感染、肾小球肾炎等属卫气虚弱、不能固表者,还可用于预防感冒。

【性状规格】为棕红色至棕褐色的液体;味甜、微苦、涩。每支装 10 mL。

【用法用量】口服,一次 10 mL,一日 3 次。

【使用注意】忌不易消化食物,感冒发热者不宜服用。

【其他剂型】玉屏风散、胶囊、颗粒。

 看一看

玉屏风散的应用

玉屏风散是扶正固表的经典方剂。虚证者反复感冒,正气亏虚,久病则气虚,大都存在着免疫功能低下,易诱发呼吸道疾病。玉屏风散因其益气固表而止汗御风,起到预防感冒防止疾病发作的作用。临床上多用于预防感冒,以及由反复感冒引起的风心病、心力衰竭、肺结核、气管炎、支气管炎(变态反应性)等疾病,还可用于肿瘤病人化疗时的辅助治疗,提高癌症患者的生存质量。玉屏风口服液由古方散剂改良剂型而成,纠正了原散剂显效缓慢、生物利用度低的缺点。

牡蛎散 《太平惠民和剂局方》

【组成】黄芪　麻黄根　牡蛎各 30 g　浮小麦 15 g

【功能与主治】敛阴止汗,益气固表。主治自汗、盗汗证。症见常自汗出,夜卧更甚,心悸惊惕,短气烦倦,舌淡红,脉细弱。

【组方分析】本方证治为气虚卫外不固,阴伤心阳不潜,日久心气亦耗所致。《素问·阴阳应象大论》云:"阴在内,阳之守也;阳在外,阴之使也。"卫气不固,则表虚而阴液外泄,故常自汗出;夜属阴,睡时卫阳入里,肌表不固,加之汗出过多,心阴不足而阳不潜藏,故汗出夜卧更甚;汗出过多,不但心阴受损,也使心气耗伤,故心悸惊惕、短气烦倦。

方中煅牡蛎潜阳补阴、收敛固涩而止汗,为君药。生黄芪益气,固表,止汗。两药相配,能益气固表、潜阳补阴,为常用组合。佐以麻黄根,功专收敛止汗。使以小麦专入心经,养气阴,退虚热。诸药合用,共奏益气固表、敛阴止汗之功,可使气阴得复,汗出自止。

【临床应用】

(1)本品用于气虚卫表不固之自汗盗汗证。以汗出过多、短气烦倦、舌淡红、脉细弱为辨证要点。

(2)常用治病后、手术后或产后身体虚弱、自主神经功能紊乱,以及肺结核等所致自汗、盗汗等属卫外不固、阴液外泄者。

【用法用量】水煎服。每次 9 g。也可作汤剂,用量按原方比例酌减,加小麦 30 g。

【使用注意】阴虚火旺所致之盗汗,或大汗淋漓不止属阳虚欲脱者,不宜使用本方。

 药爱生命

牡蛎散中,用的是麻黄根。试问,能用麻黄代替麻黄根吗?麻黄与麻黄根虽然同出一种植物,但二者功效相反,《本草纲目》云:"麻黄发汗之气,驶不能御,而根节止汗。"两味药来自同一植物麻黄,麻黄用的是草质茎,麻黄根用的是根和根茎,但作用完全相反。因此,二者不可混用。处方用药要严谨负责、敬畏生命,是每个中医药人必备的品质!

龙牡壮骨冲剂《中国药典》

【组成】党参　黄芪　山麦冬　醋龟甲　炒白术　山药　醋南五味子　龙骨　煅牡蛎
茯苓　大枣　甘草　乳酸钙　炒鸡内金　维生素D_2　葡萄糖酸钙

【功能与主治】强筋壮骨,和胃健脾。用于治疗和预防小儿佝偻病、软骨病;对小儿多汗、夜惊、食欲不振、消化不良、发育迟缓也有治疗作用。

【组方分析】本方证治为脾肾亏虚所致。肾为先天之本,肾藏精,精化气,促进人体的生长发育和生殖功能。小儿肾精亏虚,则发育迟缓,骨骼发育异常。脾主运化,为后天之本,气血生化之源,脾虚则运化失常,表现为食欲缺乏,消化不良。

方中龙骨、牡蛎两药合用能收敛止汗、镇惊安神、滋阴潜阳,为君药。龟板补阴潜阳,补肾健骨,为臣药。党参、白术、茯苓、山药,健脾益气,使气血生化有源;鸡内金和胃消食;五味子滋肾强骨。维生素D_2、乳酸钙、葡萄糖酸钙能促进儿童生长发育,增强免疫力。

【临床应用】

(1)本品用于脾肾亏虚之小儿多汗,发育迟缓等证。以食欲缺乏、发育迟缓为临床辨证要点。

(2)常用治小儿佝偻病、软骨病、小儿疳积等。

【性状规格】为淡黄色至黄棕色的颗粒;气香,味甜。每袋装5 g,每袋装3 g(无蔗糖)。

【用法用量】开水冲服,2岁以下一次5 g或3 g(无蔗糖),2~7岁一次7 g或4.5 g(无蔗糖),7岁以上一次10 g或6 g(无蔗糖),一日3次。

> 🔍 **看一看**
>
> **龙牡壮骨冲剂的药理作用**
>
> 　　研究表明,龙牡壮骨冲剂能增加体内25(OH)VD_3含量,促使骨骼中骨矿盐含量与骨密度的比值增加,能促进钙磷的吸收。临床方面,龙牡壮骨冲剂用于妇女妊娠期补钙,每次10 g,每日3次,连服10~18周后,患者缺钙率由48.3%降至15.8%;龙牡壮骨冲剂治佝偻病患儿,每次服5 g,每日3次,连服2~3个月后,与自然恢复和单用西药治疗相比,患者血钙水平明显升高。

任务 17.2　涩肠止泻

本类方药具有补脾益肾、固肠止泻的功效,适用于脾肾虚寒所致之泻痢日久、滑脱不禁证。症见神疲乏力,不思饮食,腹痛肢冷,五更泄泻,舌淡,苔薄白,脉沉迟无力等。代表方药有四神丸、肠胃宁片等。

四神丸《中国药典》

【组成】肉豆蔻(煨)200 g　补骨脂(盐炒)400 g　五味子(醋制)200 g　吴茱萸(制)100 g　大枣(去核)200 g

【功能与主治】温肾散寒,涩肠止泻。用于肾阳不足所致的泄泻,症见肠鸣腹胀、五更溏泻、食少不化、久泻不止、面黄肢冷。

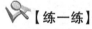【想一想】

何谓"五更泄泻"? 其病因病机是什么?

【组方分析】本方证治为肾阳不足所致。肾为阳气之根,能温煦脾土,五更阴气极盛,阳气萌发之际,阳气当至而不至,阴气极而下行,则为泄泻。肾阳虚衰,命门之火不能上温脾土,脾失健运,故不思饮食,食不消化。

答案解析

方中补骨脂补肾壮阳,温脾止泻,为君药。肉豆蔻温脾暖胃,涩肠止泻,与补骨脂合用,温肾暖脾,固肠止泻力增强,为臣药。佐以五味子、吴茱萸,能固肾益气,涩精止泻,温暖肝肾以散阴寒。使以生姜、大枣,暖胃散寒,补脾养胃。

【临床应用】

(1)本品为治肾阳不足之五更泄泻或久泻的常用方。以五更泄泻、食少不化、久泻不止为辨证要点。

(2)常用治慢性肠炎、慢性结肠炎、肠结核、肠易激综合征等病属脾肾阳虚者。

【性状规格】为浅褐色至褐色的水丸;气微香,味苦、咸而带酸、辛。

【用法用量】口服。一次9 g,一日1~2次。

【使用注意】肠胃积滞未消以致泄泻者禁用。忌生冷油腻食物。

【练一练】

四神丸的主治是(　　　　)。

A.肾阳不足之肾泄　　　　　　　　B.肝脾不调之肾泄

C.命门火衰之肾泄　　　　　　　　D.脾肾阳虚之肾泄

E.肺肾两虚之肾泄

答案解析

肠胃宁片《中国药典》

【组成】党参96 g　白术64 g　黄芪96 g　赤石脂190 g　姜炭38 g　木香38 g　砂仁38 g　补骨脂96 g　葛根96 g　防风38 g　白芍64 g　延胡索64 g　当归64 g　儿茶32 g　罂粟壳38 g　炙甘草64 g

【功能与主治】健脾益肾,温中止痛,涩肠止泻。主治脾肾阳虚所致的泄泻,症见大便不调,五更泄泻,时带黏液,伴腹胀腹痛、胃脘不舒、小腹坠胀;慢性结肠炎、溃疡性结肠炎、肠功能紊乱见上述证候者。

【组方分析】本方证治为脾肾阳虚所致。方中党参、白术、茯苓、黄芪健脾益气,罂粟壳、赤石脂、葛根、防风涩肠止泻止痛,补骨脂益肾止痛,姜炭温中,延胡索、当归、儿茶止痛,木香、砂仁理气健脾,白芍、甘草酸甘化阴,缓急止痛。诸药合用,共奏健脾益肾、温中止痛、涩肠止泻之效。

【临床应用】

(1)本品用于脾肾阳虚之泄泻。以黎明时泄泻、腹胀腹痛、小腹坠胀为辨证要点。

(2)常用治慢性肠炎、慢性结肠炎、慢性痢疾等属脾胃气虚者。

【性状规格】为糖衣片,除去糖衣后显黑褐色;气香,味苦。

【用法用量】口服。每次4~5片,一日3次。

【使用注意】禁食酸、冷、刺激性食物,儿童慎用。

任务 17.3　涩精止遗

本类方药具有补肾涩精的功效,适用于肾阳虚或肾气不足导致的滑脱之证。症见神疲乏力,腰膝酸软,眩晕耳鸣,遗精滑泄或小便频数,遗尿,舌淡苔白,脉细弱。代表方药有金锁固精丸、锁阳固精丸。

金锁固精丸《医方集解》

【组成】沙苑蒺藜　芡实　莲须各60 g　龙骨　牡蛎(煅)各30 g

【功能与主治】涩精补肾。主治肾虚不固之遗精。症见遗精滑泄,神疲乏力,腰痛耳鸣,舌淡苔白,脉细弱。

【组方分析】本方证治为肾虚精关不固所致。《素问·六节藏象论》说:“肾者主蛰,封藏之本,精之处也。”肾虚则封藏失职,精关不固,故遗精滑泄;肾虚精亏则气弱,故神疲乏力;腰为肾之府,耳为肾之窍,肾精亏虚,则腰痛耳鸣。

方中沙苑蒺藜补肾固精,为君药。芡实益肾固精,且补脾气,为臣药。君臣相须为用,补肾固精力增强。佐以龙骨、牡蛎、莲须固涩止遗。用莲子粉糊丸,既能助诸药补肾固精,又能养心清心,合而能交通心肾。诸药合用,既能补肾,又能固精,为标本兼顾、以治标为主的良方。

【临床应用】

(1)本品用于肾虚精关不固之证。以遗精滑泄、神疲乏力、腰痛耳鸣、舌淡苔白、脉细弱为辨证要点。

(2)常用治慢性前列腺炎、精囊炎、乳糜尿、重症肌无力、妇女带下、崩漏、产后尿失禁等病属肾虚精气不足,下元不固者。

【用法用量】莲子粉糊为丸,每次9 g,每日2~3次。

【使用注意】湿热下注者或阴虚火旺者禁用。

锁阳固精丸《中国药典》

【组成】锁阳20 g　肉苁蓉(蒸)25 g　制巴戟天30 g　补骨脂(盐炒)25 g　菟丝子20 g　杜仲(炭)25 g　八角茴香25 g　韭菜子20 g　芡实(炒)20 g　莲子20 g　莲须25 g　煅牡蛎

20 g　龙骨(煅)20 g　鹿角霜20 g　熟地黄56 g　山茱萸(制)17 g　牡丹皮11 g　山药56 g　茯苓11 g　泽泻11 g　知母4 g　黄柏4 g　牛膝20 g　大青盐25 g

【功能与主治】温肾固精。主治肾阳不足之滑脱证。症见腰膝酸软,眩晕耳鸣,遗精早泄。

【组方分析】本方证治为肾阳不足、精气滑脱之证。方中熟地黄、山茱萸、锁阳、肉苁蓉、菟丝子补肾填精,为君药。八角茴香、韭菜子、巴戟天、补骨脂、鹿角霜温肾壮阳;山药、芡实、莲子肉健脾,固涩精气;茯苓、泽泻渗利湿浊;牛膝、杜仲补肝肾,强腰膝;莲须固精化气;煅龙骨、煅牡蛎涩精止遗,以上共为臣药。佐以少量知母、黄柏坚阴,清虚热。使以大青盐引诸药下行入肾,直达病所。各药相配,共同达到温肾固精的目的。

【临床应用】

(1)本品用于肾阳不足之滑脱证。以遗精早泻、腰膝酸软、眩晕耳鸣、四肢无力为辨证要点。

(2)常用治慢性前列腺炎、精囊炎、乳糜尿等病属肾虚滑精者。

【性状规格】为棕褐色至黑褐色的水蜜丸、小蜜丸或大蜜丸;气微,味苦。水蜜丸:每100丸重10 g;小蜜丸:每100丸重20 g;大蜜丸:每丸重9 g。

【用法用量】口服。水蜜丸一次6 g,小蜜丸一次9 g,大蜜丸一次1丸,一日2次。

【使用注意】节制性生活,忌辛辣食物。

任务 17.4　固崩止带

本类方药具有补脾益肾、收敛止血、收涩止带等功效,适用于妇女脾虚或阴虚血热之血液不固证及脾肾亏虚之滑脱证。症见月经过多,崩中漏下,血色深红或紫黑稠黏,手足心热、腰膝酸软、舌红、脉弦数;或月经先后不定期、量多或淋漓不尽、色淡无块;或带下量多、色白清稀、神疲乏力、腰膝酸软。代表方药有完带汤、固经丸、千金止带丸等。

完带汤《傅青主女科》

【组成】白术30 g　山药30 g　人参6 g　白芍15 g　车前子9 g　苍术9 g　甘草3 g　陈皮2 g　黑芥穗2 g　柴胡2 g

【功能与主治】补脾疏肝,化湿止带。主治脾虚肝郁,湿浊带下证。症见带下色白量多,清稀如涕,肢体倦怠,舌淡苔白,脉缓或濡弱。

【组方分析】本方证治为脾虚肝郁带下不固所致。脾主运化,脾失健运,水湿内停,清阳不升,故肢体倦怠;肝乘脾,脾虚湿盛,湿浊下注,带脉不固故带下色白量多,清稀如涕;舌淡苔白,脉缓或濡弱为脾虚湿盛之象。

方中白术与山药相配,补脾祛湿,使脾气健运,湿浊得消,山药又有固肾止带之功,共为君药。人参补中益气,苍术燥湿健脾,白芍柔肝理脾,车前子利湿清热,令湿浊从小便而出,共为臣药。佐以陈皮理气,既可使君药补而不滞,又可行气以化湿;柴胡、芥穗辛散,得白术则升发脾胃清阳,配白芍则疏肝解郁。使以甘草调药和中。诸药配合,使脾气健旺,肝气条达,清阳得升,湿浊得化,则带下可除。

【临床应用】

(1)本品用于脾虚肝郁之带下证。以带下色白量多、清稀如涕、肢体倦怠、舌淡苔白、脉缓或濡弱为辨证要点。

(2)常用治慢性盆腔炎、阴道炎、宫颈炎等病属脾虚肝郁、湿浊下注者。

【用法】水煎服。

【使用注意】带下证属湿热下注者,不宜使用本方。

固经丸《中国药典》

【组成】黄柏(盐炒)300 g 黄芩(酒炒)200 g 椿皮(炒)150 g 香附(醋制)150 g 白芍(炒)300 g 龟甲(制)400 g

【功能与主治】滋阴清热,固经止带。用于阴虚血热,月经先期,经血量多、色紫黑,赤白带下。

【组方分析】本方证治为阴虚血热妄行所致。《素问·阴阳别论》所言:"阴虚阳搏谓之崩。"阴虚火旺,故手足心热,腰膝酸软。肝肾阴虚,相火炽盛,损伤冲任,迫血妄行,故见月经过多,深红黏稠。

方中龟板益肾滋阴而降火;白芍敛阴补血以养肝,为君药。黄芩、黄柏清热泻火,坚阴止血,为臣药。椿根皮苦涩而凉,固经止血;恐寒凉太过止血留瘀,故佐以少量辛温香附调气和血。诸药合用,使阴血得养,火热得清,气血调和,诸症自愈。

【临床应用】

(1)本品用于肝肾阴虚血热之崩漏。以月经过多、崩中漏下、血色深红或紫黑稠黏、手足心热、腰膝酸软为辨证要点。

(2)常用治功能性子宫出血、更年期综合征、慢性盆腔炎等病属阴虚内热者。

【性状规格】为黄色至黄棕色的水丸;味苦。

【用法用量】口服。一次6 g,一日2次。

【使用注意】实火所致血热妄行者,不宜使用本方。

千金止带丸《中国药典》

【组成】党参50 g 白术(炒)50 g 当归100 g 白芍50 g 川芎100 g 香附(醋制)200 g 木香50 g 砂仁50 g 小茴香(盐炒)50 g 延胡索(醋制)50 g 杜仲(盐炒)50 g 续断50 g 补骨脂(盐炒)50 g 鸡冠花200 g 青黛50 g 椿皮(炒)200 g 牡蛎(煅)50 g

【功能与主治】健脾补肾,调经止带。主治脾肾两虚之月经不调、带下病。症见月经先后不定期,量多或淋漓不尽,色淡无块,或带下量多、色白清稀、神疲乏力、腰膝酸软。

【组方分析】本方证治为脾肾阳虚、带下不止所致。方中党参、白术健脾益气运湿,杜仲、补骨脂、续断补肾壮阳散寒,为君药;补骨脂也有固涩作用,兼可止带。当归、白芍、川芎补血活血,为臣药。香附、木香、小茴香行气止痛而调经,砂仁和胃理气,延胡索活血行气止痛,青黛、鸡冠花、椿皮清湿热止带下,煅牡蛎收敛固涩止带,为佐药。纵观本方,以温药为主,配伍少量寒凉固涩之剂,共同达到健脾补肾、调经止带的目的。

【临床应用】

(1)本品用于妇女脾肾阳虚之月经不调,带下证。以月经先后不定期、量多或淋漓不尽、色淡无块,或带下量多、色白清稀、腰膝酸软为辨证要点。

(2)常用治慢性盆腔炎、阴道炎、宫颈炎等病属脾肾两虚者。

【性状规格】为黑褐色的大蜜丸;气微香,味甜、涩、微苦。每丸重 9 g。

【用法用量】口服。一次 1 丸,一日 2 次。

【使用注意】忌辛辣、生冷、油腻食物。感冒发热者不宜服用。

表 17.1 其他固涩方药简表

分 型	名 称	组 成	功效与主治	用法及使用注意	规 格
固涩止汗	虚汗停颗粒《部颁标准》	黄芪、浮小麦、大枣、糯米根、牡蛎(煅)	益气养阴,固表敛汗。用于气阴不足之自汗,盗汗及小儿盗汗	用开水冲服。成人一次 10 g,一日 3 次。4 周岁以下儿童一次 5 g,一日 2 次。4 周岁以上儿童一次 5 g,一日 3 次	每袋装 10 g
涩肠止泻	固本益肠片《中国药典》	党参、炒白术、补骨脂、麸炒山药、黄芪、炮姜、酒当归、炒白芍、醋延胡索、煨木香、地榆炭、煅赤石脂、儿茶、炙甘草	健脾温肾、涩肠止泻。用于脾肾阳虚所致的泄泻,症见腹痛绵绵、大便清稀或有黏液及黏液血便、食少腹胀、腰酸乏力、形寒肢冷、舌淡苔白、脉虚;慢性肠炎见上述证候者	口服。一次小片 8 片,大片 4 片,一日 3 次	①素片:每片重 0.32 g(小片);②素片:每片重 0.60 g(大片);③薄膜衣片:每片重 0.62 g(大片)
涩肠止泻	固肠止泻丸《部颁标准》	乌梅、黄连、干姜、罂粟壳、延胡索	调和肝脾,涩肠止痛。用于肝脾不和,泻痢腹痛,慢性非特异性溃疡性结肠炎见上述证候者	口服。一次 4 g(36 粒),一日 3 次	每 9 粒重 1 g(浓缩丸)
固崩止带	妇科千金片《中国药典》	千斤拔、单面针、金樱根、穿心莲、功劳木、党参、鸡血藤、当归	清热除湿,益气化瘀。用于湿热瘀阻所致的带下、腹痛,症见带下量多、色黄质稠、臭秽、小腹疼痛、腰骶酸痛、神疲乏力;慢性盆腔炎、子宫内膜炎、慢性宫颈炎见上述证候者	口服。一次 6 片,一日 3 次	—
	妇科止带片《部颁标准》	椿皮、五味子、黄柏、龟板、茯苓、阿胶、山药	清热燥湿,收敛止带。用于慢性子宫颈炎、子宫内膜炎、阴道黏膜炎等引起的湿热型赤白带症	口服。一次 4~6 片,一日 2~3 次	—
	白带丸《中国药典》	黄柏(酒炒)、椿皮、白芍、当归、香附(醋制)	清热,除湿,止带。用于湿热下注所致的带下病,症见带下量多、色黄、有味	口服。一次 6 g,一日 2 次	—

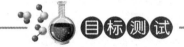技能赛点

固涩方药根据功用不同,分为固表止汗、涩肠止泻、涩精止遗和固崩止带方药。

1.固表止汗　具有益气固表、敛阴止汗的作用,适用于体虚卫外不固,阴液不能内守而致的自汗、盗汗证。其中,玉屏风口服液长于益气、固表、止汗,用于表虚自汗证。牡蛎散长于敛阴止汗,用于自汗、盗汗证。龙牡壮骨冲剂长于强筋壮骨、健脾和胃、补钙,用于小儿多汗、夜惊,预防小儿佝偻病、软骨病。

2.涩肠止泻　具有健脾益肾、固肠止泻的作用,适用于脾肾阳虚或脾胃虚弱所致的泄泻证。其中,四神丸长于温肾暖脾,固肠止泻,用于脾肾阳虚之五更泄泻。肠胃宁片擅健脾益肾、温中止痛、涩肠止泻,用于脾肾阳虚所致的泄泻。

3.涩精止遗　具有补肾固精的作用,用于肾虚精气不固之证。金锁固精丸能补肾涩精、主治肾虚不固之遗精。锁阳固精丸能温肾固精,用于肾阳不足证。

4.固崩止带　具有补脾益肾、化湿止带的作用,适用于脾肾阳虚或阴虚之月经不调及带下证。其中,完带汤长于补脾疏肝、化湿止带,主治脾虚肝郁、湿浊带下证。固经丸长于滋阴清热、固经止血,主治阴虚血热之崩漏。千金止带丸长于健脾补肾、调经止带、主治脾肾两虚之月经不调、带下证。

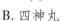目标测试

答案解析

一、单项选择题

1.症见五更泄泻,不思饮食,神疲乏力,治宜(　　　)。

A.玉屏风口服液　　　　　　　　B.四神丸

C.痛泻要方　　　　　　　　　　D.健胃消食片

2.玉屏风口服液的功能是(　　　)。

A.祛风散寒,除湿止痛　　　　　B.强筋壮骨,健脾和胃

C.温肺化饮,止咳平喘　　　　　D.益气固表,止汗

3.预防小儿佝偻病、软骨病的方药是(　　　)。

A.牡蛎散　　　　B.小柴胡颗粒　　　C.龙牡壮骨冲剂　　　D.玉屏风口服液

4.主治阴虚血热之崩漏的方药是(　　　)。

A.固经丸　　　　B.完带汤　　　　C.妇科千金片　　　D.千金止带片

5.具有健脾补肾、调经止带功效的方药是(　　　)。

A.桂枝汤　　　　B.千金止带片　　　C.妇科千金片　　　D.完带汤

6.常用于预防感冒的方药是(　　　)。

A.玉屏风口服液　B.龙牡壮骨颗粒　　C.四神丸　　　　　D.固肠止泻丸

7.主治脾虚肝郁、湿浊带下证的方药是(　　　)。

A.桂枝汤　　　　B.千金止带片　　　C.妇科千金片　　　D.完带汤

8.能温肾固精,主治肾阳不足证的方药是(　　　)。

 A.金锁固精丸　　 B.锁阳固精丸　　　 C.固肠止泻丸　　　　D.四神丸

二、多项选择题

1.能够治五更泄泻的方药有(　　　)。

 A.葛根芩连丸　　 B.四神丸　　　 C.肠胃宁片　　 D.痛泻要方　　 E.香连丸

2.四神丸的功效是(　　　)。

 A.温肾暖脾　　 B.益气解表　　　 C.固肠止泻　　 D.健脾和胃　　 E.固表止汗

3.完带汤的功用有(　　　)。

 A.补脾疏肝　　 B.化湿止带　　　 C.固肠止泻　　 D.补脾益肾　　 E.健脾补肾

4.有补肾固精作用的方药是(　　　)。

 A.金锁固精丸　 B.锁阳固精丸　 C.固肠止泻丸　 D.四神丸　　 E.痛泻要方

5.玉屏风口服液的功用有(　　　)。

 A.益气　　　　 B.补血　　　　 C.固表　　　 D.止汗　　　 E.止泻

三、分析题

(一)病例分析

1.何某,男,45岁。近年来反复感冒,自诉容易出汗,汗出恶风。就诊时见其面色㿠白,舌淡苔薄白,脉浮虚。根据所学中医药知识,为该患者推荐常用的方剂与中成药,并作简要分析。

2.王某,女,36岁。月经过多,崩中漏下,血色深红或紫黑稠黏,手足心热,腰膝酸软,舌红,脉弦数。根据所学中医药知识,为该患者推荐常用的方剂与中成药,并作简要分析。

(二)处方分析

1.处方:

党参10 g　黄芪15 g　麦冬9 g　白术12 g　山药20 g　五味子6 g

请简要分析此方适用于何种滑脱之证。

2.审核处方,指出调配时应注意的事项。

白术15 g　山药18 g　人参3 g　白芍10 g　车前子9 g　苍术12 g　陈皮6 g　滑石12 g 甘草9 g

3.根据四神丸所治病证的特点,设计问病荐药过程。

【书网融合】

教学课件:　　　　　　视频微课:　　　　　　视频微课:

学会固涩方药　　　　玉屏风口服液　　　　　四神丸

项目18 学会消导方药

📖【学习目标】

知识目标：

1.掌握消导方药的概念、分类及使用注意；保和丸、健脾丸的功能与主治、临床应用，理解其组方分析。

2.熟悉枳实导滞丸、小儿化食丸、木香槟榔丸、启脾丸、健胃消食片的功能与主治、用法及使用注意。

3.了解肥儿丸等药的功能与主治、临床应用。

技能目标：

1.学会消导方药重点成药的功能与主治、临床应用和辨证要点。

2.能根据消导方药的所治证型，熟练进行问病荐药角色扮演，掌握本项目的问病荐药过程。

素质目标：

1.引导学生坚定文化自信，厚植中医药情怀，学会合理使用消导方药，培养健康至上的敬业精神，助力健康中国建设。

2.培养学生具备消导方药用药指导的能力，精益求精。

3.培养学生博学强记、勤于思考、归纳总结的能力。

动画：岗位情境导学

📖【岗位情境导学】

情境描述：张某，男，35岁。昨日聚餐吃多了，今晨起出现腹部疼痛，伴有脘腹胀满、嗳腐吞酸，无胃口，遂来药店买药。店员经过仔细问询，给他推荐了保和丸。

情境分析：日常生活中，常常会遇到暴饮暴食之后出现腹痛、嗳腐吞酸、纳差的情况。通常会采取减少食量、按摩腹部、慢跑等来缓解不适症状。

讨论：请问张某患什么疾病？应使用哪些成药治疗？

学前导语：记忆中小时候常吵着让大人买山楂片，山楂片主要原料是山楂，属于药食两用的中药。保和丸中含有山楂，具有消食、导滞、和胃的功效，用于食积停滞。

那么，治疗食积的中成药还有哪些呢？

由消导药为主组成,具有消食导滞、化积消癥作用,用以治食积痞块、癥瘕积聚的方剂和中成药,称为消导方药。属于"八法"中的"消法"。

消导剂与泻下剂均有消除有形实邪的作用,但二者也有所区别。泻下剂适用于病势较急的实证;消导剂用于饮食停滞与逐渐形成的痞块积聚,多属渐消缓散的方药,适用于病势较缓、病程较长者。同时,消导法应用范围比较广泛,包括气、血、痰、湿、食、虫等壅滞而成的积滞痞块,均可使用,治法包括理气、理血、祛湿、驱虫和消食导滞等。本项目主要讨论消食导滞方药。消食导滞类方药根据功用的不同,可分为消食化滞和健脾消食两类。

使用消导剂应注意,若病势急重,非攻不去者,投以消导化积剂,则病重药轻,其疾难以治愈;若渐积而成,结聚为块者,妄用攻下剂,则易伤其正气,病情反而加重。

任务 18.1　消食化滞

本类方药具有消食导滞的功效,适用于饮食过度、食积内停之实证。症见胸脘痞闷,嗳腐吞酸,恶食呕逆,腹痛泄泻等。代表方药有保和丸、枳实导滞丸、小儿化食丸等。

保和丸《中国药典》

【组成】焦山楂300 g　六神曲(炒)100 g　半夏(制)100 g　茯苓100 g　陈皮50 g　连翘50 g　炒莱菔子50 g　炒麦芽50 g

【功能与主治】消食,导滞,和胃。主治食积停滞。症见脘腹胀满,嗳腐吞酸,不欲饮食。

【组方分析】本方证治为饮食停聚所致。饮食过度,食积内停,气机不畅,则脘腹痞满胀痛;脾胃升降失职,浊阴不降,则嗳腐吞酸、恶食呕逆;清气不升,则大便泄泻等。

方中重用山楂消一切饮食积滞,长于消肉食油腻之积,为君药。神曲消食健胃,长于化酒食陈腐之积;莱菔子辛甘而平,下气消食除胀,长于消谷面之积;共为臣药,能消各种食物积滞。食积易于阻气、生湿、化热,故佐以半夏、陈皮辛温,理气化湿,和胃止呕;茯苓甘淡,健脾利湿,和中止泻;连翘味苦微寒,既可散结以助消积,又可清解食积所生之热。诸药合用,使食化滞消,脾气健运,热清结散,脾胃安和,故名"保和丸"。

【临床应用】

(1)本品用于饮食积滞证。以脘腹胀满、嗳腐吞酸、不欲饮食为辨证要点。

(2)常用治急慢性胃炎、急慢性肠炎、消化不良、婴幼儿腹泻等属食积内停者。

【性状规格】为棕色至褐色的小蜜丸或大蜜丸,气微香,味微酸、涩、甜。小蜜丸:每100丸重20 g;大蜜丸:每丸重9 g。

【用法用量】口服。小蜜丸一次9~18 g,大蜜丸一次1~2丸,一日2次;小儿酌减。

【使用注意】本方属攻伐之剂,故不宜久服。

看一看

保和丸的药理作用

　　研究表明,保和丸可提高胃蛋白酶活性,增加胰液分泌量,提高胰蛋白酶的浓度和分泌量,有很好的助消化作用。保和丸还能抑制小鼠胃排空和家兔十二指肠自发性活动,拮抗乙酰胆碱、氯化钡、组胺所致家兔和豚鼠离体回肠痉挛性收缩,也可部分解除肾上腺素对肠管的抑制,故有较好的解痉止痛及止泻的作用。另外,本方能减少胃酸分泌量和总酸排出量,故具有较好的抗溃疡、促进损伤黏膜修复的作用。

枳实导滞丸《中国药典》

　　【组成】枳实(炒)100 g　　大黄200 g　　黄连(姜汁炙)60 g　　黄芩60 g　　六神曲(炒)100 g　白术(炒)100 g　　茯苓60 g　　泽泻40 g

　　【功能与主治】消积导滞,清利湿热。主治饮食积滞,湿热内阻证。症见脘腹胀痛,不思饮食,大便秘结,痢疾里急后重。

　　【组方分析】本方证治为饮食内停,湿热内蕴所致。湿热饮食积滞内停,气机壅塞,故见脘腹胀满疼痛;食积不消,湿热不化,下迫于大肠,则大便泄泻或下痢;若热壅气阻,又可见大便秘结。

　　方中大黄泻下攻积,清热泻火,使积热从大便而下,为君药。枳实行气消积,除脘腹之胀满;神曲消食化滞,使食消则脾胃和,共为臣药;佐以苦寒之黄连、黄芩清热燥湿,又可厚肠止痢;茯苓、泽泻渗利水湿而止泻;白术健脾燥湿,使攻积而不伤正。以上药物合用,达到消导化积、清热利湿的功效,诸症自解。

　　【临床应用】

　　(1)本品用于湿热食积证。以脘腹胀痛、下痢泄泻或大便秘结、小便短赤、舌苔黄腻、脉沉有力为辨证要点。

　　(2)常用治胃肠功能紊乱、慢性痢疾等属湿热积滞者。

　　【性状规格】为浅褐色至深褐色的水丸;气微香,味苦。

　　【用法用量】口服。一次6~9 g,一日2次。

　　【使用注意】泄泻无积滞及孕妇均不宜使用。

小儿化食丸《中国药典》

　　【组成】六神曲(炒焦)100 g　焦山楂100 g　　焦麦芽100 g　　焦槟榔100 g　　醋莪术50 g　三棱(制)50 g　　牵牛子(炒焦)200 g　　大黄100 g

　　【功能与主治】消食化滞,泻火通便。用于食滞化热所致的积滞。症见厌食,烦躁,恶心呕吐,口渴,脘腹胀满,大便干燥。

　　【组方分析】本方证治为饮食积聚化热所致。方中山楂消一切饮食积滞,长于消肉食油腻之积,为君药。六神曲甘辛性温,消食健胃,长于化酒食陈腐之积;麦芽,长于消谷面之积,共为臣药,能消各种食物积滞。槟榔善行胃肠之气,消积导滞,缓泻通便;牵牛子泻下逐水,去积杀虫;大黄泄热通便,三药合用,可泄热通便,使食积所化之热随大便而出。莪术、三棱常相须为用,治食积重证。莪术麸炒、醋制三棱可消积止痛,使食积所致脘腹胀满之症得以解除,为佐药。诸药合用,使食积得以化,郁热得以清,脘腹胀痛得以解。

【临床应用】

(1)本品用于食积化热证。以厌食、烦躁、恶心呕吐、口渴、脘腹胀满、大便干燥为辨证要点。

(2)常用治小儿便秘、小儿感冒发烧等属食积内停者。

【性状规格】为棕褐色的大蜜丸;味微苦。每丸重1.5 g。

【用法用量】口服。周岁以内一次1丸,周岁以上一次2丸,一日2次。

【使用注意】忌食辛辣油腻。

木香槟榔丸《中国药典》

【组成】木香50 g 槟榔50 g 枳壳(炒)50 g 陈皮50 g 青皮(醋炒)50 g 香附(醋制)150 g 三棱(醋炙)50 g 莪术(醋炙)50 g 黄连50 g 黄柏(酒炒)150 g 大黄150 g 牵牛子 (炒)200 g 芒硝100 g

【功能与主治】行气导滞,泻热通便。用于湿热内停,赤白痢疾,里急后重,肠胃积滞,脘腹胀痛,大便不通。

【组方分析】本方证治为食积湿热内停所致。方中以木香行气止痛、健脾消食,槟榔行气消积。两药合用,行气导滞作用增强,既消脘腹胀痛,又除里急后重,两药共为君药。牵牛子、大黄、芒硝攻积导滞,泻热通便,为臣药。以青皮、陈皮、枳壳行气化积,助木香、槟榔之力;香附、莪术、三棱疏肝理气,消积止痛;黄连、黄柏清热燥湿,解毒止痢。诸药合用,共同达到行气导滞、泻热通便的功效。

【临床应用】

(1)本品用于湿热食积重证。以脘腹胀满、大便秘结或下痢里急后重为辨证要点。

(2)常用治急性胃肠炎、急性细菌性痢疾等见上述证候者。

【性状规格】为灰棕色的水丸;味苦、微咸。

【用法用量】口服。一次3~6 g,一日2~3次。

【使用注意】孕妇禁用。

看一看

木香槟榔丸的药理作用

研究表明,本品具有抗菌、调节胃肠功能、促进胃肠蠕动、镇痛、泻下、抗癌等作用。其中木香可对抗痢疾杆菌、大肠杆菌、伤寒杆菌、白葡萄球菌等;槟榔可对抗流感病毒和某些皮肤真菌。槟榔碱能兴奋神经末梢,促进肠蠕动,而致腹泻,与木香配伍,可防治胃肠痉挛和剧烈腹痛;陈皮、青皮、木香、香附、大黄、牵牛子配伍具有泻下、助消化、行气、止痛等作用;莪术能抗菌、抗癌;黄连、黄柏能解热、利尿,抗多种杆菌、球菌、真菌、病毒等。

任务 18.2 健脾消食

本类方药具有健脾消食的功效,适用于脾胃虚弱、饮食内停之虚证。症见脘腹痞满、不思饮食,面黄体瘦,倦怠乏力,大便溏薄等。代表方有健脾丸、启脾丸、健胃消食片等。

健脾丸《中国药典》

【组方】党参200 g　白术(炒)300 g　陈皮200 g　枳实(炒)200 g　山楂(炒)150 g　麦芽(炒)200 g

【功能与主治】健脾开胃。用于脾胃虚弱,脘腹胀满,食少便溏。

【组方分析】本方证治为脾胃虚弱,脾失健运所致。脾胃纳运无力,故见食少难消,大便溏薄;气血生化不足,则倦怠乏力,脉象虚弱;食积阻滞气机,生湿化热,故脘腹痞闷、苔腻微黄。

方中党参补中益气,白术补气健脾,燥湿利水,两药合用,健脾益气力增强,共为君药,使大便溏薄、倦怠乏力之症得以消除。陈皮理气和胃,气运则脾健而胃强,山楂能消肉食积,麦芽能消谷食积滞,为臣药。佐以枳实消积化痞。诸药合用,共奏健脾开胃之效。

【临床应用】

(1)本品为治脾胃虚弱之常用成药。以倦怠乏力、食少便溏、脘腹痞闷为临床辨证要点。

(2)常用治慢性胃炎、胃及十二指肠球部溃疡、慢性菌痢、溃疡性结肠炎、胃肠自主神经功能紊乱等属脾虚食滞者。

【性状规格】为棕褐色至黑褐色的小蜜丸或大蜜丸;味微甜、微苦。大蜜丸每丸重9 g。

【用法用量】口服。小蜜丸一次9 g,大蜜丸一次1丸,一日2次;小儿酌减。

【使用注意】阴虚内热及湿热未去者,不宜使用。

> 🔍 **药爱生命**
>
> 很多成药含有山楂。以山楂为主要组成的山楂片,孕妇、胃酸分泌过多、病后体虚、脾胃虚弱者等不适合食用过多的山楂;儿童也不宜长期食用山楂片,否则会影响牙齿健康。山楂能行气散瘀,使子宫收缩,易造成流产,因此孕妇要慎用。

启脾丸《中国药典》

【组成】人参100 g　炒白术100 g　茯苓100 g　甘草50 g　陈皮50 g　山药100 g　莲子(炒)100 g　炒山楂50 g　六神曲(炒)80 g　炒麦芽50 g　泽泻50 g

【功能与主治】健脾和胃。用于脾胃虚弱,消化不良,腹胀便溏。

❓【想一想】

健脾丸与启脾丸在功效应用上有何异同?

答案解析

【组方分析】本方证治为脾胃虚弱,饮食不化所致。脾胃为后天之本,气血生化之源,脾胃虚弱则饮食无以化,同时脾虚易生湿,饮食停聚易阻碍气机,故出现面黄肌瘦、腹胀便溏等症。

方中人参、白术、茯苓、甘草为四君子汤,能健脾益气,使脾气足而气血生化有源,脾健运而湿气得消。焦山楂、焦六神曲和焦麦芽称为焦三仙,为临床常用组合,三药合用,消食健脾,可消一切食积;山药、陈皮能健脾渗湿、理气和胃;莲子既能补益脾气,又能涩肠止泻;泽泻能利尿,除胃肠湿热。诸药合用,共奏健脾消食、渗湿止泻之功。

【临床应用】

(1)本品用于脾胃虚弱证。以消化不良、腹胀便溏为临床辨证要点。

(2)常用治慢性胃炎、慢性菌痢、溃疡性结肠炎、胃肠自主神经功能紊乱等属脾虚食滞者。

【性状规格】为棕色的小蜜丸或大蜜丸;味甜。小蜜丸:每100丸重20 g;大蜜丸:每丸重3 g。

【用法用量】口服。小蜜丸一次3 g(15丸),大蜜丸一次1丸,一日2~3次;3岁以内小儿酌减。

【使用注意】服药期间忌食生冷、油腻之品。

启脾丸的药理作用

启脾丸中六神曲是多味中药发酵的产物,本身就含有消化酶,能助消化,加强对食物的消化吸收;并含维生素B_1,能加强胃肠蠕动,增强其推进功能促进消化液分泌,从而助消化,除胀满。研究表明,启脾丸还有调节胃肠功能、抗胃溃疡、抑菌、保肝、利尿、健身健体等作用。

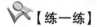【练一练】

启脾丸的功效是(　　)。

A. 健脾益气,清利湿热 　　　　B. 行气导滞,固肠止泻

C. 健脾和胃,渗湿止泻 　　　　D. 消导化积,清热利湿

E. 健胃消食,补益气血

答案解析

健胃消食片《中国药典》

【组成】太子参228.6 g　陈皮22.9 g　山药171.4 g　麦芽(炒)171.4 g　山楂114.3 g

【功能与主治】健胃消食。用于脾胃虚弱所致的食积证。症见不思饮食,嗳腐酸臭,脘腹胀满;消化不良见上述证候者。

【组方分析】本方证治为脾胃虚弱,饮食内停所致。方中以陈皮化痰理气,健脾消食;太子参、山药补益肺脾之气又养阴生津,助陈皮和胃消食;麦芽生发脾胃之气而消化食积;山楂醒脾开胃,促进饮食。诸药相合,共奏健脾和胃、化食消积之功。

【临床应用】本品常用治脾胃虚弱。也可治饮食内停所致小儿疳积,症见发育迟缓、面黄肌瘦、纳呆腹胀、恶心呕吐、便溏等。

【性状规格】为浅棕黄色的片或薄膜衣片,也可为异形片。薄膜衣片除去包衣后显浅棕黄色;气微香,味微甜、酸。每片重0.8 g,每片重0.5 g。

【用法用量】口服,可以咀嚼。规格0.8 g:成人一次3片,一日3次,小儿酌减。规格0.5 g:成人一次4~6片;儿童2~4岁一次2片,5~8岁一次3片,9~14岁一次4片;一日3次。

表 18.1　其他消导方药简表

分类	名称	组成	功效与主治	用法及注意事项	规格
消食化滞	大山楂丸《中国药典》	山楂、六神曲（麸炒）、炒麦芽	开胃消食。主治食积内停所致的食欲不振,消化不良,脘腹胀闷	口服。一次 1~2 丸,一日 1~3 次,小儿酌减	每丸重9 g
健脾消食	肥儿丸《中国药典》	煨肉豆蔻、木香、六神曲（炒）、炒麦芽、胡黄连、槟榔、使君子仁	健胃消积、驱虫。主治小儿消化不良,虫积腹痛,症见面黄肌瘦、食少腹胀泄泻	口服。一次 1~2 丸,一日 1~2 次; 3 岁以内小儿酌减	每丸重3 g
	香砂枳术丸《中国药典》	木香、麸炒枳实、砂仁、白术（麸炒）	健脾开胃、行气消痞。主治脾虚气滞,脘腹痞闷,食欲不振,大便溏软	口服。一次10 g,一日 2 次。忌食生冷食物	每袋装10 g

技能赛点

消导法应用范围比较广泛,包括气、血、痰、湿、食、虫等壅滞而成的积滞痞块,均可使用。本项目主要讨论消食导滞方药,消食导滞类方药根据功用的不同,可以分为消食化滞和健脾消食两类。

1. 消食化滞　具有消食导滞的功效,适用于饮食过度、食积内停之实证。其中,保和丸长于消食、导滞、和胃,用于饮食停滞证。枳实导滞丸长于消导化积、清热利湿,用于湿热食积证。小儿化食丸长于消食化滞、泻火通便,用于食滞化热所致的积滞证及便秘证。木香槟榔丸长于行气导滞、泻热通便,用于湿热内停、赤白痢疾。

2. 健脾消食　具有健脾益气、消食止泻的功效,适用于脾胃虚弱、饮食内停之虚证。其中,健脾丸长于健脾开胃,用于脾虚食积证。启脾丸长于健脾开胃、渗湿止泻,用于脾虚食积湿盛证。健胃消食片长于健胃消食,用于脾胃虚弱所致的食积证等。

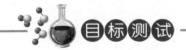 目标测试

一、单项选择题

1. 具有消食化滞、泻火通便功能的方药是(　　　)。
   A. 痛泻要方　　　　　　　　　　B. 四神丸
   C. 枳实导滞丸　　　　　　　　　D. 小儿化食丸
2. 枳实导滞丸的功能是(　　　)。
   A. 消导化积,清热利湿　　　　　B. 强筋壮骨,健脾和胃
   C. 消食化滞,泻火通便　　　　　D. 健脾益气
3. 常用于治脾虚食积之小儿疳积的方药是(　　　)。
   A. 保和丸　　　B. 枳实导滞丸　　　C. 健胃消食片　　　D. 玉屏风口服液

答案解析

4.用于湿热内停、赤白痢疾的方药是( )。

    A.保和丸   B.枳实导滞丸   C.木香槟榔丸   D.四神丸

5.具有健脾开胃、渗湿止泻功用的方药是( )。

    A.保和丸   B.启脾丸   C.健胃消食片   D.痛泻要方

二、多项选择题

1.既能消食,又能泄热通便的方药有( )。

    A.木香槟榔丸   B.小儿化食丸   C.健胃消食片

    D.保和丸   E.香连丸

2.木香槟榔丸的功效是( )。

    A.行气导滞   B.固肠止泻   C.泄热通便

    D.健脾和胃   E.健脾益气

3.治疗脾胃虚弱之食积证的方药是( )。

    A.小儿化食丸   B.健脾丸   C.启脾丸

    D.健胃消食片   E.保和丸

4.保和丸的功效有( )。

    A.消食   B.泄热   C.导滞   D.和胃   E.通便

5.保和丸中消食药有哪些?( )

    A.谷芽   B.山楂   C.神曲   D.莱菔子   E.麦芽

三、分析题

(一)病例分析

1.张某,男,10岁。元宵节过后,出现脘腹胀满疼痛、不思饮食、大便秘结不通等症状,舌苔黄腻,脉沉有力。根据所学中医药知识,为该患者推荐常用的方剂与中成药,并作简要分析。

2.王某,女,4岁。不思饮食已半年有余,同时经常出现脘腹胀满、嗳腐吐酸、大便溏软等症状。见其面黄肌瘦,舌淡苔白,脉弱。根据所学中医药知识,为该患者推荐常用的方剂与中成药,并作简要分析。

(二)处方分析

1.处方:

人参5 g 白术12 g 茯苓15 g 陈皮9 g 山药15 g 山楂9 g 六神曲10 g 麦芽9 g 甘草6 g

请简要分析此方适用于何种食积之证。

2.审核处方,指出调配时应注意的事项。

木香5 g 槟榔5 g 枳壳5 g 青陈皮10 g 黄连5 g 黄柏15 g 大黄9 g 芒硝10 g

3.根据保和丸所治病证的特点,设计问病荐药过程。

【书网融合】

教学课件:
学会消导方药

视频微课:
保和丸

视频微课:
健胃消食片

项目19　学会儿科用中成药

📖【学习目标】

知识目标：

1.掌握儿科用中成药的分类及使用注意。

2.熟悉化积口服液、儿康宁糖浆、健儿消食口服液、儿宝颗粒、小儿七星茶颗粒、保赤散、健脾生血片、复芪止汗颗粒、小儿智力糖浆、静灵口服液、小儿清热止咳口服液、贝羚胶囊、小儿咳喘颗粒、儿童清肺丸、小儿止嗽糖浆、牛黄抱龙丸、小儿惊风散、七珍丸、琥珀抱龙丸、小儿至宝丸的功能与主治、用法及使用注意。

技能目标：

1.学会儿科用中成药重点成药的功能与主治、临床应用和辨证要点。

2.能根据儿科用中成药的所治证型,熟练进行问病荐药角色扮演,掌握本项目的问病荐药过程。

素质目标：

1.引导学生坚定文化自信,厚植中医药情怀,学会合理使用儿科用中成药,培养健康至上的敬业精神,助力健康中国建设。

2.培养学生具备儿科用中成药用药指导的能力,精益求精。

3.培养学生博学强记、勤于思考、归纳总结的能力。

动画:岗位情境导学

📖【岗位情境导学】

情境描述:蔡某,男,6岁。最近半年一直消化不好,没有胃口,烦躁,容易惊醒,失眠,身体瘦弱,其父遂带他到药店买药。店员经过仔细问询,给他推荐小儿七星茶颗粒。

情境分析:日常生活中,儿童胃口不好,吃不下饭,晚上容易惊醒。有时给一些山楂片,情况不一定有好转。此时需要买一些成药调理。

讨论:请问蔡某患什么疾病? 应使用哪些成药治疗?

学前导语:小儿常见疾病包括外感感冒、咳嗽、厌食积滞等。厌食积滞是一种常见病,辨证用药恰当,疗效甚佳。小儿七星茶颗粒具有开胃消滞、清热定惊的功效,用于小儿积滞证。

那么,儿科用中成药还有哪些呢?

本项目中成药可分为消食化滞、止咳平喘、扶正补虚及镇惊息风四类。

消食化滞类中成药具有消食化滞的功效,主要用治儿童消化不良病证,症见脘腹胀满、恶心呕吐、饮食不佳、身体瘦弱等。因本类药物大多含有攻伐之品,不宜长期使用,以免正气受损。代表性中成药:小儿化食丸、化积口服液、儿康宁糖浆等。

止咳平喘类中成药具有止咳平喘的功效,主要用治小儿咳喘病证,症见咳嗽、气喘等。代表性中成药:小儿清热止咳口服液、贝羚胶囊等。

扶正补虚类中成药具有补气益血、培补阴阳、扶正补虚的功效,主要用治小儿虚证。可见小儿虚汗、遗尿、贫血、食欲不振、消化不良、发育迟缓、多动等。代表性中成药:龙牡壮骨颗粒、健脾生血颗粒、复芪止汗颗粒等。

镇惊息风类中成药具有镇惊息风的功效,主要用治小儿惊风病证。症见突然发作的全身或局部手足抽搐,伴有神志不清。因本类药品含有朱砂、雄黄等有毒之品,不宜多服久服,应遵医嘱。代表性中成药:牛黄抱龙丸、小儿惊风散等。

表 19.1　儿科常用中成药

分类	方名	组成	功能与主治	用法及用量	注意事项
	小儿化食丸、启脾丸、健胃消食片详见项目18学会消导方药				
健脾消食化滞类	化积口服液《中国药典》	茯苓(去皮)、海螵蛸、炒鸡内金、醋三棱、醋莪术、红花、槟榔、雷丸、鹤虱、使君子仁	健脾导滞,化积除疳。用于脾胃虚弱所致的疳积,症见面黄肌瘦、腹胀腹痛、厌食或食欲缺乏、大便失调	口服。1岁以内一次5 mL,一日2次;3~5岁一次10 mL,一日2次;5岁以上一次10 mL,一日3次;或遵医嘱	感冒者不宜用;中病即止,不宜久服
	儿康宁糖浆《中国药典》	党参、黄芪、白术、茯苓、山药、薏苡仁、麦冬、制何首乌、大枣、麦芽(炒)、桑枝	益气健脾,消食开胃。用于脾胃气虚所致的厌食,症见食欲缺乏、消化不良、面黄身瘦、大便稀溏	口服。一次10 mL,一日3次,20~30天为一个疗程	忌生冷油腻及不易消化食物
	小儿消食片《中国药典》	炒鸡内金、山楂、六神曲(炒)、炒麦芽、槟榔、陈皮	消食化滞,健脾和胃。用于食滞肠胃所致积滞,症见食少、便秘、脘腹胀满、面黄肌瘦	口服或咀嚼。1~3岁一次2~4片,3~7岁一次4~6片,成人一次6~8片;一日3次。薄膜衣片:1~3岁一次2~3片,3~7岁一次3~5片,成人一次5~6片;一日3次	脾虚泄泻、大便溏薄、次数多者慎用或不用;忌食生冷辛辣食物
	健儿消食口服液《中国药典》	黄芪、炒白术、陈皮、麦冬、黄芩、炒山楂、炒莱菔子	健脾益胃,理气消食。用于小儿饮食不节损伤脾胃引起的纳呆食少,脘胀腹满、手足心热,自汗乏力、大便不调,以至厌食、恶食	口服。3岁以内一次5~10 mL,3岁以上一次10~20 mL;一日2次,用时摇匀	患儿平时应少吃巧克力及带颜色的饮料、油腻厚味等不易消化的食品

续表

分类	方名	组成	功能与主治	用法及用量	注意事项
健脾消食化滞类	儿宝颗粒《中国药典》	太子参、北沙参、茯苓、山药、炒山楂、炒麦芽、陈皮、炒白芍、炒白扁豆、麦冬、葛根（煨）	健脾益气，生津开胃。用于脾气虚弱、胃阴不足所致的纳呆厌食、口干燥渴、大便久泻、面黄体弱、精神不振、盗汗	开水冲服。1～3岁一次5 g或4.5 g（低蔗糖型），4～6岁一次7.5或6.8 g（低蔗糖型），6岁以上一次10 g或9 g（低蔗糖型）；一日2～3次	久泻的患儿，应及时咨询医师，明确病因
	小儿七星茶颗粒《中国药典》	薏苡仁、稻芽、山楂、淡竹叶、钩藤、蝉蜕、甘草	开胃消滞，清热定惊。用于小儿积滞化热、消化不良、不思饮食、烦躁易惊、夜寐不安、大便不畅、小便短赤	开水冲服。一次3.5～7 g，一日3次	忌食生冷、油腻等不易消化食品
	保赤散《中国药典》	六神曲（炒）、巴豆霜、天南星（制）、朱砂	消食导滞，化痰镇惊。主治小儿冷积、停乳停食，大便秘结、腹部胀满、痰多	口服。小儿半岁～1岁一次0.09 g，2～4岁一次0.18 g	泄泻者忌服；食积化热、胃阴不足所致厌食者不宜使用
止咳平喘类	小儿清热止咳口服液《中国药典》	麻黄、炒苦杏仁、石膏、甘草、黄芩、板蓝根、北豆根	清热宣肺，平喘，利咽。用于小儿外感风热所致的感冒，症见发热恶寒、咳嗽痰黄、气促喘息、口干音哑、咽喉肿痛	口服。1～2岁一次3～5 mL，3～5岁一次5～10 mL，6～14岁一次10～15 mL；一日3次，用时摇匀	虚寒喘咳、便溏者不宜服用；忌辛辣、生冷、油腻食物
	贝羚胶囊《中国药典》	川贝母、羚羊角、猪去氧胆酸、人工麝香、沉香、人工天竺黄（飞）、煅青礞石（飞）、硼砂（炒）	清热化痰，止咳平喘。用于痰热阻肺，气喘咳嗽；小儿肺炎、喘息性支气管炎及成人慢性支气管炎见上述证候者	口服。一次0.6 g，一日3次；小儿一次0.15～0.6 g，周岁以内酌减，一日2次	大便溏稀者不宜使用；风寒咳喘、阴虚燥咳、肺虚喘咳者忌用
	小儿咳喘颗粒《中国药典》	麻黄、川贝母、苦杏仁（炒）、黄芩、天竺黄、紫苏子（炒）、僵蚕（炒）、山楂（炒）、莱菔子（炒）、石膏、鱼腥草、细辛、茶叶、甘草、桔梗	清热宣肺，化痰止咳，降逆平喘。用于小儿痰热壅肺所致的咳嗽、发热、痰多、气喘	温开水冲服。1岁以下一次2～3 g，1～5岁，一次3～6 g，6岁以上一次9～12 g；一日3次	脾虚便溏者慎用
	小儿止咳糖浆《中国药典》	甘草流浸膏、桔梗流浸膏、氯化铵、橙皮酊	祛痰，镇咳。用于小儿感冒引起的咳嗽	口服。2～5岁一次5 mL，5岁以上一次5～10 mL，2岁以下酌减；一日3～4次	不宜与阿司匹林同时服用

续表

分类	方名	组成	功能与主治	用法及用量	注意事项
止咳平喘类	儿童清肺丸《中国药典》	麻黄、炒苦杏仁、石膏、甘草、蜜桑白皮、瓜蒌皮、黄芩、板蓝根、橘红、法半夏、炒紫苏子、葶苈子、浙贝母、紫苏叶、细辛、薄荷、蜜枇杷叶、白前、前胡、石菖蒲、天花粉、煅青礞石	清肺，解表，化痰，止嗽。用于小儿风寒外束、肺经痰热所致的面赤身热、咳嗽气促、痰多黏稠、咽痛声哑	口服。一次1丸，一日2次；3岁以下一次半丸	忌辛辣、生冷、油腻食物；内蕴痰热咳嗽、阴虚燥咳、体弱久嗽者不适用
	小儿止嗽糖浆《中国药典》	玄参、麦冬、胆南星、杏仁水、焦槟榔、桔梗、竹茹、桑白皮、天花粉、川贝母、瓜蒌子、甘草、炒紫苏子、知母、紫苏叶油	润肺清热，止嗽化痰。用于小儿痰热内蕴所致的发热、咳嗽、黄痰、咳吐不爽、口干舌燥、腹满便秘、久嗽痰盛	口服。一次10 mL，一日2次；周岁以内酌减	风寒咳嗽者不适用
扶正补虚类	龙牡壮骨颗粒详见项目17学会固涩方药				
	健脾生血片《中国药典》	党参、茯苓、炒白术、甘草、黄芪、山药、炒鸡内金、醋龟甲、山麦冬、醋南五味子、龙骨、煅牡蛎、大枣、硫酸亚铁	健脾和胃，养血安神。用于脾胃虚弱及心脾两虚所致的血虚证，症见面色萎黄或㿠白、食少纳呆、脘腹胀闷、大便不调、烦躁多汗、倦怠乏力、舌胖色淡、苔薄白、脉细弱；缺铁性贫血见上述证候者	饭后口服。1岁以内一次0.5片，1～3岁一次1片，3～5岁一次1.5片，5～12岁一次2片，成人一次3片；一日3次，或遵医嘱，4周为一疗程	忌茶；勿与含鞣酸类药物合用；用药期间，部分患儿可出现牙齿颜色变黑，少数患儿服药后可见短暂性食欲下降、恶心、呕吐、轻度腹泻，多可自行缓解
	复芪止汗颗粒《中国药典》	黄芪、党参、麻黄根、白术（麸炒）、牡蛎（煅）、五味子（制）	益气，固表，敛汗。用于气虚不固、多汗、倦怠、乏力	开水冲服。5岁以下一次20 g，一日2次；5～12岁一次20 g，一日3次；成人一次40 g，一日2次	佝偻病、结核病、甲状腺机能亢进、更年期综合征等患者，服用时应作病因治疗
	小儿智力糖浆《部颁标准》	龟甲、龙骨、远志、石菖蒲、雄鸡	调补阴阳，开窍益智。用于小儿轻微脑功能障碍综合征。症见注意力不集中、多动多语、学习困难	口服。一次10～15 mL，一日3次	—
	静灵口服液《部颁标准》	熟地黄、山药、茯苓、牡丹皮、远志、泽泻、龙骨、女贞子、黄柏、盐知母、五味子、石菖蒲	滋阴潜阳，补肾健脑，宁神益智。用于肾阴不足、肝阳偏旺所致的儿童多动症，症见注意力涣散、多动多语、冲动任性、学习困难、舌质红、脉细数	口服。3～5岁一次半瓶，一日2次；6～14岁一次1瓶，一日2次；14岁以上一次1瓶，一日3次	忌辛辣刺激食物；外感发烧暂停服用，表证愈后可继续服用

续表

分类	方　名	组　成	功能与主治	用法及用量	注意事项
镇惊息风类	牛黄抱龙丸《中国药典》	人工牛黄、胆南星、天竺黄、茯苓、琥珀、人工麝香、全蝎、炒僵蚕、雄黄、朱砂	清热镇惊，祛风化痰。用于小儿风痰壅盛所致的惊风，症见高热神昏、惊风抽搐	口服。一次1丸，一日1～2次；周岁以内小儿酌减	含朱砂、雄黄，不宜过量久服，肝肾功能不全者慎用
	小儿惊风散《中国药典》	全蝎、炒僵、雄黄、朱砂、甘草	镇惊息风。用于小儿惊风、抽搐神昏	口服。周岁小儿一次1袋，一日2次；周岁以内小儿酌减	大便溏薄者慎用
	七珍丸《中国药典》	炒僵蚕、全蝎、人工麝香、朱砂、雄黄、胆南星、天竺黄、巴豆霜、寒食曲	定惊豁痰，消积通便。用于小儿急惊风、身热、昏睡、气粗、烦躁、痰涎壅盛、停乳停食、大便秘结	口服。小儿3～4月龄一次3丸，5～6月龄一次4～5丸，周岁一次6～7丸；一日1～2次；周岁以上及体实者酌加用量，或遵医嘱	麻疹及久泻气虚患者忌服
	琥珀抱龙丸《中国药典》	山药（炒）、朱砂、甘草、琥珀、天竺黄、檀香、枳壳（炒）、茯苓、胆南星、枳实（炒）、红参	清热化痰，镇静安神。用于饮食内伤所致的痰食型急惊风，症见发热抽搐、烦躁不安、痰喘气急、惊痫不安	口服。小蜜丸一次1.8 g(9丸)，大蜜丸一次1丸，一日2次；婴儿小蜜丸每次0.6 g(3丸)，大蜜丸每次1/3丸，化服	服药期间，忌食辛辣、油腻之物；慢惊及久病、气虚者忌服
	小儿至宝丸《中国药典》	紫苏叶、广藿香、薄荷、羌活、陈皮、制白附子、胆南星、炒芥子、川贝母、槟榔、炒山楂、茯苓、六神曲（炒）、炒麦芽、琥珀、冰片、天麻、钩藤、僵蚕（炒）、蝉蜕、全蝎、人工牛黄、雄黄、滑石、朱砂	疏风镇惊，化痰导滞。用于小儿风寒感冒、停食停乳、发热鼻塞、咳嗽痰多、呕吐泄泻	口服。一次1丸，一日2～3次	服用前应除去蜡皮、塑料球壳；不可整丸吞服；不宜过量久服；肝肾功能不全者慎用

项目20 学会妇科用中成药

📖【学习目标】

知识目标：

1. 掌握妇科用中成药的分类及使用注意。

2. 熟悉八珍益母丸、调经促孕丸、女金丸、八宝坤顺丸、当归养血丸、定坤丹、香附丸、复方滇鸡血藤膏、痛经宝颗粒、妇科通经丸、痛经丸、益母草颗粒、妇炎净胶囊、妇宝颗粒、洁尔阴泡腾片、金鸡胶囊、产复康颗粒、加味生化颗粒、通乳颗粒、下乳涌泉散、更年安片的功能与主治、用法及使用注意。

技能目标：

1. 学会妇科用中成药重点成药的功能与主治、临床应用和辨证要点。

2. 能根据妇科用中成药的所治证型，熟练进行问病荐药角色扮演，掌握本项目的问病荐药过程。

素质目标：

1. 引导学生坚定文化自信，厚植中医药情怀，学会合理使用妇科用中成药，培养健康至上的敬业精神，助力健康中国建设。

2. 培养学生具备妇科用中成药用药指导的能力，精益求精。

3. 培养学生博学强记、勤于思考、归纳总结的能力。

动画：岗位情境导学

📖【岗位情境导学】

情境描述：杨某，女，23岁。最近半年出现月经延迟，量少色淡，经后小腹隐隐作痛。平时易头晕眼花，疲倦乏力，遂到药店买药。店员经过仔细问询，给她推荐了八珍益母丸。

情境分析：日常生活中，有些女性患者身体不佳，出现月经量少、头晕眼花、疲倦乏力等症状。此时需要买一些成药调理。

讨论：请问杨某患什么疾病？应使用哪些成药治疗？

学前导语：妇科常见病包括月经不调、痛经、闭经、带下病等，身体虚弱，可以吃一些补益的中药，但要好转的时间比较长。八珍益母丸具有益气养血、活血调经的功效，用于气血两虚兼有血瘀证。

那么，妇科用中成药还有哪些呢？

本项目中成药可分为理血调经、祛湿止带、化瘀生新、通络下乳、除烦安神及活血消癥六类。

理血调经类中成药具有调理月经等功效，主要用治月经不调、痛经、闭经等病证。其中，可见月经先期、后期或先后不定期，月经过多或过少，甚至点滴即净。使用时要注意辨证选药。用药期间忌食生冷油腻、辛辣食物。代表性中成药：八珍益母丸、女金丸、八宝坤顺丸、当归养血丸等。

祛湿止带类中成药具有祛湿止带等功效，主要用治带下过多等妇科病证。以白带、黄带、赤白带为主，往往病势缠绵，不易速愈，反复发作，伴有月经不调、闭经、不孕、癥瘕等症状，为妇科常见病之一。代表性中成药：千金止带丸、妇宝颗粒、洁尔阴泡腾片等。

化瘀生新类中成药具有化瘀生新等功效，主要用治产后出血过多、恶露不绝等病证。可见产后虚脱、产后感染、腹痛、恶露不绝等。产后调理用药有"三禁"：禁大汗，以防亡阳；禁峻下，以防亡阴；禁通利小便，以防亡津液。因此，使用此类药物时也要注意"三禁"。代表性中成药：产妇康颗粒、加味生化颗粒等。

通络下乳类中成药具有通络下乳等功效，主要用治产后缺乳。产妇在哺乳期间，乳汁甚少或全无，多见于初产妇。代表性中成药：通乳颗粒等。

除烦安神类中成药具有补肾除烦安神等功效，主要用治围绝经期综合征。可见月经紊乱、烦躁易怒、心悸失眠、头晕耳鸣、潮热、易汗出等。代表性中成药：更年安片。

活血消癥类中成药具有活血化瘀、缓消癥块等功效，主要用治瘀血留滞胞宫所致之癥块诸症。代表性中成药：桂枝茯苓丸。

表20.1 妇科常用药物

分类	方名	组成	功能与主治	用法及用量	注意事项
理血调经类	艾附暖宫丸详见项目8 学会温里方药				
	八珍益母丸《中国药典》	益母草、党参、炒白术、茯苓、甘草、当归、酒白芍、川芎、熟地黄	益气养血，活血调经。用于气血两虚兼有血瘀所致的月经不调，症见月经周期错后、行经量少、淋漓不净、精神不振、肢体乏力	口服。水蜜丸一次6 g，小蜜丸一次9 g，大蜜丸一次1丸；一日2次	忌辛辣、生冷食物；感冒发热者不宜服用
	调经促孕丸《中国药典》	鹿茸（去毛）、炙淫羊藿、仙茅、续断、桑寄生、菟丝子、枸杞子、覆盆子、山药、莲子（去芯）、茯苓、黄芪、白芍、炒酸枣仁、钩藤、丹参、赤芍、鸡血藤	温肾健脾，活血调经。用于脾肾阳虚、瘀血阻滞所致的月经不调、闭经、痛经、不孕，症见月经后错、经水量少、有血块、行经小腹冷痛、经水日久不行、久不受孕、腰膝冷痛	口服。一次5 g（50丸）；一日2次。自月经周期第5天起连服20天；无周期者每月连服20天，连服3个月或遵医嘱	阴虚火旺、月经量过多者不宜服用
	女金丸《中国药典》	当归、白芍、川芎、熟地黄、党参、炒白术、茯苓、甘草、肉桂、益母草、牡丹皮、没药（制）、醋延胡索、藁本、白芷、黄芩、白薇、醋香附、砂仁、陈皮、煅赤石脂、鹿角霜、阿胶	益气养血，理气活血，止痛。用于气血两虚、气滞血瘀所致的月经不调，症见月经提前、月经错后、月经量多、神疲乏力、经水淋漓不净、行经腹痛	口服。水蜜丸一次5 g，小蜜丸一次9 g（45丸），大蜜丸一次1丸，一日2次	忌辛辣、生冷食物；孕妇慎用

续表

分类	方 名	组 成	功能与主治	用法及用量	注意事项
理血调经类	八宝坤顺丸《中国药典》	熟地黄、地黄、白芍、当归、川芎、人参、白术、茯苓、甘草、益母草、黄芩、牛膝、橘红、沉香、木香、砂仁、琥珀	益气养血调经。用于气血两虚所致的月经不调、痛经,症见经期后错、经血量少、行经腹痛	口服。一次1丸,一日2次	忌辛辣、生冷食物;感冒发热者不宜服用
	当归养血丸《中国药典》	当归、白芍(炒)、地黄、炙黄芪、阿胶、牡丹皮、香附(制)、茯苓、杜仲(炒)、白术(炒)	益气养血调经。用于气血两虚所致的月经不调,症见月经提前、经血量少或量多、经期延长、肢体乏力	口服。一次1丸,一日2次	忌食寒凉、生冷食物;感发热者不宜服用
	定坤丹《中国药典》	红参、鹿茸、西红花、三七、白芍、熟地黄、当归、白术、枸杞子、黄芩、香附、茺蔚子、川芎、鹿角霜、阿胶、延胡索等	滋补气血,调经舒郁。用于气血两虚,气滞血瘀所致的月经不调、行经腹痛、崩漏下血、赤白带下、血晕血脱、产后诸虚、骨蒸潮热	口服。一次1/2～1丸,一日2次	忌食生冷油腻及刺激性食物;伤风感冒时停服
	香附丸《中国药典》	醋香附、当归、川芎、炒白芍、熟地黄、炒白术、砂仁、陈皮、黄芩	舒肝健脾,养血调经。用于肝郁血虚,脾失健运所致的月经不调、月经前后诸症,症见经行前后不定期、经量或多或少、有血块,以及经前胸闷、心烦、双乳胀痛、食欲不振	用黄酒或温开水送服。水蜜丸一次9～13g,大蜜丸一次1～2丸;一日2次	忌辛辣、生冷食物;服药期间忌饮茶;感冒发热者不宜服用;阴虚气弱者慎用
	复方滇鸡血藤膏《中国药典》	滇鸡血藤膏粉、川牛膝、续断、红花、黑豆	活血养血,益肾。用于瘀血阻络,肾失所养所致的月经不调,症见经水后错、经量少、有血块,以及腰酸、小腹下坠、手足麻木、关节酸痛	将膏研碎,用水、酒各半炖化服。一次6～10g,一日2次	孕妇慎用
	痛经宝颗粒《中国药典》	红花、当归、肉桂、三棱、莪术、丹参、五灵脂、木香、延胡索(醋制)	温经化瘀,理气止痛。用于寒凝气滞血瘀,症见妇女痛经、少腹冷痛、月经不调、经色暗淡	温开水冲服。一次1袋,一日2次,于月经前1周开始,持续至月经来3天后停服,连续服用3个月经周期	忌生冷食物,不宜洗凉水澡;感冒发热者不宜服用
	妇科通经丸《中国药典》	巴豆(制)、干漆(炭)、醋香附、红花、大黄(醋炙)、沉香、木香、醋莪术、醋三棱、郁金、黄芩、艾叶(炭)、醋鳖甲、硇砂(醋制)、醋山甲	破瘀通经,软坚散结。用于气血瘀滞所致的闭经、痛经、癥瘕,症见经水日久不行、小腹疼痛、拒按、腹有痞块、胸闷、喜叹息	每早空腹,小米汤或黄酒送服。一次3g,一日1次	气血虚弱引起的经闭腹痛、便溏及孕妇忌服;服药期间,忌食生冷、辛辣食物及荞麦面等

续表

分类	方名	组成	功能与主治	用法及用量	注意事项
理血调经类	痛经丸《中国药典》	当归、白芍、川芎、熟地黄、醋香附、木香、青皮、山楂(炭)、延胡索、炮姜、肉桂、丹参、茺蔚子、红花、益母草、五灵脂(醋炒)	温经活血,调经止痛。用于下焦寒凝血瘀所致的痛经、月经不调,症见经行错后、经量少、有血块、行经小腹冷痛、喜暖	口服。一次6～9 g,一日1～2次,临经时服用	孕妇禁用
	益母草颗粒《中国药典》	益母草	活血调经。用于血瘀所致的月经不调、产后恶露不绝,症见经水量少、淋漓不净、产后出血时间过长;产后子宫复旧不全见上述证候者	开水冲服。一次15 g,一日2次	孕妇禁用
祛湿止带类	固经丸、千金止带丸、妇科千金片详见项目17 学会固涩方药				
	妇宝颗粒《中国药典》	地黄、忍冬藤、盐续断、杜仲叶(盐炙)、麦冬、炒川楝子、酒白芍、醋延胡索、甘草、侧柏叶(炒)、莲房炭、大血藤	益肾和血,理气止痛。用于肾虚夹瘀所致的腰酸腿软、小腹胀痛、白带量多;慢性盆腔炎、附件炎见上述证候者	开水冲服。一次20 g 或 10 g(无蔗糖),一日2次	忌辛辣、生冷、油腻食物
	妇炎净胶囊《中国药典》	苦玄参、地胆草、当归、鸡血藤、两面针、横经席、柿叶、蒒蓂(败酱草)、五指毛桃	清热祛湿,调经止带。用于湿热蕴结所致的带下病、月经不调、痛经;慢性盆腔炎、附件炎、子宫内膜炎见上述证候者	口服。一次3粒,一日3次	孕妇慎用
	洁尔阴泡腾片《部颁标准》	蛇床子、艾叶、独活、石菖蒲、苍术、薄荷、黄柏、黄芩、苦参、地肤子、茵陈、土荆皮、栀子、金银花	清热燥湿,杀虫止痒。用于妇女湿热带下,症见阴部瘙痒红肿、带下量多、色黄或如豆渣状、口苦口干、尿黄便结;霉菌性、滴虫性及非特异性阴道炎见上述证候者	冲洗患部后,洗净手及外阴部,取平卧位或适当体位,戴上消毒指套用手或送药器将药片送至阴道深部后穹隆处。每晚1片,严重者可早、晚各放1片,或遵医嘱;7 日为一个疗程	外用药,禁止内服。经期、孕期妇女禁用
	金鸡胶囊《部颁标准》	金樱根、鸡血藤、千斤拔、功劳木、两面针、穿心莲	金鸡胶囊,清热解毒,健脾除湿,通络活血。用于湿热下注引起的附件炎、子宫内膜炎、盆腔炎	口服。一次4粒,一日3次;10日为一个疗程,必要时可连服二至三个疗程,或遵医嘱	孕妇禁用;带下清稀者不宜选用

续表

分类	方名	组成	功能与主治	用法及用量	注意事项
化瘀生新类	产复康颗粒《中国药典》	益母草、当归、人参、黄芪、何首乌、桃仁、蒲黄、熟地黄、醋香附、昆布、白术、黑木耳	补气养血,祛瘀生新。用于气虚血瘀所致的产后恶露不绝,症见产后出血过多、淋漓不断、神疲乏力、腰腿酸软	开水冲服。一次5 g(或者1袋),一日3次;5~7日为一个疗程	产褥期可长期服用;阴虚火旺之出血禁用
	加味生化颗粒《中国药典》	当归、桃仁、益母草、赤芍、艾叶、川芎、炙甘草、炮姜、荆芥、阿胶	活血化瘀,温经止痛。用于瘀血不尽,冲任不固所致的产后恶露不绝,症见恶露不止、色紫暗或有血块、小腹冷痛	开水冲服。一次15 g,一日3次	血热、气虚而致恶露不绝者不宜
通络下乳类	通乳颗粒《中国药典》	黄芪、熟地黄、通草、瞿麦、天花粉、路路通、漏芦、党参、当归、川芎、白芍(酒炒)、王不留行、柴胡、穿山甲(烫)、鹿角霜	益气养血,通络下乳。用于产后气血亏损、乳少、无乳、乳汁不通	口服。一次30 g或10 g(无蔗糖),一日3次	忌食辛辣,勿过食咸味、酸味,宜食富有营养的食物
	下乳涌泉散《部颁标准》	柴胡、当归、白芍、地黄、川芎、王不留行(炒)、穿山甲、通草、漏芦、麦芽、天花粉、白芷、桔梗、甘草	养血催乳。主治产后少乳	水煎服。一次1袋,水煎2次,煎液混合后分2次服	恶露过多时不宜服用;孕妇忌用
除烦安神类	更年安片《中国药典》	地黄、泽泻、麦冬、熟地黄、玄参、茯苓、仙茅、磁石、牡丹皮、珍珠母、五味子、首乌藤、制何首乌、浮小麦、钩藤	滋阴清热,除烦安神。用于肾阴虚所致的绝经前后诸证,症见烦热出汗、眩晕耳鸣、手足心热、烦躁不安;更年期综合征见上述证候者	口服。一次6片,一日2~3次	忌食辛辣,少进油腻;感冒时不宜服用
活血消癥类	桂枝茯苓丸详见项目11学会理血方药				

项目21　学会外科用中成药

【学习目标】

知识目标：

1. 掌握外科用中成药的分类及使用注意。

2. 熟悉如意金黄散、西黄丸、三黄膏、京万红、季德胜蛇药、紫草膏、九一散、创灼膏、生肌散、紫归治裂膏、夏枯草膏、小金丸、乳块消片、消瘿丸、乳癖消片、马应龙麝香痔疮膏、槐角丸、消痔软膏、化痔栓、地榆槐角丸、痔疮片、痔宁片、痔康片的功能与主治、用法及使用注意。

技能目标：

1. 学会外科用中成药重点成药的功能与主治、临床应用和辨证要点。

2. 能根据外科用中成药的所治证型，熟练进行问病荐药角色扮演，掌握本项目的问病荐药过程。

素质目标：

1. 引导学生坚定文化自信，厚植中医药情怀，学会合理使用外科用中成药，培养健康至上的敬业精神，助力健康中国建设。

2. 培养学生具备外科用中成药用药指导的能力，精益求精。

3. 培养学生博学强记、勤于思考、归纳总结的能力。

动画：岗位情境导学

【岗位情境导学】

情境描述： 黎某，女，22岁。早上烧菜时不慎被火苗燎到手臂，出现大小水泡数个，感觉灼痛难忍，遂来药店买药。店员经过仔细问询，向她推荐了京万红。

情境分析： 日常生活中，有时不小心，火燎到手或被开水烫到，疼痛难忍。有时试试用牙膏涂抹，自感舒服一些。此时需要买一些药膏外涂。

讨论： 请问黎某患什么疾病？应使用哪些成药治疗？

学前导语： 外科常见病包括疮疡肿毒、水火烫伤、疮疡溃后久不收口和痔疮等。水、火烫伤可外涂药膏。京万红能消肿、活血、止痛，去腐解毒，排脓生肌，用于水、火、电灼烫伤。

那么，外科用中成药还有哪些呢？

本项目中成药可分为解毒消肿、生肌敛疮、消核散结及清肠消痔四类。

解毒消肿类中成药具有解毒消肿等功效,常用治疮疡肿毒、水火烫伤咬伤等病证。症见红、肿、热、痛或功能障碍。使用时,疮疡疾患、水火烫伤或毒蛇咬伤者不得延误,应视具体情况酌情处理,以免延误病情。用药期间忌烟、酒及辛辣、炙煿等食物。代表性中成药:如意金黄散、西黄散等。

生肌敛疮类中成药具有拔毒化腐、生肌敛疮等功效,主要用治疮疡溃后、久不收口等病证。可见疮疡溃破、皮肤腐烂、脓毒外泄、津水渗出,或溃后腐肉不去、难以生肌愈合等症状。用药期间忌生冷、油腻、海鲜食物。代表性中成药:紫草膏、九一散等。

消核散结类中成药具有消核散结等功效,常用治瘰疬、乳房肿块等。瘰疬多见于西医的淋巴结结核、慢性淋巴结炎等;乳房肿块多见于乳房囊性增生病及乳房纤维瘤等。因含有生川乌、生草乌、生附子等有毒之品,不宜久服。用药期间忌烟、酒及辛辣、生冷、油腻食物。孕妇慎用。代表性中成药:夏枯草膏、小金丸、乳块消片等。

清肠消痔类中成药具有清肠消痔等功效,主要用治痔疮等。痔疮分为内痔、外痔、混合痔,症见大便出血、时时发作,或肛门外肿痛,或痔核脱出、排便不畅等,便血日久还可导致贫血。用药期间忌烟酒、辛辣煎炸食物。代表性中成药:马应龙麝香痔疮膏、槐角丸、消痔软膏等。

表 21.1　外科常用药物

分类	方　名	组　成	功能与主治	用法及用量	注意事项
解毒消肿类	如意金黄散《中国药典》	天花粉、大黄、黄柏、白芷、姜黄、生天南星、苍术、厚朴、陈皮、甘草	清热解毒,消肿止痛。用于热毒瘀滞肌肤所致疮疡肿痛、丹毒流注,症见肌肤红、肿、热、痛,也可用于跌打损伤	外用。红肿、烦热、疼痛,用清茶调敷;漫肿无头,用醋或葱酒调敷,也可用植物油或蜂蜜调敷;一日数次	外用药,不可内服
	西黄丸《部颁标准》	牛黄、麝香、乳香(醋制)、没药(醋制)	清热解毒,和营消肿。用于痈疽疔毒、瘰疬、流注、癌肿等	口服。一次3g,一日2次	孕妇忌服
	三黄膏《部颁标准》	黄柏、黄芩、黄连、栀子	清热解毒,消肿止痛。用于痈疡肿毒、红热掀痛,烫火烧伤	摊于纱布上贴于患处或直接涂患处。每隔1~2日换药一次	外用药,禁止内服;忌食辛辣食物;重度烧伤或皮肤破溃者不宜用
	京万红《部颁标准》	地榆、地黄、当归、桃仁、黄连、木鳖子、罂粟壳、血余炭、棕榈、半边莲、土鳖虫、穿山甲、白蔹、黄柏、紫草、金银花、红花、大黄、苦参、五倍子、槐米、木瓜、苍术、白芷、赤芍、黄芩、胡黄连、川芎、栀子、乌梅、冰片、血竭、乳香、没药	消肿,活血,止痛,去腐解毒,排脓生肌。用于水、火、电灼烫伤,疮疡肿痛,皮肤损伤,创面溃烂等	生理盐水清理创面,涂敷本品或将本品涂于消毒纱布上,敷盖创面,消毒纱布包扎,每日换药一次	孕妇忌服;肝肾不足者慎用

续表

分类	方名	组成	功能与主治	用法及用量	注意事项
解毒消肿类	季德胜蛇药《部颁标准》	七叶一枝花、蟾蜍皮、蜈蚣、地锦草等	清热,解毒,消肿止痛。用于蝮蛇、竹叶青、眼镜蛇、银环蛇、五步蛇咬伤	首次服10片,以后每次服5片,4~6小时服1次	孕妇禁用;不可过服久服;肝肾功能不全者慎用
生肌敛疮类	紫草膏《中国药典》	紫草、当归、防风、地黄、白芷、乳香、没药	化腐生肌,解毒止痛。用于热毒蕴结所致的溃疡,症见疮面疼痛、疮色鲜活、脓腐将尽	外用。摊于纱布上贴患处,每隔1~2日换药一次	溃疡无脓腐者慎用
	九一散《中国药典》	石膏(煅)、红粉	提脓拔毒,去腐生肌。用于热毒壅盛所致的溃疡,症见疮面鲜活、脓腐将尽	外用。取本品适量均匀地撒于患处,对深部疮口及瘘管,可用含本品的纸捻条插入,疮口表面均用油膏或敷料盖贴。每日换药一次或遵医嘱	专供外用,不可入口。凡肌薄无肉处不能化脓,或仅有稠水者忌用
	创灼膏《部颁标准》	炉甘石(煅)、石膏(煅)、甘石膏粉、白及、冰片	排脓,拔毒,去腐,生皮、长肉。用于烧伤、烫伤、挫裂创口、老烂脚、褥疮、手术后创口感染、冻疮溃烂、慢性湿疹及常见疮疖	外用。涂敷患处,如分泌物较多,每日换药一次,分泌物较少,2~3日换药一次	忌食辛辣、油腻及海鲜等食品;溃疡属阴证者禁用
	生肌散《部颁标准》	象皮(滑石汤)、儿茶、赤石脂、龙骨(煅)、血竭、乳香(醋炙)、没药(醋炙)、冰片	解毒,生肌。主治热毒壅盛、气血耗伤所致的溃疡,症见疮面脓水将尽、久不收口	外用。取本品少许,撒于患处	不可入口。溃烂初期禁用。肿疡未溃者禁用;忌食辛辣、油腻、海鲜等食品
	紫归治裂膏《部颁标准》	紫草、当归、白芨、甘草、冰片、二甲基亚砜	活血、生肌止痛。用于手足皲裂	贴患处,2~3日换药一次	孕妇慎用;皲裂较大敷药时可能有疼痛,疼痛不剧烈者可继续用
消核散结类	夏枯草膏《中国药典》	夏枯草	清火,散结,消肿。用于火热内蕴所致的头痛、眩晕、瘰疬、瘿瘤、乳痈肿痛;甲状腺肿大、淋巴结核、乳腺增生病见上述证候者	口服。一次9g,一日2次	糖尿病患者慎用
	小金丸《中国药典》	人工麝香、木鳖子(去壳去油)、制草乌、枫香脂、醋乳香、醋没药、五灵脂(醋炒)、酒当归、地龙、香墨	散结消肿,化瘀止痛。用于痰气凝滞所致的瘰疬、瘿瘤、乳岩、乳癖,症见肌肤或肌肤下肿块一处或数处,推之能动,或骨及骨关节肿大、皮色不变、肿硬作痛	打碎后内服。一次1.2~3g,一日2次;小儿酌减	孕妇禁用
	乳块消片《中国药典》	橘叶、丹参、王不留行、川楝子、皂角刺、地龙	疏肝理气,活血化瘀,消散乳块。用于肝气郁结、气滞血瘀、乳腺增生、乳房胀痛	口服。一次4~6片,一日3次	孕妇忌用

续表

分类	方名	组成	功能与主治	用法及用量	注意事项
消核散结类	消瘿丸《中国药典》	昆布、海藻、蛤壳、浙贝母、桔梗、夏枯草、陈皮、槟榔	散结消瘿。用于痰火郁结所致的瘿瘤初起;单纯型地方性甲状腺肿见上述证候者	口服。每次1丸,一日3次,饭前服;小儿酌减	—
	乳癖消片《中国药典》	鹿角、蒲公英、昆布、天花粉、鸡血藤、三七、赤芍、海藻、漏芦、木香、玄参、牡丹皮、夏枯草、连翘、红花	软坚散结,活血消痈,清热解毒。用于痰热互结所致的乳癖、乳痈,症见乳房结节数目不等、大小形态不一、质地柔软,或产后乳房结块、红热疼痛;乳腺增生、乳腺炎早期见上述证候者	口服。小片一次5~6片,大片一次3片;一日3次	孕妇慎服
清肠消痔类	马应龙麝香痔疮膏《中国药典》	人工麝香、人工牛黄、珍珠、煅炉甘石粉、硼砂、冰片、琥珀	清热燥湿,活血消肿,去腐生肌。用于湿热瘀阻所致的各类痔疮、肛裂,症见大便出血、疼痛、有下坠感;也用于肛周湿疹	外用。涂擦患处	忌辛辣、油腻、海鲜食物;孕妇慎用或遵医嘱
	槐角丸《中国药典》	槐角(炒)、地榆(炭)、黄芩、枳壳(炒)、当归、防风	清肠疏风,凉血止血。用于血热所致的肠风便血、痔疮肿痛	口服。水蜜丸一次6g(10丸),一日2次;大蜜丸一次9g(15丸),一日2次	忌烟、酒及辛辣油腻食物
	消痔软膏《中国药典》	熊胆粉、地榆、冰片	凉血止血,消肿止痛。用于炎性、血栓性外痔及Ⅰ、Ⅱ期内痔属风热瘀阻或湿热壅滞证	外用。用药前用温水清洗局部。治疗内痔:将注入头轻轻插入肛内,把药膏推入肛内;治疗外痔:将药膏均匀涂敷患处,外用清洁纱布覆盖。一次2~3g,一日2次	忌食辛辣、厚味食物
	化痔栓《中国药典》	次没食子酸铋、苦参、黄柏、洋金花、冰片	清热燥湿,收涩止血。用于大肠湿热所致的内外痔、混合痔疮	将药栓单个撕开,再从塑料片分离处撕开取出药栓,患者取侧卧位,置入肛门2~2.5cm深处;一次1粒,一日1~2次	儿童、孕妇及哺乳期妇女禁用
	地榆槐角丸《中国药典》	地榆炭、蜜槐角、炒槐花、大黄、黄芩、地黄、当归、赤芍、红花、防风、荆芥穗、麸炒枳壳	疏风凉血,泻热润燥。用于脏腑实热、大肠火盛所致的肠风便血、痔疮肛瘘、湿热便秘、肛门肿痛	口服。大蜜丸一次1丸,水蜜丸一次5g;一日2次	忌食辛辣;孕妇忌服

分类	方 名	组 成	功能与主治	用法及用量	注意事项
清肠消痔类	痔疮片《中国药典》	大黄、蒺藜、功劳木、白芷、冰片、猪胆粉	清热解毒,凉血止痛,祛风消肿。用于各种痔疮、肛裂、大便秘结	口服。一次 4~5 片,一日 3 次	忌烟酒、辛辣、油腻及刺激性食物;用药期间不宜同时服用温热性药物;经期及哺乳期妇女慎用
	痔宁片《中国药典》	地榆炭、侧柏叶炭、地黄、槐米、酒白芍、荆芥炭、当归、黄芩、枳壳、刺猬皮(制)、乌梅、甘草	清热凉血,润燥疏风。用于实热内结或湿热瘀滞所致的痔疮出血、肿痛	口服。一次 3~4 片,一日 3 次	孕妇慎用;忌食辛辣食物
	痔康片《中国药典》	豨莶草、金银花、槐花、地榆炭、黄芩、大黄	清热凉血,泻热通便。用于热毒风盛或湿热下注所致的便血、肛门肿痛、有下坠感;Ⅰ、Ⅱ期内痔见上述证候者	口服。一次 3 片,一日 3 次;7 天为一个疗程,或遵医嘱	孕妇禁用;部分患者服药后可有轻度腹泻,减少服药量后可缓解;不宜用于门静脉高压症,习惯性便秘导致的内痔需配合原发病治疗

项目22 学会五官科用中成药

【学习目标】

知识目标：

1.掌握五官科用中成药的分类及使用注意。

2.熟悉石斛夜光丸、四味珍层冰硼滴眼液、马应龙八宝眼膏、障眼明片、珍珠明目滴眼液、耳聋左慈丸、耳聋丸、滴耳油、千柏鼻炎片、鼻炎片、鼻渊舒胶囊、鼻窦炎口服液、鼻炎康片、辛夷鼻炎丸、六神丸、梅花点舌丸、青果丸、黄氏响声丸、桂林西瓜霜、复方草珊瑚含片、六应丸、冬凌草片、利咽解毒颗粒、铁笛丸、玄麦甘桔含片、喉疾灵胶囊、冰硼散、补肾固齿丸、珠黄散的功能与主治、用法及使用注意。

技能目标：

1.学会五官科用中成药重点成药的功能与主治、临床应用和辨证要点。

2.能根据五官科用中成药的所治证型,熟练进行问病荐药角色扮演,掌握本项目的问病荐药过程。

素质目标：

1.引导学生坚定文化自信,厚植中医药情怀,学会合理使用五官科用中成药,培养健康至上的敬业精神,助力健康中国建设。

2.培养学生具备五官科用中成药用药指导的能力,精益求精。

3.培养学生博学强记、勤于思考、归纳总结的能力。

动画:岗位情境导学

【岗位情境导学】

情境描述:赵某,女,28岁。两天前吃烧烤回来,感觉左眼眼皮发疼发肿,眼睛分泌物增多,怕光流泪,口渴,喝水多,遂来药店买药。店员经过仔细问询,给她推荐了明目上清片。

情境分析:日常生活中,吃了热气食物,如烧烤、煎炸食物,导致眼皮发疼发肿,眼边刺痒,大便干,小便黄。此时不能再吃热气食物,需要药物调理。

讨论:请问赵某患什么疾病? 应使用哪些成药治疗?

学前导语:五官科用成药包括眼、耳、鼻、口腔及咽喉等疾病的药物,可按症状特点分为虚实两证,再通过观察外在表现判断,分别进行问病荐药。

那么,五官科用中成药还有哪些呢?

本项目中成药可分为明目、聪耳、通鼻窍、利咽喉及清口腔五类。

明目类中成药主要用治眼科疾病。眼科疾病中医辨证分为虚、实两种。实者,症见目赤肿痛、胁痛口苦、尿赤便秘等;虚者,羞明畏光、迎风流泪、视物昏花等。在选用内服药时,可适当配伍外用药物,且需注意眼部的护理。用药期间忌食辛辣、煎炸、肥甘、烟酒等。代表性中成药:杞菊地黄丸、石斛夜光丸、四味珍层冰硼滴眼液等。

聪耳类中成药主要用治耳科疾病。症见耳鸣或耳聋、耳内流脓、外耳道局部红肿热痛、口苦目赤、心烦口苦、眩晕等。使用时应辨清耳病之虚实。用药期间忌食辛辣、油腻之品。代表性中成药:耳聋左慈丸、耳聋丸等。

通鼻窍类中成药主要用治鼻科疾病。鼻科疾病中医辨证也分虚实。实者,症见鼻流浊涕、涕稠如脓、量多味臭、嗅觉减退或消失、发热、口苦等;虚者,症见鼻涕白黏、嗅觉减退、鼻腔黏膜淡红,遇冷症状加重,恶风自汗等。用药期间忌辛辣、烟酒。代表性中成药:千柏鼻炎片、鼻炎片、鼻渊舒胶囊等。

利咽喉类中成药主要用治咽喉科疾病。症见咽喉红肿、疼痛,吞咽时加剧,或局部有烧灼感,吞咽不利,似有异物,或口腔后部扁桃体红肿等。服药期间忌辛辣,限烟酒。代表性中成药:梅花点舌丸、青果丸、黄氏响声丸、桂林西瓜霜等。

清口腔类中成药主要治口腔科疾病。症见咽喉疼痛、牙龈肿痛、口舌生疮、口溃糜烂,或牙齿咀嚼无力、松动移位、牙龈出血等。使用时要注意分辨病位和虚实。服药期间饮食宜清淡,忌食辛辣、煎炸油腻之品。代表性中成药:冰硼散、补肾固齿丸等。

表22.1 五官科常用药物

分类	方名	组成	功能与主治	用法及用量	注意事项
		杞菊地黄丸详见项目9学会补益方药			
明目类	石斛夜光丸《中国药典》	石斛、人参、山药、茯苓、甘草、肉苁蓉、枸杞子、菟丝子、地黄、熟地黄、五味子、天冬、麦冬、苦杏仁、防风、川芎、麸炒枳壳、黄连、牛膝、菊花、盐蒺藜、青葙子、决明子、水牛角浓缩粉、羚羊角	滋阴补肾,清肝明目。用于肝肾两亏、阴虚火旺、内障目暗、视物昏花	口服。水蜜丸一次6 g,小蜜丸一次9 g,大蜜丸一次1丸;一日2次	脾胃虚弱、运化失调者慎用;孕妇慎用
	明目地黄丸《中国药典》	熟地黄、酒萸肉、牡丹皮、山药、茯苓、泽泻、枸杞子、菊花、当归、白芍、蒺藜、煅石决明	滋肾,养肝,明目。用于肝肾阴虚、目涩畏光、视物模糊、迎风流泪	口服。水蜜丸一次6 g,小蜜丸一次9 g,大蜜丸一次1丸;一日2次	忌烟、酒、辛辣刺激性食物
	四味珍层冰硼滴眼液《中国药典》	珍珠层粉、天然冰片、硼砂、硼酸	清热解痉,去翳明目。用于肝阴不足、肝气偏盛所致的不能久视、轻度眼胀、眼痛、青少年远视力下降;青少年假性近视、视力疲劳、轻度青光眼见上述证候者	滴于眼睑内。一次1~2滴,一日3~5次;必要时酌情增加	禁止内服;忌烟、酒、辛辣刺激性食物
	马应龙八宝眼膏《中国药典》	煅炉甘石、琥珀、人工麝香、人工牛黄、珍珠、冰片、硼砂、硇砂	清热退赤,止痒去翳。用于风火上扰所致的眼睛红肿痛痒、流泪、眼睑红烂;沙眼见上述证候者	滴入眼睑内。一日2~3次	孕妇慎用;忌食辛辣油腻食物

续表

分类	方名	组成	功能与主治	用法及用量	注意事项
明目类	障眼明片《中国药典》	石菖蒲、决明子、肉苁蓉、葛根、青葙子、党参、蔓荆子、枸杞子、车前子、白芍、山茱萸、甘草、菟丝子、升麻、蕤仁（去内果皮）、菊花、密蒙花、川芎、黄精、熟地黄、关黄柏、黄芪	补益肝肾，退翳明目。用于肝肾不足所致的干涩不舒、单眼复视、腰膝酸软，或轻度视力下降；早、中期老年性白内障见上述证候者	口服。一次4片，一日3次	忌食辛辣食物
	珍珠明目滴眼液《部颁标准》	珍珠液	清热泻火，养肝明目。用于肝虚火旺引起视力疲劳症、慢性结膜炎	滴入眼睑内。一次1～2滴，一日3～5次	—
	耳聋左慈丸《中国药典》	磁石（煅）、熟地黄、山药、山茱萸（制）、牡丹皮、泽泻、竹叶柴胡	滋肾平肝。用于肝肾阴虚的耳鸣耳聋、头晕目眩	口服。水蜜丸一次6 g，大蜜丸一次1丸；一日2次	忌烟酒、辛辣刺激性食物
	耳聋丸《中国药典》	龙胆、黄芩、地黄、泽泻、木通、栀子、当归、九节菖蒲、甘草、羚羊角	清肝泻火、利湿通窍。用于肝胆湿热所致的头晕头痛、耳聋耳鸣、耳内流脓	口服。小蜜丸一次7 g，大蜜丸一次1丸；一日2次	忌食辛辣食物
	滴耳油《部颁标准》	桃油、黄柏、五倍子、薄荷油、冰片	清热解毒，消肿止痛。用于肝经湿热上攻、耳鸣耳聋、耳内生疮、肿痛刺痒、破流脓水、久不收敛	滴耳用。先搽净脓水，每次2～3滴，一日3～5次	—
通鼻窍类	千柏鼻炎片《中国药典》	千里光、卷柏、决明子、麻黄、羌活、白芷、川芎	清热解毒，活血祛风，宣肺通窍。用于风热犯肺、内郁火火、凝滞气血所致的鼻塞、鼻痒气热、流涕黄稠，或持续鼻塞、嗅觉迟钝；急慢性鼻炎、急慢性鼻窦炎见上述证候者	口服。一次3～4片，一日3次	忌辛辣、鱼腥食物
	鼻炎片《中国药典》	苍耳子、辛夷、防风、连翘、野菊花、五味子、桔梗、白芷、知母、荆芥、甘草、黄柏、麻黄、细辛	祛风宣肺，清热解毒。用于急、慢性鼻炎风热蕴肺证，症见鼻塞、流涕、发热、头痛	口服。一次3～4片（糖衣片）或2片（薄膜衣片），一日3次	忌辛辣、鱼腥食物
	鼻渊舒胶囊《中国药典》	苍耳子、辛夷、薄荷、白芷、黄芩、栀子、柴胡、细辛、川芎、黄芪、川木通、桔梗、茯苓	疏风清热，祛湿通窍。用于鼻炎、鼻窦炎属肺经风热及胆腑郁热证者	口服。一次3粒，一日3次，7日为一个疗程或遵医嘱	—
	鼻窦炎口服液《中国药典》	辛夷、荆芥、薄荷、桔梗、竹叶柴胡、苍耳子、白芷、川芎、黄芩、栀子、茯苓、川木通、黄芪、龙胆	疏散风热，清热利湿，宣通鼻窍。用于风热犯肺、湿热内蕴所致的鼻塞不通、流黄稠涕；急慢性鼻炎、鼻窦炎见上述证候者	口服。一次10 mL，一日3次；20日为一个疗程	忌烟酒、辛辣、鱼腥食物

续表

分类	方　名	组　成	功能与主治	用法及用量	注意事项
通鼻窍类	鼻炎康片《中国药典》	广藿香、苍耳子、鹅不食草、麻黄、野菊花、当归、黄芩、猪胆粉、薄荷油、马来酸氯苯那敏	清热解毒,宣肺通窍,消肿止痛。用于风邪蕴肺所致的急、慢性鼻炎,过敏性鼻炎	口服。一次 4 片,一日 3 次	孕妇及高血压患者慎用;用药期间不宜驾驶车辆、管理机器及高空作业等;忌辛辣食物;不宜过量、久服
	辛夷鼻炎丸《部颁标准》	板蓝根、薄荷、苍耳子、鹅不食草、防风、甘草、广藿香、菊花、三叉苦、山白芷、辛夷、鱼腥草、紫苏叶	祛风,清热,解毒。用于鼻炎	口服。一次 3 g(约 50 粒),一日 3 次	忌辛辣、鱼腥食物
利咽喉类	六神丸详见项目 5 学会清热方药				
	梅花点舌丸《中国药典》	牛黄、珍珠、人工麝香、蟾酥(制)、熊胆粉、雄黄、朱砂、硼砂、葶苈子、乳香(制)、没药(制)、血竭、沉香、冰片	清热解毒,消肿止痛。用于火毒内盛所致的疔疮痈肿初起、咽喉牙龈肿痛、口舌生疮	口服。一次 3 丸,一日 1 ~ 2 次。外用,用醋化开,敷于患处	正虚体弱者慎用;孕妇忌服
	青果丸《中国药典》	青果、金银花、黄芩、北豆根、麦冬、玄参、白芍、桔梗	清热利咽,消肿止痛。用于肺胃蕴热所致的咽部红肿、咽痛、失音声哑、口干舌燥、干咳少痰	口服。水蜜丸一次 8 g,大蜜丸一次 2 丸;一日 2 次	忌辛辣、鱼腥食物
	黄氏响声丸《中国药典》	薄荷、浙贝母、连翘、蝉蜕、胖大海、大黄(酒炙)、川芎、儿茶、桔梗、诃子肉、甘草、薄荷脑	疏风清热,化痰散结,利咽开音。用于风热外束、痰热内盛所致的急、慢性喉瘖,症见声音嘶哑、咽喉肿痛、咽干灼热、咽中有痰,或寒热头痛,或便秘尿赤;急慢性喉炎及声带小结、声带息肉初起见上述证候者	口服。炭衣丸一次 8 丸(每丸 0.1 g)或 6 丸(每丸 0.133 g),糖衣丸一次 20 丸;一日 3 次,饭后服用;儿童减半	胃寒便溏者慎用
	桂林西瓜霜《中国药典》	西瓜霜、煅硼砂、黄柏、黄连、山豆根、射干、浙贝母、青黛、冰片、无患子果(炭)、大黄、黄芩、甘草、薄荷脑	清热解毒,消肿止痛。用于风热上攻、肺胃热盛所致的乳蛾、喉痹、口糜,症见咽喉肿痛、喉核肿大、口舌生疮、牙龈肿痛或出血;急、慢性咽炎,扁桃体炎,口腔炎,口腔溃疡,牙龈炎见上述证候者及轻度烫伤(表皮未破)者	外用。喷、吹或敷于患处,一次适量,一日数次;重症者兼服,一次 1 ~ 2 g,一日 3 次	脾虚大便溏者慎用;皮肤破溃处禁用
	复方草珊瑚含片《中国药典》	肿节风浸膏、薄荷脑、薄荷素油	疏风清热,消肿止痛,清利咽喉。用于外感风热所致的喉痹,症见咽喉肿痛、声哑失音;急性咽喉炎见上述证候者	含服。一次 2 片(小片),或一次 1 片(大片),每隔 2 小时 1 次,一日 6 次	忌烟酒、辛辣、鱼腥食物

续表

分类	方名	组成	功能与主治	用法及用量	注意事项
	六神丸详见项目5学会清热方药				
利咽喉类	六应丸《中国药典》	丁香、蟾酥、雄黄、牛黄、珍珠、冰片	清热，解毒，消肿，止痛。用于火毒内盛所致的喉痹、乳蛾，症见咽喉肿痛、口苦咽干、喉核红肿；咽喉炎、扁桃体炎见上述证候者；也用于疔疮疖疡及虫咬肿痛	饭后服。一次10丸，儿童一次5丸，婴儿一次2丸；一日3次。外用，以冷开水或醋调敷患处	对本品过敏者禁用；产妇及过敏体质者慎用
	冬凌草片《中国药典》	冬凌草	清热解毒，消肿散结，利咽止痛。用于热毒壅盛所致咽喉肿痛、声音嘶哑；扁桃体炎、咽炎、口腔炎见上述证候者及癌症的辅助治疗	口服，一次2~5片，一日3次	忌辛辣、腥食物
	利咽解毒颗粒《中国药典》	板蓝根、金银花、连翘、薄荷、牛蒡子（炒）、山楂（焦）、桔梗、大青叶、僵蚕、玄参、黄芩、地黄、天花粉、大黄、浙贝母、麦冬	清肺利咽，解毒退热。用于外感风热所致的咽痛、咽干、喉核红肿、两腮肿痛、发热恶寒；急性扁桃体炎、急性咽炎、腮腺炎见上述证候者	开水冲服。一次1袋，一日3~4次	忌食辛辣及过咸食物
	铁笛丸《中国药典》	麦冬、玄参、瓜蒌皮、诃子肉、青果、凤凰衣、桔梗、浙贝母、茯苓、甘草	润肺利咽，生津止渴。用于阴虚肺热津亏引起的咽干声哑、咽喉疼痛、口渴烦躁	口服或含化。一次2丸，一日2次	忌烟、酒及辛辣食物
	玄麦甘桔含片《中国药典》	玄参、麦冬、甘草、桔梗	清热滋阴，祛痰利咽。用于阴虚火旺、虚火上浮、口鼻干燥、咽喉肿痛	含服。一次1~2片，一日12片，随时服用	忌辛辣、鱼腥食物
	喉疾灵胶囊《部颁标准》	人工牛黄、板蓝根、山豆根、桔梗、诃子肉、了哥王、天花粉、连翘、冰片、珍珠层粉、广东土牛膝、猪牙皂	清热、解毒、消肿止痛。用于扁桃体炎、急性咽炎、慢性咽炎急性发作	口服。一次3~4粒，一日3次	孕妇禁用
清口腔类	冰硼散《中国药典》	冰片、硼砂（煅）、朱砂、玄明粉	清热解毒，消肿止痛。用于热毒蕴结所致的咽喉疼痛、牙龈肿痛、口舌生疮	吹敷患处。每次少量，一日数次	—
	补肾固齿丸《中国药典》	熟地黄、地黄、鸡血藤、紫河车、盐骨碎补、漏芦、酒丹参、酒五味子、山药、醋郁金、炙黄芪、牛膝、野菊花、茯苓、枸杞子、牡丹皮、盐泽泻、肉桂	补肾固齿，活血解毒。用于肾虚火旺所致的牙齿酸软、咀嚼无力、松动移位、龈肿齿衄；慢性牙周炎见上述证候者	口服。一次4g，一日2次	忌烟、酒及辛辣、油腻食物；不要吃过硬食品
	珠黄散《中国药典》	珍珠、人工牛黄	清热解毒，祛腐生肌。用于热毒内蕴所致的咽痛、咽部红肿、糜烂、空腔溃疡久不收敛	取药少许吹患处。一日2~3次	忌食辛辣、油腻、厚味食物

项目23　学会骨科用中成药

【学习目标】

知识目标：

1. 掌握骨科用中成药的分类及使用注意。

2. 熟悉七厘散、活血止痛散、伤痛宁片、养血荣筋丸、骨友灵搽剂、正骨水、止痛紫金丸、跌打丸、跌打活血散、伤科接骨片、接骨丸、颈复康颗粒、抗骨增生丸、代温灸膏、疏风定痛丸、骨刺宁胶囊、壮骨关节丸、关节止痛膏、麝香镇痛膏、狗皮膏的功能与主治、用法及使用注意。

技能目标：

1. 学会骨科用中成药重点成药的功能与主治、临床应用和辨证要点。

2. 能根据骨科用中成药的所治证型，熟练进行问病荐药角色扮演，掌握本项目的问病荐药过程。

素质目标：

1. 引导学生坚定文化自信，厚植中医药情怀，学会合理使用骨科用中成药，培养健康至上的敬业精神，助力健康中国建设。

2. 培养学生具备骨科用中成药用药指导的能力，精益求精。

3. 培养学生博学强记、勤于思考、归纳总结的能力。

动画：岗位情境导学

【岗位情境导学】

情境描述：时某，女，48 岁。两天前下楼梯不慎扭到脚踝，局部未见红肿，自觉疼痛，活动受限，遂来药店买药。店员经过仔细问询，给她推荐了正骨水。

情境分析：日常生活中，不小心跌扑闪挫是容易发生的事情，此时会出现局部肿胀、青紫、疼痛、关节运动障碍等症状。可用活血祛瘀、消肿止痛的药水涂擦。

讨论：请问时某患什么疾病？应使用哪些成药治疗？

学前导语：骨科用成药包括疗伤止痛、接骨续筋、通络止痛几类，按照病情酌情选用。正骨水具有活血祛瘀、舒筋活络、消肿止痛的功效，用于跌打扭伤、骨折脱位等。

那么，骨科用中成药还有哪些呢？

本项目中成药可分为疗伤止痛、接骨续筋和通络止痛三类。

疗伤止痛类中成药具有活血疗伤、消肿止痛的功效,主要用治扭挫伤损,症见局部肿胀、青紫、疼痛以及关节运动障碍等。内服、外用结合效果尤佳。本类药物多具有开破之性,故身体虚弱、孕妇、月经过多者慎用。用药期间忌食生冷、辛辣食物。代表性中成药:活血止痛散、七厘散、伤痛宁片等。

接骨续筋类中成药具有接骨续筋、消肿止痛等功效,用治跌打损伤、筋伤骨折。症见筋骨损伤,如骨裂、脱臼、骨折等,出现局部肿胀、青紫、疼痛,或破损出血,或移位畸形,不能弯曲、伸展、转侧等功能障碍等。本类药物多具破泄之性,身体虚弱、孕妇、月经过多者应慎用。用药期间忌食生冷、辛辣之品。代表性中成药:止痛紫金丸、跌打丸、跌打活血散等。

通络止痛类中成药具有通络止痛的功效,用治颈肩腰腿痛诸证。颈肩痛,症见颈部及双侧或单侧肩部疼痛等;腰腿痛,症见腰肌劳损、腰椎增生症、腰椎间盘突出症、坐骨神经病、增生性骨关节炎、迟行性关节炎、肥大性关节炎、骨性关节病、风湿性关节炎等。本类药物多具开破之性,故身体虚弱者、孕妇、月经过多者应慎用。用药期间忌食生冷、辛辣之品。代表性中成药:颈复康颗粒、抗骨增生胶囊、代温灸膏等。

表23.1　骨科常用药物

分类	方名	组成	功能与主治	用法及用量	注意事项
	七厘散详见项目11学会理血方药				
疗伤止痛类	活血止痛散《中国药典》	当归、三七、制乳香、冰片、土鳖虫、煅自然铜	活血散瘀,消肿止痛。用于跌打损伤、瘀血肿痛	用温黄酒或温开水送服。一次1.5 g,一日2次	孕妇禁用
	伤痛宁片《中国药典》	制乳香、制没药、甘松、醋延胡索、细辛、醋香附、山柰、白芷	散瘀止痛。用于跌打损伤、闪腰挫气,症见皮肤青紫、瘀斑、肿胀、疼痛、活动受限	口服。一次5片,一日2次	孕妇忌服
	养血荣筋丸《中国药典》	当归、鸡血藤、何首乌(黑豆酒炙)、赤芍、续断、桑寄生、铁丝威灵仙(酒炙)、伸筋草、透骨草、油松节、补骨脂(盐炒)、党参、白术(麸炒)、陈皮、木香、赤小豆	养血荣筋,祛风通络。用于陈旧性跌打损伤,症见筋骨疼痛、肢体麻木、肌肉萎缩、关节不利	口服。一次1~2丸,一日2次	孕妇禁用
	骨友灵搽剂《中国药典》	红花、制川乌、制何首乌、续断、威灵仙、醋延胡索、防风、鸡血藤、蝉蜕	活血化瘀,消肿止痛。用于瘀血阻络所致的骨性关节炎、软组织损伤,症见关节肿胀、疼痛、活动受限	外用。涂于患处,热敷20~30分钟,一次2~5 mL,一日2~3次,14日为一个疗程,间隔1周,一般用药两个疗程或遵医嘱	孕妇禁用;使用过程中皮肤出现发痒、发热及潮红时应停用
	正骨水《中国药典》	九龙川、木香、海风藤、土鳖虫、豆豉姜、猪牙皂、香加皮、莪术、买麻藤、过江龙、香樟、徐长卿、降香、两面针、碎骨木、羊耳菊、虎杖、五味藤、千斤拔、朱砂根、横经席、穿壁风、鹰不扑、草乌、薄荷脑、樟脑	活血祛瘀,舒筋活络,消肿止痛。用于跌打扭伤、骨折脱位以及体育运动前后消除疲劳	用药棉蘸药液轻搽患处。重症者用药液湿透药棉敷患处1小时,每日2~3次	忌内服;不能搽入伤口;用药过程中如有瘙痒起疹应暂停使用

续表

分类	方名	组　成	功能与主治	用法及用量	注意事项
接骨续筋类	止痛紫金丸《中国药典》	丁香、血竭、当归、熟大黄、木香、儿茶、红花、骨碎补（烫）、土鳖虫、乳香（制）、没药（制）、赤芍、自然铜（煅）、甘草	舒筋活血,消瘀止痛。用于跌打损伤、闪腰岔气、瘀血作痛、筋骨疼痛	口服。一次 1丸,一日 2 次	孕妇忌服
	跌打丸《中国药典》	三七、当归、白芍、赤芍、桃仁、红花、血竭、北刘寄奴、烫骨碎补、续断、苏木、牡丹皮、乳香（制）、没药（制）、姜黄、醋三棱、防风、甜瓜子、枳实（炒）、桔梗、甘草、木通、煅自然铜、土鳖虫	活血散瘀,消肿止痛。用于跌打损伤、瘀血肿痛、闪腰岔气	口服。小蜜丸一次 3 g,大蜜丸一次 1 丸;一日 2 次	孕妇禁用
	跌打活血散《中国药典》	红花、当归、血竭、三七、烫骨碎补、续断、乳香（炒）、没药（炒）、儿茶、大黄、冰片、土鳖虫	舒筋活血,散瘀止痛。用于跌打损伤、瘀血疼痛、闪腰岔气	口服。温开水或黄酒送服。一次 3 g,一日 2 次。外用,以黄酒或醋调敷患处	皮肤破伤处不宜敷;孕妇禁用
	伤科接骨片《部颁标准》	冰片、海星（炙）、红花、土鳖虫、鸡骨（炙）、马钱子、没药（炙）、乳香（炙）、三七、甜瓜子、朱砂、自然铜	活血化瘀,消肿止痛,舒筋壮骨。主要用于跌打损伤、闪腰岔气、伤筋动骨、瘀血肿痛、损伤红肿等症;骨折患者需经复位后配合使用	口服。成人一次 4 片,10～14 岁一次 3 片;一日 3 次,以温开水或黄酒送服	孕妇忌服
	接骨丸《部颁标准》	甜瓜子、土鳖虫、自然铜（煅醋淬）、地龙、郁金、马钱子粉、桂枝、续断	活血散瘀,消肿止痛。用于跌打损伤、青紫肿痛、闪腰岔气、筋断骨折、瘀血作痛	口服。一次 3 g,一日 2 次	孕妇忌服
通络止痛类	颈复康颗粒《中国药典》	羌活、川芎、葛根、秦艽、威灵仙、苍术、丹参、白芍、地龙（酒炙）、红花、乳香（制）、黄芪、党参、地黄、石决明、煅花蕊石、关黄柏、炒王不留行、焯桃仁、没药（制）、土鳖虫（酒炙）	活血通络,散风止痛。用于风湿瘀阻所致的颈椎病,症见头晕、颈项僵硬、肩背酸痛、手臂麻木	开水冲服。一次 1～2 袋,一日 2 次,饭后服用	孕妇忌服;消化道溃疡、肾性高血压患者慎服或遵医嘱;如有感冒、发烧、鼻咽痛者,应暂停服用
	抗骨增生丸《中国药典》	熟地黄、酒肉苁蓉、狗脊（盐制）、女贞子（盐制）、淫羊藿、鸡血藤、炒莱菔子、骨碎补、牛膝	补腰肾,强筋骨,活血止痛。用于骨性关节炎肝肾不足、瘀血阻络证,症见关节肿胀、麻木、疼痛、活动受限	口服。水蜜丸一次 2.2 g,小蜜丸一次 3 g,大蜜丸一次 1 丸;一日 3 次	孕妇慎用

续表

分类	方 名	组 成	功能与主治	用法及用量	注意事项
通络止痛类	代温灸膏《中国药典》	辣椒、肉桂、生姜、肉桂油	温通经脉,散寒镇痛。用于风寒阻络所致的痹病,症见腰背、四肢关节冷痛;寒伤脾胃所致的脘腹冷痛、虚寒泄泻;慢性风湿性关节炎、慢性胃肠炎见上述证候者	外用。根据病证,按穴位贴1张	孕妇禁用
	疏风定痛丸《中国药典》	马钱子粉、麻黄、乳香(醋制)、没药(醋制)、千年健、自然铜(煅)、地枫皮、桂枝、牛膝、木瓜、甘草、杜仲(盐炙)、防风、羌活、独活	祛风散寒,活血止痛。用于风寒湿闭阻、瘀血络络所致的痹病,症见关节疼痛、冷痛、刺痛或疼痛致甚,屈伸不利、局部恶寒、腰腿疼痛、四肢麻木及跌打损伤所致的局部肿痛	口服。水蜜丸一次4 g(20 丸),小蜜丸一次6 g,大蜜丸一次1 丸;一日2次	按规定量服用,不宜多服;体弱者慎服;孕妇忌服
	骨刺宁胶囊《中国药典》	三七、土鳖虫	活血化瘀,通络止痛。用于瘀阻脉络所致的骨性关节炎,症见关节疼痛、肿胀、麻木、活动受限	口服。一次 4粒,一日 3 次,饭后服	孕妇禁用
	壮骨关节丸《中国药典》	狗脊、淫羊藿、独活、骨碎补、续断、补骨脂、桑寄生、鸡血藤、熟地黄、木香、乳香(醋炙)、没药(醋炙)	补益肝肾,养血活血,舒筋活络,理气止痛。用于肝肾不足、血瘀气滞、脉络痹阻所致的骨性关节炎、腰肌劳损,症见关节肿胀、疼痛、麻木、活动受限	口服。浓缩丸一次 10 丸,水丸一次6 g;一日 2 次,早晚饭后服用	肝功能不全、孕妇及哺乳期妇女禁用;治疗期间应注意肝功能监测,如发现肝功能异常,应立即停药,并采取相应措施
	关节止痛膏《中国药典》	辣椒流浸膏、颠茄流浸膏、薄荷素油、水杨酸甲酯、樟脑、盐酸苯海拉明	活血散瘀,温经镇痛。用于寒湿瘀阻经络所致风湿关节痛及关节扭伤	外用,贴患处。一次1~2片,持续1~2小时,一日1次	孕妇及皮肤破损处禁用
	麝香镇痛膏《中国药典》	人工麝香、生川乌、水杨酸甲酯、颠茄流浸膏、辣椒、红茴香根、樟脑	散寒,活血,镇痛。用于风湿性关节痛、关节扭伤	贴患处	孕妇及皮肤破损处禁用;使用中如皮肤发痒或变红,应立即停用

分类	方　名	组　成	功能与主治	用法及用量	注意事项
通络止痛类	狗皮膏《中国药典》	生川乌、生草乌、羌活、独活、青风藤、香加皮、防风、铁丝威灵仙、苍术、蛇床子、麻黄、高良姜、小茴香、官桂、当归、赤芍、木瓜、苏木、大黄、油松节、续断、川芎、白芷、乳香、没药、冰片、樟脑、丁香、肉桂	祛风散寒,活血止痛。用于风寒湿邪、气血瘀滞所致的痹病,症见四肢麻木、腰腿疼痛、筋脉拘挛,或跌打损伤、闪腰岔气、局部肿痛,或寒湿瘀滞所致的脘腹冷痛、行经腹痛、寒湿带下、积聚痞块	外用。用生姜擦净患处皮肤,将膏药加温软化,贴于患处或穴位	孕妇忌贴腰部和腹部

项目24 学会皮肤科用中成药

📖 【学习目标】

知识目标：

1. 掌握皮肤科用中成药的分类及使用注意。

2. 熟悉白癜风胶囊、乌蛇止痒丸、银屑灵膏（银屑灵）、止痒消炎水、湿毒清胶囊、复方青黛丸、皮肤病血毒丸、复方珍珠暗疮片、通便消痤胶囊、当归苦参丸、金花消痤丸、生发搽剂（生发酊）、七宝美髯颗粒、斑秃丸、养血生发胶囊、癣湿药水（鹅掌风药水）、癣灵搽剂（癣灵药水）、脚气散、华佗膏（癣湿药膏）的功能与主治、用法及使用注意。

技能目标：

1. 学会皮肤科用中成药重点成药的功能与主治、临床应用和辨证要点。

2. 能根据皮肤科用中成药的所治证型，熟练进行问病荐药角色扮演，掌握本项目的问病荐药过程。

素质目标：

1. 引导学生坚定文化自信，厚植中医药情怀，学会合理使用皮肤科用中成药，培养健康至上的敬业精神，助力健康中国建设。

2. 培养学生具备皮肤科用中成药用药指导的能力，精益求精。

3. 培养学生博学强记、勤于思考、归纳总结的能力。

动画：岗位情境导学

📖 【岗位情境导学】

情境描述： 郑某，女，23岁。3天前吃了螃蟹后，出现皮肤瘙痒、难忍，搔抓后出现风团，颜色发红，遂来药店买药。店员经过仔细问询，给她推荐了乌蛇止痒丸。

情境分析： 日常生活中，吃了某些刺激发物，可能出现浑身瘙痒难忍的症状。此时不能再吃易引起过敏的食物，需及时用药物干预。

讨论： 请问郑某患什么疾病？应使用哪些成药治疗？

学前导语： 皮肤科用成药包括祛风止痒、清热祛湿、清热消痤、养血生发、杀虫止痒等。乌蛇止痒丸具有养血祛风、燥湿止痒的功效，用于风湿热邪蕴于肌肤所致的瘾疹、风瘙痒。

那么，皮肤科用中成药还有哪些呢？

本项目中成药可分为祛风止痒、清热祛湿、清热消痤、养血生发及杀虫止痒五类。

祛风止痒类中成药具有祛风止痒等功效,常用治皮肤瘙痒。症见反复发作的皮肤瘙痒,搔抓后形成抓痕、血痂,皮肤干燥增厚等。皮肤瘙痒还可见于湿疹、荨麻疹、股癣、脚癣等病证。使用时要注意鉴别,忌食辛辣食物及发物、烟酒等。代表性中成药:白癜风丸、乌蛇止痒丸、消银片等。

清热祛湿类中成药具有清热燥湿、祛风止痒等功效,常用治皮肤湿疹。湿疹视发病性质,分为多形性皮疹,急性、亚急性、慢性湿疹。急性湿疹,症见皮肤潮红、肿胀、瘙痒;亚急性湿疹,症见皮肤红斑、丘疹、脱屑;慢性湿疹症,症见皮肤肥厚、粗糙、脱屑、色素沉着、苔藓样变等。使用时对本类药物有皮肤变态反应者,应停止使用。代表性中成药:湿毒清胶囊、复方青黛丸、皮肤病血毒丸等。

清热消痤类中成药具有消热解毒、散结消痤等功效,常用治粉刺(寻常性痤疮)。以丘疹、脓疱、结节为特征。用药期间忌食辛辣刺激食物,保持大便通畅。代表性中成药:复方珍珠暗疮片、通便消痤胶囊、当归苦参丸等。

养血生发类中成药具有养血生发等功效,常用治脱发、秃发。使用时要注意导致疾病的原因。同时,本类药物也能滋补肝肾、乌须黑发,肝肾不足、须发早白者也可应用。代表性中成药:七宝美髯颗粒、斑秃丸、养血生发胶囊等。

杀虫止痒类中成药具有除湿杀虫止痒等功效,常用治癣病。症见自觉皮肤瘙痒、局部起水泡,或浸渍糜烂等,有手癣、足癣、甲癣、体癣和股癣等不同称呼,其中以手、足癣最为常见。代表性中成药:癣湿药水(鹅掌风药水)、癣灵搽剂等。

表24.1　皮肤科常用药物

分类	方名	组成	功能与主治	用法及用量	注意事项
消风止痒类	白癜风胶囊《中国药典》	补骨脂、黄芪、红花、川芎、当归、香附、桃仁、丹参、乌梢蛇、紫草、白鲜皮、山药、干姜、龙胆、蒺藜	活血行滞,祛风解毒。用于经络阻隔、气血不畅所致的白癜风,症见白斑散在分布、色泽苍白、边界较明显	口服。一次3~4粒,一日2次	孕妇慎用
	乌蛇止痒丸《中国药典》	乌梢蛇(白酒炙)、防风、蛇床子、关黄柏、苍术(炮)、红参须、牡丹皮、蛇胆汁、苦参、人工牛黄、当归	养血祛风,燥湿止痒。用于风湿热邪蕴于肌肤所致的瘾疹、风瘙痒,症见皮肤风团色红、时隐时现、瘙痒难忍,或皮肤瘙痒不止、皮肤干燥、无原发皮疹;慢性荨麻疹、皮肤瘙痒症见上述证候者	口服。一次2.5g,一日3次	孕妇慎用
	银屑灵膏(银屑灵)《中国药典》	苦参、甘草、白鲜皮、防风、土茯苓、蝉蜕、黄柏、地黄、山银花、赤芍、连翘、当归	清热燥湿,活血解毒。用于湿热蕴肤、郁滞不通所致的白疕,症见皮损呈红斑湿润、偶有浅表小脓疱,多发于四肢屈侧部位;银屑病见上述证候者	口服。一次33g,一日2次,或遵医嘱	孕妇禁用;忌食刺激性食物

续表

分类	方名	组成	功能与主治	用法及用量	注意事项
消风止痒类	止痒消炎水《部颁标准》	苦参、白鲜皮、蛇床子、薄荷脑、冰片、水杨酸、麝香草酚	消炎、止痒。用于夏季皮炎、痱子、皮肤瘙痒	外用。涂抹患处，一日数次	—
清热祛湿类	湿毒清胶囊《中国药典》	地黄、当归、丹参、蝉蜕、苦参、白鲜皮、甘草、黄芩、土茯苓	养血润肤，祛风止痒。用于血虚风燥所致的风瘙痒，症见皮肤干燥、脱屑、瘙痒，伴有抓痕、血痂、色素沉着；皮肤瘙痒症见上述证候者	口服。一次3~4粒，一日3次	孕妇及过敏体质者慎服；忌食辛辣、海鲜之品
清热祛湿类	复方青黛丸《中国药典》	青黛、乌梅、蒲公英、紫草、白芷、丹参、白鲜皮、建曲、绵马贯众、土茯苓、马齿苋、绵萆薢、焦山楂、南五味子(酒蒸)	清热凉血，解毒消斑。用于血热所致的白疕、血风疮，症见皮疹色鲜红、筛状出血明显、鳞屑多、瘙痒明显，或皮疹为圆形、椭圆形红斑，上附糠秕状鳞屑，有母斑；银屑病进行期、玫瑰糠疹见上述证候者	口服。一次6 g，一日3次	孕妇慎用
清热祛湿类	皮肤病血毒丸《部颁标准》	茜草、桃仁、荆芥穗(炭)、蛇蜕(酒炙)、赤芍、当归、白茅根、地肤子、苍耳子(炒)、地黄、连翘、金银花、苦地丁、土茯苓、黄柏、皂角刺、桔梗、益母草、苦杏仁(去皮炒)、防风、赤茯苓、白芍、蝉蜕、牛蒡子(炒)、牡丹皮、白鲜皮、熟地黄、大黄(酒炒)、忍冬藤、紫草、土贝母、川芎(酒炙)、甘草、白芷、天葵子、紫荆皮、鸡血藤、浮萍、红花	清血解毒，消肿止痒。用于经络不和、湿热血燥引起的风疹、湿疹、皮肤刺痒、雀斑粉刺、面赤鼻齄、疮疡肿毒、脚气疥癣、头目眩晕、大便燥结	口服。一次20粒，一日2次	孕妇禁服
清热消痤类	复方珍珠暗疮片《中国药典》	山银花、蒲公英、黄芩、黄柏、猪胆粉、地黄、玄参、水牛角浓缩粉、山羊角、当归尾、赤芍、酒大黄、川木通、珍珠层粉、北沙参	清热解毒，凉血消斑。用于血热蕴阻肌肤所致的粉刺、湿疮，症见颜面部红斑、粉刺疙瘩、脓疱，或皮肤红斑丘疹、瘙痒；痤疮、红斑丘疹性湿疹见上述证候者	口服。一次4片，一日3次	孕妇及脾胃虚寒者慎服；忌食辛辣、油腻及海鲜之品
清热消痤类	通便消痤胶囊《部颁标准》	大黄、枳实、芒硝、西洋参、生白术、青阳参、小红参、肉苁蓉、荷叶	益气活血，通便排毒。用于气虚血瘀、热毒内盛、便秘、痤疮、颜面色斑、高脂血症	便秘、排便不爽者，一次3~6粒，一日2次；根据大便情况酌情加减药量，以大便通畅，每天1~2次为宜；大便一日1次者，以1粒起服，每日服1~2次；根据大便情况逐渐加量至大便通畅，每天1~2次为宜	忌食生冷、辛辣油腻之物；孕妇忌服

续表

分类	方名	组成	功能与主治	用法及用量	注意事项
清热消痤类	当归苦参丸《部颁标准》	当归、苦参	凉血，祛湿。用于血燥湿热引起的头面生疮、粉刺疙瘩、湿疹刺痒、酒渣鼻赤	口服。一次6 g，一日2次	忌食烟、酒、辛辣食物
	金花消痤丸《部颁标准》	金银花、栀子(炒)、大黄酒(炙)、黄芩(炒)、黄连、黄柏、薄荷、桔梗、甘草	清热泻火，解毒消肿。用于肺胃热盛所致的痤疮、粉刺、口舌生疮、胃火牙痛、咽喉肿痛、目赤、便秘、尿黄赤	口服。一次4 g，一日3次	孕妇慎用
养血生发类	生发搽剂(生发酊)《中国药典》	闹羊花、补骨脂、生姜	温经通脉。用于经络阻隔、气血不畅所致的油风，症见头部毛发成片脱落、头皮光亮、无痛痒；斑秃见上述证候者	外用。涂擦患处，一日2~3次	局部皮肤破损处禁用；切忌口服及入眼；发生过敏反应时停用；不可大剂量或长期使用
	七宝美髯颗粒《中国药典》	制何首乌、当归、补骨脂(黑芝麻炒)、枸杞子(酒蒸)、菟丝子(炒)、茯苓、牛膝(酒蒸)	滋补肝肾。用于肝肾不足、须发早白、遗精早泄、头眩耳鸣、腰酸背痛	开水冲服。一次8 g，一日2次	忌不易消化食物；感冒发热患者不宜服用
	斑秃丸《中国药典》	地黄、熟地黄、制何首乌、当归、丹参、炒白芍、五味子、羌活、木瓜	补益肝肾，养血生发。用于肝肾不足、血虚风盛所致的油风，症见毛发成片脱落或至全部脱落，多伴有头晕失眠、目眩耳鸣、腰膝酸软；斑秃、全秃、普秃见上述证候者	口服。水蜜丸一次5 g；大蜜丸一次1丸；一日3次	不适用假发斑秃(患处头皮萎缩，不见毛囊口)及脂溢性皮炎；忌食辛辣食品
	养血生发胶囊《中国药典》	熟地黄、制何首乌、当归、川芎、白芍、菟丝子、天麻、木瓜、羌活	养血祛风，益肾填精。用于血虚风盛、肾精不足所致的脱发，症见毛发松动或呈稀疏状脱落、毛发干燥或油腻、头皮瘙痒；斑秃、全秃、脂溢性脱发与病后、产后脱发见上述证候者	口服。一次4粒，一日2次	忌不易消化食物；感冒发热患者不宜服用
杀虫止痒类	癣湿药水(鹅掌风药水)《中国药典》	土荆皮、蛇床子、大风子仁、凤仙透骨草、百部、花椒、防风、吴茱萸、侧柏叶、当归、蝉蜕、斑蝥	祛风除湿，杀虫止痒。用于风湿虫毒所致的鹅掌风、脚湿气，症见皮肤丘疹、水疱、脱屑，伴有不同程度瘙痒	外用。擦于洗净的患处，一日3~4次；治疗灰指甲，应先除去空松部分，使药易渗入	切忌入口，严防触及眼、鼻、口腔等黏膜处

续表

分类	方 名	组 成	功能与主治	用法及用量	注意事项
杀虫止痒类	癣灵搽剂 （癣灵药水） 《中国药典》	土荆皮、关黄柏、白鲜皮、徐长卿、苦参、石榴皮、洋金花、南天仙子、地肤子、樟脑	清热除湿，杀虫止痒，有较强的抗真菌作用。用于脚癣、手癣、体癣、股癣等皮肤癣症	外用。涂擦或喷于患处，一日 2～3 次	—
	脚气散 《部颁标准》	荆芥穗、白芷、枯矾	祛风燥湿，杀虫止痒。用于脚癣趾间糜烂、已流黄水、刺痒难忍	外用。撒敷于患处	—
	华佗膏 （癣湿药膏） 《部颁标准》	蜡梅油、樟脑、水杨酸、苯甲酸	杀菌止痒。用于癣症湿气、脚趾癣、鹅掌风	外用。洗净后，涂搽患处	孕妇、皮肤破损处及对本品过敏者禁用

实践技能训练

视频微课：
四季中药茶饮调配

视频微课：
亚健康调理手工蜜丸制作

实训项目 1 审方调配技能训练

【实训目的】

1. 理解中药处方的构成、常用术语、中药处方的规范化名称和应付常规。

2. 根据中药相反、相畏、特殊用法等要求，正确审核处方，并指出其不规范之处。

3. 掌握中药调配的规范化操作。

【实训内容】

1. 实训用品　中药调剂实训室药斗、中药饮片、戥秤、审核处方、调配处方、清场工具等。

2. 实训方法及步骤　学生根据实训任务，经教师讲解、示范后，进行实训操作。

（1）审核以下处方，指出其不规范之处和处理办法。

处方一：

金银花9 g　连翘12 g　荆芥(后下)10 g　牛蒡子15 g　苦杏仁12 g　忍冬花9 g　苦桔梗9 g　薄荷6 g　甘草6 g

处方二：

熟地黄20 g　怀山药15 g　吴茱萸10 g　茯苓12 g　泽泻9 g　丹皮10 g　五味子6 g

处方三：

黄芪15 g　煅牡蛎30 g　麻黄9 g　太子参9 g　石膏15 g　大枣3枚

处方四：

红大戟1.5 g　芫花1.5 g　甘遂1.5 g　大枣5枚　半夏6 g　甘草3 g

处方五：

半夏10 g　甘草6 g　茯苓12 g　橘皮9 g　苏叶9 g　前胡9 g　桔梗6 g　紫菀10 g　枳壳6 g

处方六：

神曲9 g　茯苓12 g　炙甘草9 g　法半夏9 g　山楂15 g　连翘9 g　焦三仙18 g　谷麦芽20 g

处方七：

龙胆草9 g　山栀子9 g　黄芩9 g　泽泻12 g　关木通9 g　车前子9 g　生地黄15 g　柴胡10 g　甘草6 g

处方八：

党参9 g　酸枣仁9 g　茯苓15 g　白术9 g　泡参9 g　阿胶6 g　代赭石10 g　龙牡30 g　甘草6 g

处方九：

附子6 g　干姜9 g　党参9 g　大黄6 g　白术9 g　茯苓9 g　半夏6 g　白芍9 g　川军6 g　天花粉6 g　川楝子15 g　砂仁9 g　甘草6 g

处方十：

桂枝12 g　荆芥9 g　二活18 g　薄荷6 g　苏叶6 g　苍耳子12 g　旋覆花6 g　葛根12 g　甘草6 g

（2）中药调配操作。

①中药饮片配方操作：一方单剂量调配。

根据以下处方，严格按照中药调剂程序进行单剂量调配。

处方一：

　　　　Rp

麻黄6 g　桂枝12 g　芍药9 g　　干姜6 g

细辛3 g　炙甘草6 g　法半夏6 g　五味子9 g

白芷9 g　苍术6 g

一剂　水煎服　每日一剂

处方二：

　　　　Rp

薄荷6 g　金银花9 g　连翘12 g　　淡豆豉12 g

荆芥穗12 g　桔梗9 g　牛蒡子12 g　桑叶9 g

菊花6 g　甘草6 g

一剂　水煎服　每日一剂

---

②中药饮片配方操作：一方多剂量调配。

根据以下处方，严格按照中药调剂程序进行多剂量调配。注意：按"等量递减、逐剂复戥"的原则进行操作，不可估量分药。

处方一：

　　　　Rp

二地18 g　百合12 g　麦冬9 g　白芍6 g

桔梗6 g　玄参3 g　川贝母6 g　当归9 g

甘草3 g

三剂　水煎服　每日一剂

处方二：

　　Rp

　　苍术6g　柴胡9g　羌活9g　防风9g

　　白芷9g　川芎10g　广藿香12g　前胡9g

　　甘草6g　紫苏叶6g

　　三剂　水煎服　每日一剂

处方三：

　　Rp

　　连翘12g　金银花9g　炙麻黄6g　苦杏仁12g

　　石膏15g　板蓝根9g　鱼腥草6g　大黄6g

　　菊花6g　甘草3g

　　三剂　水煎服　每日一剂

对体积大、疏松类的中药处方：按照处方顺序调配，调配用时较长。

处方一：

　　Rp

　　紫苏叶6g　荆芥9g　香薷6g　柴胡9g

　　防风12g　茯苓9g　甘草6g

　　三剂　水煎服　每日一剂

处方二：

　　Rp

　　荆芥穗9g　甘草6g　陈皮9g　人参3g

　　茯苓6g　防风12g　广藿香9g　蝉蜕6g

　　厚朴12g　羌活9g

　　三剂　水煎服　每日一剂

（3）清场：调配工作完成后及时清场，做到物归原处，清洁戥盘，戥秤复原，清洁冲筒，清扫工作台，使之保持整洁。

【实训提示】

1.审方时，要注意以下基本点。①写出处方中别名、并开药物的正名；②有无配伍禁忌药对、超剂量、超时间用药、妊娠妇女禁忌药等；③有无临时缺药；④有无药名、剂量字迹模糊不清或重开药名；⑤处方字迹有无涂改；⑥药物调剂、煎煮的特殊要求是否注明。

2.调配时，要注意规范操作，注意校戥、抓药、称量等基本操作，手型要正确，不可用戥盘撮药。整个调配过程做到无混杂、无撒落、无遗漏、无错配等。尽可能不要把饮片撒到台面上，如有，则必须捡回。处方中的并开药物，如二母、龙牡等，应分别称量，不得以一味抓齐。一般药每剂质量误差不得超过±3%，细料药品或毒性中药的误差不得超过±1%。

3.调配完毕后，注意药物包装。可使用双层纸包大包，单层纸包小包。包装好后进行捆扎。

4.注意戥秤的规范使用和保养。戥秤需要轻拿轻放,避免盘、铊、杆、刀口碰撞损伤;戥绳要套在戥杆上;有条件时,到计量单位校正戥秤,以保证准确。

5.及时清场。调配工作完成后,要及时清场,切忌工作区脏乱差。

【实训检测】

1.每名学生根据审方的要点,在8分钟内审核两个处方,指出其不规范之处。

2.根据中药调剂室的考位和教师拟订的处方,进行中药饮片一方多剂量调配,要求在10分钟内调配完成6味药组成的处方,一方三剂。

3.简述戥秤的保养方法(口述)。

【实训思考】

1.中药饮片调剂工作流程有哪些?每个流程的关键点是什么?

2.如何进行全面审方?

3.中药调配操作如何规范进行?

【实训评价】

实训表1　审方调配技能训练考核表

专业班级		组别(学号)		实训日期	
实训项目		实训成绩		教师签名	
考核内容	评分标准			分　值	得　分
审方	审查中药别名、并开、脚注、处方应付、配伍禁忌、毒性中药用量与用法等			10分	
工具准备	持戥姿势正确,有校戥过程			5分	
调配	持戥正确,拉斗适度,抓药不撒药			10分	
	称量正确,逐剂分戥			10分	
	按处方顺序称药摆放,间隔平放,美观			5分	
药材准度	随机复核其中一味药材质量准确(用学生称药戥秤)			10分	
特殊处理	另包(品种正确)			10分	
考试用时	另包(入药方法正确)			10分	
	在规定时间内完成			10分	
清场	及时清场,将所用工具摆放整齐,桌面恢复干净整洁			10分	
综合表现	综合表现良好			10分	
总　计				100分	

实训项目 2　中成药基本知识技能训练

【实训目的】

1. 通过实训进一步巩固和加深对中成药的认识,熟悉中成药包装特点,熟悉药品说明书。

2. 掌握药店中成药药品陈列的要求及技巧。

3. 熟悉中成药实训室的各种药品,注意各种剂型,为后续问病荐药打下基础。

4. 熟悉行业常用的服务语言及沟通技巧,树立良好职业形象,提高服务质量。

【实训内容】

1. 实训用品　中成药实训室中常用的各种中成药品(或中成药品盒)、药品分类标识牌、少量食品、保健品或医疗器械包装盒(供药品陈列时与食品、保健品等区分)。

2. 实训方法与步骤　学生以小组(8~10人)为单位,选出小组长,实行组长负责制。

(1)观看常用中成药的品种、规格、含量、剂量、用法用量、生产批号、有效期、外观及包装。

(2)说出中成药的命名方式、剂型、特点。

(3)学生将指定的中成药按照陈列原则,将其陈列、摆放。

(4)训练服务用语的表达(规范用语、表达艺术、体态语言等)。

【实训提示】

(1)严格遵守药品分类码放的原则。药品与非药品分开;处方药与非处方药分开;内服药与外用药分开;中药与西药分开。

(2)药品摆放要美观、整齐,以功用归类;同一药品摆放在一起(前后摆放,但不得有间隙);同品名或同品种不同规格药品相邻摆放,相邻品种间的间隙不能过大(不超过3 cm),相同药品按效期摆放,近效期药品放在前面;药品摆放整齐,无倒置。

(3)摆放过的药品,需要放回,药盒要轻拿轻放,不能随意损坏。

(4)使用礼貌习惯用语。营业员的柜台用语要做到"五声""十二字""五忌""五不讲"。

"五声":顾客近柜有招呼声,挑选药品有介绍声,提出问题有解答声,收款找零有交代声,顾客离开有道别声。

"十二字":您、请、谢谢、对不起、没关系、再见。

"五忌":忌信口开河,忌生硬唐突,忌声音低轻,忌伤客自尊,忌以牙还牙。

"五不讲":粗话、脏话不讲,讽刺挖苦的话不讲,欺瞒哄骗的话不讲,催促埋怨的话不讲,误导顾客购药的话不讲。

(5)结束后必须清场,经检查合格后方可离开。

【实训检测】

1. 说出中成药的外观包装、品种、规格、含量、剂量、数量、用法用量、生产批号、有效期等特点。

2. 随机抽取5种中成药品,每组学生说出其命名方式。

3. 检查每组学生对药品分类摆放的情况。先按药品分类码放的原则,再按照功用摆放,然后按照剂型、效期集中,最后整齐摆放到中成药实训室的陈列柜上。

4.随机抽取 10 种中成药品,介绍中成药的剂型、特点、用途。

5.检查点评后,进行商业服务用语表达训练。

【实训思考】

1.药品分类码放的原则有哪些?

2.商业服务有哪些规范用语?

【实训评价】

实训表 2　中成药基本知识技能训练考核表

专业班级		组别(学号)		实训日期	
实训项目		实训成绩		教师签名	
考核内容	评分标准		分　值		得　分
中成药陈列、分类、摆放是否符合要求	先按照药品分类码放的原则进行摆放,再按照功效、剂型、效期集中,摆放正确		40 分		
	药品整齐摆放,摆放美观		10 分		
中成药的命名方式(5 种)	回答正确满分,错 1 种扣 2 分		10 分		
中成药的剂型、特点、用途(10 种)	回答正确满分,错 1 种扣 2 分		20 分		
商业服务用语表达	使用规范用语,语言表达合理,体态语言正确		20 分		
合　计			100 分		

视频微课:
中成药分类上架

实训项目3　中成药社会调查技能训练

【实训目的】

1. 通过社会调查,掌握市面上常用的中成药品种。

2. 熟悉中成药剂型、包装特点、说明书,熟悉中成药新剂型和常用中成药的价格。

3. 熟悉常见病中成药的治疗,熟悉各品种的差异。为今后从事药品经营和管理打下基础,增强职业能力。

【实训内容】

1. 调查常用中成药的品种(重点是OTC品种)、剂型、价格。

2. 查看常用中成药的内外包装特点、中成药说明书的基本内容。

3. 调查中成药产业存在的主要问题,探讨可持续发展对策。

具体如下:

1. 学生以小组(6~8人)为单位,实行组长负责制。根据实训任务,经教师讲解、提示和小组讨论后,进行实训操作。

2. 查阅资料,设计调查表格,采用文献调查法、问卷分析法、实地观察法、访谈法,尤其是访谈法,可及时准确了解社会对中成药的相关信息。

3. 选择多个具有代表性的零售药店或医疗单位的中成药房。

4. 调查的内容包括中成药价格、OTC的标识、中成药的社会评价以及遇到的问题。

【实训提示】

1. 组长负责制,分工协作,做好调查计划,各组员要明确任务,及时做好数据的记录,并进行分析,撰写调查报告。

2. 调查对象应具有代表性,且数量多一些。

【实训报告】

1. 实训报告的书写,包括摘要、调查概况、调查项目内容、分析结果、调查结论和问题讨论等。

2. 数据统计。记录常用中成药的品种、剂型、价格、使用情况等,汇总表格,便于统计分析。

3. 综合对中成药品种、剂型、价格、包装特点、说明书、社会认可度等调查,讨论中成药的价值、存在问题,分析中成药的发展前景。

【实训思考】

1. 市面上治感冒、咳嗽的中成药有哪些?有哪些剂型?价格如何?

2. 如何向顾客推荐功能主治相近的中成药品种?

3. 经过调查,对中成药的发展有何建议?

【实训考核】

根据实训报告的基本要素进行评分,主要包括实训目的、实训内容、实训步骤、实训结果与记录、实训讨论等。要求报告字迹工整,条理清晰,结果准确。

实训项目4 问病荐药技能训练

【实训目的】

1. 掌握问病荐药技巧,掌握常见病证的问病要点,并能推荐相应的中成药。

2. 能对常见的处方组成进行简要分析,增强学生应用中医药知识的能力。

3. 掌握常见病如感冒、咳嗽、便秘、胃痛、泄泻、虚劳、失眠、头痛、痹证、痛经、眼病等病证的问病要点、辨证分型,推荐至少1种中成药。

4. 初步具备根据常见病的证型进行问病荐药设计的能力。

【实训内容】

1. 实训用品

(1)中成药实训室中各类中成药品或者中成药品盒。

(2)问病荐药教学资料。准备常见病种的各型试题,包括患者症状、处方、中医辨证分型等各型抽签条。

2. 实训方法与步骤 以小组为单位,实行组长负责制。根据任务,经过小组讨论,明确各组员的任务和职责。

(1)随机抽取每组2名学生,一名扮药店店员,一名扮顾客(患者)。

(2)任务确定。扮演顾客的学生到中成药实训室门外随机抽签。

(3)模拟药店情境。抽签后,扮顾客的学生从中成药实训室门外走到相应药架前,扮药店店员的学生根据服务礼仪及文明用语,进行情境模拟。

(4)扮药店店员的学生有针对性地问诊,进行症状收集,同时进行辨证分型,推荐相应的中成药,进行药品介绍。

(5)其他组员补充回答,教师进行点评,巩固所练习病证的问诊要点,复习相关中成药。

【实训提示】

1. 结合问病荐药技术要点,尤其要重视问询患者的情况,主要有:

(1)主要症状及持续时间(主诉):顾客感受最明显或最痛苦的症状及其持续的时间。

(2)起病情况:是否有起病原因或诱因,疾病初起症状及其部位、性质、持续时间及程度等。

(3)诊治经过:起病是否就医?是否服用药物治疗?效果如何?

(4)发病过程中:饮食、二便、睡眠、精神状况有无改变?

(5)既往史:既往健康状况和既往患病情况。

(6)生活史:包括生活习惯、经历、饮食嗜好、劳逸起居、工作情况、婚姻生育等。

(7)妇女:询问月经及生育史。

2. 牢记"十问歌",即"一问寒热二问汗,三问头身四问便,五问饮食六问胸,七聋八渴须当辨,九问旧病十问因,更兼服药参机变,妇人尤必问经期,迟速闭崩皆可见,再添片语告儿科,天花麻疹全占验"。

3. 根据问询顾客所收集的症状特征,结合所学中医药知识,进行八纲、脏腑、气血津液等辨证,确定治则治法,推荐合适的中成药,并介绍药物的规格、使用方法、注意事项及饮食调摄。

【实训评价】

1.考查学生的问病要点是否清晰;辨证分型是否准确;推荐药品是否正确;指导合理用药是否清楚。

2.考查行业常用服务语言是否恰当;沟通技巧是否娴熟。教师可根据学生的综合表现进行评价。

【实训思考】

1.问病荐药时,主要包括哪些内容? 提升问病荐药的能力有哪些途径?

2.常见病如感冒、咳嗽、便秘、胃痛、泄泻、虚劳、失眠、头痛、痹证、痛经、眼病的问病要点是什么?

【实训考核】

实训表3 问病荐药基本技能训练考核表

专业班级		组别(学号)		实训日期	
实训项目		实训成绩		教师签名	
考核内容	评分标准		分　值		得　分
沟通技巧	语言表达合理,体态语言正确,店内引导熟练,沟通顺畅		15分		
技能目标	问病过程表述清晰简洁,语言流畅		20分		
	辨证分型、诊断正确		15分		
	推荐药品正确(至少一味)		20分		
	用药指导(服法、不良反应、注意事项、饮食调摄)		20分		
	药品价格		5分		
	荐药时间		5分		
合　计			100分		

视频微课:
问病荐药模拟-
风寒感冒

视频微课:
问病荐药模拟-
外感风热型咳嗽

视频微课:
问病荐药模拟-
气血不足

视频微课:
问病荐药模拟-
脾胃虚弱泄泻

视频微课:
问病荐药模拟-
脏腑热证

视频微课:
问病荐药模拟-
血虚

附 问病荐药示例

A:请问有什么可以帮到您?

B:我今早觉得头晕、昏沉,身体还有点发热。这几天天气很热,不知道是不是空调吹多了。

A:发烧有多久了? 测过体温吗?

B:就这两天。体温今天早上测过,37.8 ℃。

A:有没有流涕或者咳嗽?

B:有点流鼻涕,不咳嗽。

A:是比较稀的吗?

B:是的。

A:胃口好不好?

B:不好,没有胃口。感觉胸口也闷,总想呕,还有点拉肚子。

A:从您现在的情况看,应该是胃肠型感冒。现在天气热,在空调房待久了容易受凉,您这种情况现在比较常见。给您推荐一味常用药,藿香正气滴丸。此药效果不错,价格也可接受。

B:滴丸似乎比较贵,还有其他剂型吗? 藿香正气浓缩丸价格便宜些,有什么不同呀?

A:滴丸的剂型比较新,比浓缩丸吸收好,起效快。

B:那还是买滴丸吧。服用的时候按说明书上的用量就可以了吧? 没什么特别要注意的吧?

A:按说明书上的用法用量服用就可以了。注意饮食要清淡,忌辛辣、油腻、煎炸、生冷的食物,空调温度不要太低。

B:好的,谢谢!

虚拟仿真:
感冒

实训任务 4.1 感冒问病荐药

1)感冒问病要点

感冒问病要点如下:

1. 恶寒重而发热轻,鼻流清涕为风寒感冒;发热重而恶寒轻,鼻流浊涕,伴有口渴舌苔薄黄为风热感冒。

2. 普通感冒呈散发性发病,病情较轻,全身症状不重;时行感冒呈流行性发病,传染性强,症状较重。

3. 常人感冒后,症状较明显,易康复。虚人感冒后,缠绵不已,经久不愈或反复感冒,伴有虚证的表现。

4. 感冒挟湿者多表现为头重痛和四肢酸痛,或表现为胃脘胀满、呕吐泄泻。

2)感冒辨证荐药

实训表4 感冒辨证荐药

分　型	病证特点	常用成药
风寒型感冒	恶寒重,发热轻,无汗,头痛,兼见鼻塞声重,时流清涕,喉痒咳嗽,痰稀薄色白,舌苔薄白,脉浮。好发于冬季	九味羌活丸、通宣理肺丸、感冒清热颗粒、风寒感冒冲剂、荆防冲剂
风热型感冒	发热重,恶寒轻,或有汗,鼻塞喷嚏,流稠涕,头痛,咽喉疼痛,咳嗽痰稠,舌苔薄黄,脉浮数。多发于夏秋季	羚翘解毒丸、桑菊感冒片、双黄连口服液、维C银翘片、感冒退热颗粒、风热感冒颗粒、清热灵颗粒
暑湿型感冒（空调病）	发热,身重倦怠,头昏头重,口渴喜饮,恶心呕吐,腹泻,小便短黄,舌苔黄腻。多发于夏季	藿香正气水、十滴水、清热银花糖浆
流行性感冒	呈流行性发生。发病急,病情重,有传染性,可见寒战高热,体温可达39 ℃以上,全身酸痛,酸软无力,咽痛,舌红苔黄,脉数	抗病毒口服液、板蓝根颗粒、清热解毒口服液
气虚型感冒	素体气虚,易反复感冒,兼见倦怠乏力,气短,食欲不振,咳嗽咯痰无力,舌质淡苔薄白,脉弱	参苏丸、人参败毒散、玉屏风颗粒

虚拟仿真:
咳嗽

实训任务4.2 咳嗽问病荐药

1)咳嗽问病要点

咳嗽问病要点如下:

1.辨外感内伤:外感咳嗽多为新病,起病急,病程短,常伴表证;内伤咳嗽多为久病,常反复发作,病程长,或伴他证。

2.辨证候虚实:外感咳嗽属风寒、风热、风燥者,属实;内伤咳嗽中痰湿、痰热、肝火多为邪实正虚,阴津亏耗咳嗽则属虚,或虚中夹实。

3.辨痰量及其颜色:咳嗽痰多者,常属痰湿;痰少或干咳无痰者,多属火、燥热、阴虚;痰白稀薄者,属风、寒;痰白而稠厚者,属湿;痰黄而黏稠者,属热。

2)咳嗽辨证荐药

实训表5 咳嗽辨证荐药

分　型	病证特点	常用成药
外感风寒型咳嗽	咳声重浊,气急喉痒,咯痰稀薄色白,伴有鼻塞流清涕、头痛、肢体酸楚、恶寒发热、无汗等表证,舌苔薄白,脉浮或浮紧	通宣理肺丸、桂龙咳喘宁胶囊、风寒咳嗽颗粒、小青龙颗粒
外感风热型咳嗽	咳嗽气粗或咳声嘶哑,痰黄或稠黏,咽痛,常伴恶风身热、头痛肢楚、鼻流黄涕、口渴等表证,舌苔薄黄,脉浮数	急支糖浆、川贝止咳糖浆、蛇胆川贝散、川贝枇杷糖浆

续表

分 型	病证特点	常用成药
外感秋燥型咳嗽	喉痒干咳,无痰或痰少而黏,咳痰不爽,或痰中带有血丝,伴有咽喉干痛,唇鼻干燥,舌质红干而少津,苔薄白或薄黄,脉浮。好发于秋季	川贝清肺糖浆、养阴清肺膏、清金化痰丸、蛇胆川贝枇杷膏、川贝雪梨膏
内伤痰湿型咳嗽	咳嗽反复发作,晨起咳甚,咳声重浊,痰多,痰黏腻或稠厚成块,色白或带灰色,常伴体倦,腹胀,大便时溏,舌苔白腻,脉濡滑	橘红丸、二陈丸、杏仁止咳糖浆
内伤痰热壅肺型咳嗽	咳嗽气息急促,或喉中有痰声,痰多稠黏,咳吐不爽,或痰有热腥味,或咳吐血痰,面赤,身热,口干欲饮,舌苔薄黄腻,舌质红,脉滑数	清气化痰丸、鲜竹沥口服液、牛黄蛇胆川贝液
内伤阴虚型咳嗽	干咳,咳声短促,痰少而黏,或痰中带血丝,或口干咽燥,常伴午后潮热,手足心热,盗汗,口干,舌红少苔,脉细数	百合固金丸、养阴清肺膏、川贝梨糖浆、二冬膏

虚拟仿真:
便秘

实训任务4.3 便秘问病荐药

1) 便秘问病要点

便秘问病要点如下:

1. 辨寒热虚实:便秘伴小便短赤,身热,腹胀腹痛,嗳气频作,面赤口臭为实证、热证便秘;便秘伴气短,神疲乏力,面色少华,小便清长,四肢不温为虚证、寒证。

2. 辨粪质:粪质干燥坚硬,排便困难多为燥热内结;大便艰涩,腹痛拘急,喜暖恶寒多为寒凝;粪质不甚干结,排便不爽,腹胀肠鸣多为气滞;粪质不干,欲便不出,便下无力,为气虚。

2) 便秘辨证荐药

实训表6 便秘辨证荐药

分 型	病证特点	常用成药
实热便秘	大便干结,面红身热,口干口臭,腹胀腹痛,小便短赤,舌红苔黄燥,脉滑数	大黄清胃丸、九制大黄丸、清泻丸、番泻叶冲剂、三黄片、当归龙荟丸、牛黄解毒片
肠燥便秘	大便干结,坚硬呈球状或板栗状,胸腹胀满,饮食无味,烦躁不宁,小便频数,舌红少津,舌苔微黄,脉细涩	麻仁丸、麻仁润肠丸
气滞便秘	大便干结,或不甚干结,欲便不得出,或便而不爽,腹胀肠鸣,胸胁满闷,苔薄腻,脉弦	枳实导滞丸、木香槟榔丸
气虚便秘	粪质不干,虽有便意,但便难排出,便后乏力,汗出气短,面白神疲,舌淡苔白,脉弱	补中益气丸
血虚便秘	大便干结,面色无华,心悸气短,舌燥少津,脉细涩	五仁丸、润肠丸
阴虚便秘	大便干结如羊屎,形体消瘦,头晕耳鸣,心烦失眠,腰膝酸软,舌红少苔,脉细数	苁蓉通便口服液、通乐颗粒
阳虚便秘	大便干或不干,排便艰涩,畏寒肢冷,小便清长,腰膝酸软,头目眩晕,舌淡苔白,脉沉迟	半硫丸

虚拟仿真:
胃痛

实训任务 4.4　胃痛问病荐药

1）胃痛问病要点

胃病问病要点如下:

1. 辨寒热:胃脘冷痛,饮冷受寒而发作或加重,伴面色淡白、口不渴、舌淡为寒证;胃脘灼热疼痛,进食辛辣燥热食物易于诱发或加重,伴口干口渴、大便干结、舌红苔黄为热证。

2. 辨虚实:胃痛隐隐,痛势徐缓而无定处,时作时止,伴食少乏力等为虚证;胃痛且胀,如胀痛、刺痛,痛势急剧而拒按,伴大便秘结、脉实为实证。

3. 辨气血:一般初痛在气,久痛在血。胃痛且胀,以胀为主,痛无定处,时痛时止,伴胸脘痞满、喜叹息、多属气分;胃痛如针刺,持续不解,痛有定处,拒按,食后或入夜痛甚,或呕血、便血,多属血分。

2）胃痛辨证荐药

实训表7　胃痛辨证荐药

分　型	病证特点	常用成药
寒邪客胃	胃脘冷痛暴作,得温痛减,恶寒喜暖,口不渴或喜热饮,苔薄白,脉弦紧	温胃舒胶囊、香砂养胃丸、十香止痛丸、良附丸
饮食伤胃	胃脘疼痛,胀满不消,疼痛拒按,嗳腐吞酸,或呕吐不消化食物,其味腐臭,吐后痛减,不思饮食或厌食,大便不爽,舌苔厚腻,脉滑	保和丸、健胃消食片、大山楂丸、启脾丸
肝气犯胃	胃脘胀痛,脘痛连胁,胸闷嗳气,喜长叹息,大便不畅,遇烦恼郁怒则痛作或痛甚,苔薄白,脉弦	柴胡疏肝散、气滞胃痛颗粒、元胡止痛片、三九胃泰颗粒、胃苏冲剂
瘀血停胃	胃脘疼痛,痛如针刺,痛有定处,按之痛甚,食后加剧,入夜尤甚,或见吐血、黑便,舌质紫暗或有瘀斑,脉涩	胃康胶囊
胃阴亏虚	胃脘隐隐灼痛,似饥而不欲食,口燥咽干,口渴思饮,消瘦乏力,大便干结,五心烦热,舌红少津,脉细数	养胃舒颗粒、阴虚胃痛颗粒
脾胃虚寒	胃痛隐隐,绵绵不休,喜温喜按,空腹痛甚,得食则缓,劳累或食冷或受凉后疼痛发作或加重,泛吐清水,食少、神疲乏力,手足不温,大便溏薄,舌淡苔白,脉弱	理中丸、附子理中丸、桂附理中丸、小建中合剂

实训任务 4.5　泄泻问病荐药

1）泄泻问病要点

泄泻问病要点如下:

1. 泄泻辨寒热虚实:粪质清稀如水,或稀薄清冷,完谷不化,腹中冷痛,畏

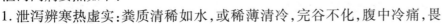

虚拟仿真:
泄泻

寒喜温,多属寒证;粪便黄褐,其味臭秽,泻下急迫,肛门灼热,多属热证;病程较长,腹痛不甚,喜按,口不渴,多属虚证;病程短,腹痛拒按,泻后痛减,泻下物臭秽者,多属实证。

2.辨久泻特点:久泻迁延不愈,倦怠乏力,面色萎黄,或劳倦过度,即复发为脾虚;泄泻反复不愈,腹痛肠鸣即泻,泻后痛减,胸胁胀闷者,多为肝郁乘脾;五更泄泻,完谷不化,腰酸肢冷,为肾阳不足。

3.辨轻重缓急:泄泻而饮食如常为轻证;泄泻而不能食,消瘦,或暴泻无度,或久泄滑脱不禁为重证;急性起病,病程短为急性泄泻;病程长,病势缓为慢性泄泻。

4.辨泻下物:寒湿者,大便清稀,或如水样;湿热者,大便稀溏,粪色黄褐,气味臭秽;伤食者,大便溏垢,臭如败卵,完谷不化。

2)泄泻辨证荐药

实训表8　泄泻辨证荐药

分　型	病证特点	常用成药
寒湿泄泻	泄泻清稀,甚则如水样,腹痛肠鸣,脘闷食少,恶寒发热,头痛,肢体酸痛,舌苔薄白或白腻,脉濡缓	藿香正气散(丸、片、胶囊、口服液)、六合定中丸
湿热伤中	泄泻腹痛,泻下急迫,或泻而不爽,粪色黄褐,气味臭秽,肛门灼热,身热口渴,小便短赤,苔黄腻,脉滑数或濡数	葛根芩连片、香连丸
食滞肠胃	腹痛肠鸣,脘腹胀满,泻下粪便臭如败卵,伴有不消化食物,嗳腐酸臭,不思饮食,苔垢浊或厚腻,脉滑	保和丸、枳实导滞丸
脾胃虚弱	大便时溏时泻,完谷不化,迁延反复,食少,食后脘闷不适,稍进油腻之物则便次明显增多,伴有面色萎黄,神疲倦怠,舌淡苔白,脉细弱	参苓白术散、补脾益肠丸、人参健脾丸、六君子丸
肾阳虚衰	黎明之前,脐腹作痛,肠鸣即泻,泻下完谷,泻后即安,小腹冷痛,形寒肢冷,腰膝酸软,舌淡苔白,脉沉细弱	四神丸、固本益肠片、附子理中丸
肝气乘脾	逢抑郁恼怒,或情绪紧张之时,即发生腹痛泄泻,腹中雷鸣,攻窜作痛,腹痛即泻,泻后痛减,胸胁胀闷,嗳气食少,舌淡,脉弦	左金丸

虚拟仿真:
虚劳

实训任务4.6　虚劳问病荐药

1)虚劳问病要点

虚劳问病要点如下:

1.分清气血阴阳虚损的属性。面白体倦,少气懒言,语声低微,自汗为气虚;面色苍白,唇舌、爪甲色淡无华,心悸眩晕为血虚;面色潮红,手足心热,盗汗,舌红少津为阴虚;有气无力,手足不温,面色苍白,舌淡胖嫩为阳虚。

2.结合五脏虚损的病理表现,分清虚损属心、肝、脾、肺、肾哪一脏。形体消瘦,面色萎黄,饮食减少,胸脘痞闷,四肢乏力,多为脾胃气虚;面色苍白,形寒肢冷,腰膝酸痛,小便频数,多属肾阳不足。

2）虚劳辨证荐药

实训表 9　虚劳辨证荐药

分　型	病证特点	常用成药
气虚	肢体倦怠乏力，少气懒言，语音低微，动则气促，面色萎白，食少便溏，舌淡苔白，脉虚弱，甚或脱肛、子宫脱垂等	四君子丸、六君子丸、补中益气丸、人参健脾丸、生脉饮、五加参精、参芪颗粒
血虚	面色无华，头昏眼花，心悸失眠，唇甲色淡，舌淡，脉细，或妇女月经不调，量少色淡等	四物合剂、当归补血丸、阿胶补血颗粒、乌鸡白凤丸
气血两虚	面色无华，头晕目眩，心悸失眠，食少倦怠，气短懒言，舌淡，脉虚无力	八珍丸、十全大补丸、人参养荣丸、归脾丸、人参归脾丸、阿胶补血膏
阴虚	形体消瘦，头晕耳鸣，潮热颧红，五心烦热，盗汗失眠，腰酸遗精，咳嗽咯血，口燥咽干，舌红少苔，脉细数等	六味地黄丸、知柏地黄丸、杞菊地黄丸、归芍地黄丸、麦味地黄丸、左归丸、大补阴丸
阳虚	面色苍白，形寒肢冷，腰膝酸痛，下肢软弱无力，小便不利，或小便频数，尿后余沥，少腹拘急，男子阳痿早泄，女子宫寒不孕，舌淡苔白，脉沉细等	桂附地黄丸、济生肾气丸、金匮肾气丸、右归丸、五子衍宗丸、肾宝合剂
阴阳两虚	头晕目眩，腰膝酸软，阳痿遗精，畏寒肢冷，自汗盗汗，午后潮热	龟鹿二仙膏、古汉养生精口服液

实训任务 4.7　失眠问病荐药

1）失眠问病要点

失眠问病要点如下：

1. 辨虚实：失眠以虚证为多，多属阴血不足、心失所养，容易受惊、睡后易醒，面色无华，神疲懒言，心悸健忘，多与肝、脾、肾失调有关；实证多由心火亢盛、肝郁化火所致，可见心烦易怒，口苦咽干，便秘尿赤，多与心、肝有关。

2. 辨脏腑：主要病位在心，因心神失养或不安，神不守舍而失眠，但与肝、胆、脾、胃、肾的阴阳气血失调相关。若急躁易怒，失眠多梦，多为肝火内扰；遇事易惊，多梦易醒，多为心胆气虚；面色少华，肢倦神疲，失眠，多为脾虚，心神失养；嗳腐吞酸，脘腹胀满而失眠，多为胃有宿食；心烦心悸，头晕健忘，失眠，多为阴虚火旺等。

2）失眠辨证荐药

实训表 10　失眠辨证荐药

分　型	病证特点	常用成药
心火亢盛	心烦不寐，躁扰不宁，口干舌燥，小便短赤，口舌生疮，舌尖红，苔薄黄，脉细数	朱砂安神丸

虚拟仿真：
失眠

续表

分　型	病证特点	常用成药
肝火扰心	不寐多梦,甚至彻夜不眠,急躁易怒,伴有头晕头胀,目赤耳鸣,口干而苦,便秘溲赤,舌红苔黄,脉弦而数	泻肝安神丸、龙胆泻肝丸
痰热内扰	心烦不寐,胸闷心烦,嗳气,伴有头重目眩,口苦,舌红苔黄腻,脉滑数	眩晕宁片
心脾两虚	不易入睡,多梦易醒,心悸健忘,神疲食少,头晕目眩,伴有四肢倦怠,面色少华,舌淡苔薄,脉细无力	归脾丸、人参归脾丸
心肾不交	心烦不眠,心悸多梦,头晕、耳鸣、健忘、腰膝酸软,潮热盗汗,五心烦热,咽干少津,男子遗精,女子月经不调,舌红少苔,脉细数	天王补心丹、六味地黄丸合交泰丸
气血两虚	失眠多梦,心悸健忘,神疲乏力,少气懒言,头晕目眩,面色苍白,舌淡苔白,脉细弱无力	柏子养心丸、刺五加片

虚拟仿真:
头痛

实训任务4.8　头痛问病荐药

1)头痛问病要点

头痛问病要点如下:

1.辨外感内伤:外感头痛,发病较急,病势较剧,多表现掣痛、跳痛、胀痛、重痛、痛无休止,每因外邪所致;内伤头痛,起病缓慢,痛势较缓,多表现隐痛、空痛、昏痛、痛势悠悠,遇劳则剧,时作时止。

2.辨疼痛性质:胀痛、灼痛、跳痛者,多为外感风热;重痛者,多为风湿;伴有紧束感者,多为风寒;胀痛而伴眩晕者,多为肝阳上亢;昏痛者,多为痰浊;刺痛而痛处固定者,多为血瘀;隐痛绵绵或空痛者,多为精血亏虚;痛而昏晕者,多气血不足。

3.辨疼痛部位:阳明头痛,在前额部及眉棱骨等处;少阳头痛,在头之两侧,并连及于耳;太阳头痛,在头后部,下连于项;厥阴头痛则在巅顶部位,或连目系。

2)头痛辨证荐药

实训表11　头痛辨证荐药

分　型	病证特点	常用成药
风寒头痛	头痛连及项背,起病较急,伴恶风畏寒,口不渴,苔薄白,脉浮紧	川芎茶调颗粒、九味羌活丸、正天丸
风热头痛	头痛而胀,甚则头痛如裂,发热或恶风,口渴欲饮,面红目赤,便秘溲黄,舌红苔黄,脉浮数	菊花茶调散、芎菊上清丸
肝阳头痛	头胀痛,眩晕,心烦易怒,夜眠不宁,面赤口苦,舌红苔薄黄,脉弦有力	牛黄降压丸、清脑降压颗粒、镇脑宁胶囊

续表

分 型	病证特点	常用成药
血虚头痛	头痛隐隐,遇劳加重,面色少华,心悸不宁,自汗,气短,神疲乏力,舌淡苔薄白,脉细弱	天麻首乌片
痰浊头痛	头痛昏蒙,胸脘满闷,呕恶痰涎,纳呆呕恶,苔白腻,脉滑或弦滑	半夏白术天麻丸
瘀血头痛	头痛经久不愈,其痛如刺,入夜尤甚,固定不移,或头部有外伤史,舌紫或有瘀斑、瘀点,苔薄白,脉沉细或细涩	正天丸

实训任务 4.9　痹证问病荐药

1)痹证问病要点

痹证问病要点如下:

1.辨病邪偏胜:若游走不定而痛者,为风邪偏胜;疼痛剧烈、遇冷加重、得热则减者,为寒邪为胜;重着固定、麻木不仁者,为湿邪为胜;病变处掀红灼热、疼痛剧烈者,热邪为胜;病变处有结节、肿胀、瘀斑或肢节变形者,为痰瘀阻痹。

2.辨别虚实:一般突然发病,或发病虽缓,但病程短者,多为实证。反复发作,经久不愈者,多虚实夹杂。疲乏少动者,多气虚;面色㿠白、心悸者,多血虚;肌肉麻木、肢节屈伸不利者,多属肝虚筋失所养;骨节变形、腰膝酸软者,多肾虚骨痹(尪痹)。

2)痹证辨证荐药

实训表 12　痹证辨证荐药

分 型	病证特点	常用成药
风寒湿痹	肢体关节酸痛,游走不定,屈伸不利,或肢体关节疼痛剧烈,痛有定处,得热痛减,或肢体关节沉重,酸楚疼痛,或肌肤麻木不仁,活动不利	风湿骨痛胶囊、骨刺消痛片、木瓜丸、小活络丸、冯了性风湿跌打药酒、国公酒
风湿热痹	肢体关节疼痛,痛处掀红灼热,肿胀疼痛剧烈,得冷则舒,筋脉拘急,日轻夜重,多兼有发热,口渴,烦闷不安,舌质红,苔黄腻或黄燥,脉滑数	三妙丸、四妙丸、雷公藤多苷片
痰瘀痹阻	骨节僵硬变形,病情较长,关节附近皮色紫暗,痛剧固定,或麻木肿胀,或难以屈伸,筋脉拘紧舌紫暗,苔白腻,脉细涩	小活络丸
肝肾亏虚	痹证日久,关节屈伸不利,或麻木不仁,肌肉消瘦,腰膝酸软,畏寒喜暖,头晕神疲,面色少华,舌淡苔白,脉细弱	壮骨关节丸、独活寄生丸、尪痹颗粒

实训任务 4.10　痛经问病荐药

1)痛经问病要点

痛经问病要点如下:

1.辨寒热虚实:经期延后,经量不多,经色暗淡,质稀或有块,下腹冷痛,热敷后疼痛缓解,伴有面色苍白、四肢怕冷为寒证。月经先期,经量较多,经色鲜红或有紫红或有血块而质稠,面红口渴为热证。痛经发生在行经,或值月经来潮的时候,下腹按之不舒,或按之反疼痛加重为实证。在经净之后,下腹喜按,按压时疼痛减轻,伴倦怠无力,面色无华为虚证。

2.辨别痛经的性质属气滞、血瘀还是气血亏虚。痛经的发生与寒凝、气滞、血瘀、血虚等相关。经前痛,或时痛时止,或胀甚于痛者,为气滞;闷痛、刺痛或痛甚于胀者,为血瘀;经期痛甚者,为气滞血瘀;经后痛或隐隐作痛者,为血虚。

2)痛经辨证荐药

实训表 13　痛经辨证荐药

分　型	病证特点	常用成药
气滞血瘀	经前或经期小腹胀痛,痛势剧烈,拒按,伴乳房、胁肋胀痛,经量少而不畅,色紫黑有血块,血块下出后疼痛减轻,舌质紫暗或有瘀点,脉弦	元胡止痛片、七制香附丸、妇科通经丸
寒凝血瘀	经期小腹冷痛,得热则舒,经量少,色紫暗有块,伴面色青白,肢冷畏寒,手足欠温,小便清长	艾附暖宫丸、痛经丸、痛经宝颗粒
气血虚弱	经期或经后小腹隐痛,喜温喜按,经量少,色淡而质稀,面色无华,头晕心悸,神疲乏力,舌质淡,脉细无力	乌鸡白凤丸、八珍颗粒、妇康宁片、十全大补丸、女金丸、八宝坤顺丸、定坤丹
肝肾不足	经期或经后小腹绵绵作痛,经色暗淡,量少,质稀薄,头晕耳鸣,面色晦暗,健忘失眠,舌质淡红,苔薄,脉沉细	坤宝丸、金匮肾气丸

实训任务 4.11　眼病问病荐药

1)眼病问病要点

眼病问病要点如下:

1.实证多为热,可见眼睑红肿,白睛多血丝,并见怕光、眼屎增多现象,或因风热,或因肝火,宜用疏散风热或清泻肝火的中成药治疗。

2.虚证眼部具体变化不大,但视力衰退,出现重影或黑影,多因肝肾不足所致,常表现为视物昏花、白内障、夜盲症等。

2)眼病辨证荐药

实训表 14　眼病辨证荐药

分　型	病证特点	常用成药
实证眼病	目赤红肿、灼热疼痛,畏光,眼屎多,或有发热发冷,翳膜遮睛,视物不清	明目上清丸、牛黄上清丸、马应龙八宝眼膏、珍珠明目滴眼液
虚证眼病	视物不清,或眼前出现黑影,或视一物有两形,或入夜不能视,或内障遮睛而视物模糊	杞菊地黄丸、明目地黄丸、石斛夜光丸、障眼明片

附录　部分中药用法概要表

【编者提示】本部分内容综合了大部分中药用法的特殊之处,方便学生在学习审方、调配等环节时参考;同时,也是参加中药传统技能、中药调剂员等大赛的重要参考资料。本部分收载的药物出自现行版《中国药典》的不作标记,未收载的药物以*标示。特殊入药方式包括先煎、后下、包煎、另煎、烊化、溶化、冲服等,部分药物在称取时要捣碎,部分药物虽无特殊入药方式,但在使用时也需要注意,列为其他项。

附录表1　处方常见脚注

类别	药物	性味	用法与用量		使用注意
先煎	石膏	甘、辛,大寒	15～60 g,先煎		—
	滑石	甘、淡,寒	10～20 g,先煎。外用适量		—
	石决明	咸,寒	6～20 g,先煎		—
	瓦楞子	咸,平	9～15 g,先煎		—
	牡蛎	咸,微寒	9～30 g,先煎		—
	磁石	咸,寒	9～30 g,先煎		—
	蛤壳	苦、咸,寒	6～15 g,先煎。外用适量,研极细粉撒布或油调后敷患处		—
	珍珠母	咸,寒	10～25 g,先煎		—
	龟甲	咸、甘,微寒	9～24 g,先煎		—
	鳖甲	咸,微寒	9～24 g,先煎		—
	鹿角霜	咸、涩,温	用时捣碎。9～24 g,先煎		—
	川乌、草乌	辛、苦,热;有大毒	一般炮制后用	生品内服宜慎;孕妇禁用;不宜与半夏、瓜蒌、瓜蒌子、瓜蒌皮、天花粉、川贝母、浙贝母、平贝母、伊贝母、湖北贝母、白蔹、白及同用	
	制川乌	辛、苦,热;有毒	1.5～3 g,先煎、久煎	孕妇慎用;不宜与半夏、瓜蒌、瓜蒌子、瓜蒌皮、天花粉、川贝母、浙贝母、平贝母、伊贝母、湖北贝母、白蔹、白及同用	
	制草乌	辛、苦,热;有毒	1.5～3 g,宜先煎、久煎	同制川乌	

续表

类别	药物	性味	用法与用量	使用注意
先煎	附子	辛、甘，大热；有毒	3～15 g，先煎，久煎	孕妇慎用；不宜同用的药物同川乌
	赤石脂	甘、酸、涩，温	9～12 g，先煎。外用适量，研末敷患处	不宜与肉桂同用
	赭石	苦，寒	9～30 g，先煎	孕妇慎用
	水牛角	苦，寒	15～30 g，宜先煎3小时以上	—
	紫石英	甘，温	9～15 g，先煎	—
	花蕊石	酸、涩，平	4.5～9 g，多研末服。外用适量	—
	自然铜	辛，平	3～9 g，多入丸散服，若入煎剂宜先煎。外用适量	—
	青礞石	甘、咸，平	多入丸散服，3～6 g；煎汤10～15 g，布包先煎	—
	龙骨*	甘、涩，平	10～15 g，打碎先煎；或入丸、散。外用适量，研末撒或调敷	—
	灶心土*	辛，温	15～30 g，布包；或用60～120 g，煎汤代水	—
后下	薄荷	辛，凉	3～6 g，后下	—
	砂仁	辛，温	用时捣碎，3～6 g，后下	—
	降香	辛，温	9～15 g，后下。外用适量，研细末敷患处	—
	沉香	辛、苦，微温	用时捣碎或研成细粉。1～5 g，后下	—
	青蒿	苦、辛，寒	6～12 g，后下	—
	鱼腥草	辛，微寒	15～25 g，不宜久煎；鲜品用量加倍，水煎或捣汁服。外用适量，捣敷或煎汤熏洗患处	—
	豆蔻	辛，温	用时捣碎，3～6 g，后下	—
	钩藤	甘，凉	3～12 g，后下	—
	苦杏仁	苦，微温；有小毒	用时捣碎，5～10 g，生品入煎剂宜后下	内服不宜过量，以免中毒
	大黄	苦，寒	3～15 g，用于泻下不宜久煎。外用适量，研末敷于患处	孕妇及月经期、哺乳期慎用
	番泻叶	甘、苦，寒	2～6 g，后下；或开水泡服	孕妇慎用
包煎	车前子	甘，寒	9～15 g，包煎	—
	葶苈子	辛、苦，大寒	3～10 g，包煎	—
	旋覆花	苦、辛、咸，微温	3～9 g，包煎	—
	辛夷	辛，温	3～10 g，包煎。外用适量	—
	海金沙	甘、咸，寒	6～15 g，包煎	—
	蛤粉	苦、咸，寒	6～15 g，包煎	—
	滑石粉	甘、淡，寒	10～20 g，包煎。外用适量	—
	儿茶	苦、涩，微寒	1～3 g，包煎；多入丸散服。外用适量	—
	蒲黄	甘，平	5～10 g，包煎。外用适量，敷患处	孕妇慎用
	蚕沙*	甘、辛，温	内服煎汤，10～15 g，纱布包煎；或入丸、散。外用适量，炒热熨；煎水洗或研末调敷	—
	五灵脂*	苦、咸、甘，温	3～15 g，包煎；或入丸、散剂服。外用适量	血虚无瘀及孕妇慎服；人参畏五灵脂，不宜同用

类别	药物	性味	用法与用量	使用注意
另煎	人参(红参)	甘、微苦,微温	可切片或用时粉碎、捣碎。3~9 g,另煎兑服;或研粉吞服,一次2 g,一日2次	不宜与藜芦、五灵脂同用
	西洋参	甘、微苦,凉	可切片或用时捣碎。3~6 g,另煎兑服	不宜与藜芦同用
	西红花	甘,平	1~3 g,煎服或沸水泡服	孕妇慎用
	羚羊角	咸,寒	1~3 g,宜另煎2小时以上;磨汁或研粉服,每次0.3~0.6 g	—
冲服	芒硝	咸、苦,寒	6~12 g,一般不入煎剂,待汤剂煎得后,溶入汤液中服用。外用适量	孕妇慎用;不宜与硫黄、三棱同用
	玄明粉	咸、苦,寒	3~9 g,溶入煎好的汤液中服用。外用适量	孕妇慎用;不宜与硫黄、三棱同用
	三七粉	甘、微苦,温	3~9 g,研粉吞服,一次1~3 g。外用适量	孕妇慎用
	牛黄	甘,凉	0.15~0.35 g,多入丸散用。外用适量,研末敷患处	孕妇慎用
	鹿茸	甘、咸,温	1~2 g,研末冲服	—
	紫河车	甘、咸,温	2~3 g,研末吞服	—
	蕲蛇	甘、咸,温;有毒	3~9 g,研末吞服,一次1~1.5 g,一日2~3次	—
	金钱白花蛇	甘、咸,温;有毒	2~5 g,研粉吞服,一次1~1.5 g	—
	雷丸	微苦,寒	15~21 g,不宜入煎剂,一般研粉服,一次5~7 g,饭后用温开水调服,一日3次,连服3天	—
	生姜汁*	辛,微温	冲服,3~10滴	—
	竹沥*	甘、苦,寒	冲服,15~30 mL	寒饮湿痰及脾虚便溏者禁服
	琥珀*	甘,平	研末冲服,或入丸、散,一次1.5~3 g。不入煎剂	—
烊化	阿胶	甘,平	3~9 g,烊化兑服	—
	鹿角胶	甘、咸,温	3~6 g,烊化兑服	—
	龟甲胶	咸、甘,凉	3~9 g,烊化兑服	—
	饴糖*	甘,温	入汤剂须烊化冲服,一次15~20 g	湿阻中满、湿热内蕴及痰湿甚者忌用

附录表2　部分中药用法注意归纳表

类别	药物	性味	用法与用量	使用注意
捣碎(打碎)	酸枣仁、桃仁、苦杏仁、砂仁、豆蔻、草豆蔻、益智仁、牛蒡子、栀子、莱菔子、川楝子、苏木、降香、檀香、沉香、生半夏、肉桂、儿茶、丁香、炮山甲、海马、海龙、延胡索、黄连、生川乌、胡黄连、平贝母、五味子、瓜蒌子、决明子、草果、白扁豆、芥子、郁李仁、使君子、牵牛子、母丁香、白果、木鳖子、榧子、千金子、橘核、白矾、炉甘石、山慈菇、自然铜、浙贝母			

续表

类 别	药 物	性 味	用法与用量		使用注意
其他	斑蝥	辛,热;有大毒	0.03~0.06 g,炮制后多入丸散用。外用适量,研末或浸酒醋,或制油膏涂敷患处,不宜大面积用		有大毒,内服慎用;孕妇禁用
	商陆	苦,寒;有毒	3~9 g外用适量,煎汤熏洗		孕妇禁用
	甘遂	苦,寒;有毒	0.5~1.5 g,炮制后多入丸散用。外用适量,生用		孕妇禁用;不宜与甘草同用
	京大戟	苦,寒;有毒	1.5~3 g,入丸散服,一次1 g;内服醋制用。外用适量,生用		孕妇禁用;不宜与甘草同用
	红大戟	苦,寒;有小毒	1.5~3 g,入丸散服,一次1 g;内服醋制用。外用适量,生用		孕妇禁用
	芫花	苦、辛,温;有毒	1.5~3 g,醋芫花研末吞服,一次0.6~0.9 g,一日1次。外用适量		孕妇禁用;不宜与甘草同用
	巴豆	辛,热;有大毒	外用适量,研末涂患处,或捣烂以纱布包擦患处		孕妇禁用;不宜与牵牛子同用
	巴豆霜	辛,热;有大毒	0.1~0.3 g,多入丸散用。外用适量		孕妇禁用;不宜与牵牛子同用
	千金子	辛,温;有毒	用时打碎,1~2 g,去壳,去油用,多入丸散服。外用适量,捣烂敷患处		孕妇禁用
	牵牛子	苦,寒;有毒	3~6 g,入丸散服,每次1.5~3 g		孕妇禁用;不宜与巴豆、巴豆霜同用
	马钱子	苦,温;有大毒	0.3~0.6 g,炮制后入丸散用	孕妇禁用;不宜多服、久服及生用;运动员慎用;有毒成分能经皮肤吸收,外用不宜大面积涂敷	
	天南星	苦、辛,温;有毒	外用生品适量,研末以醋或酒调敷患处		孕妇慎用;生品内服宜慎
	生半夏	辛、温;有毒	内服一般炮制后使用,3~9 g。外用适量,磨汁涂或研末以酒调敷患处。用时捣碎		不宜与川乌、制川乌、草乌、制草乌、附子同用;生品内服宜慎
	法半夏/姜半夏/清半夏	辛,温	3~9 g	不宜与川乌、制川乌、草乌、制草乌、附子同用	
	朱砂	甘,微寒;有毒	0.1~0.5 g,多入丸散服,不宜入煎剂。外用适量	不宜大量服用,也不宜少量久服;孕妇及肝肾功能不全者禁用	
	麝香	辛,温	0.03~0.1 g,多入丸散用。外用适量		孕妇禁用
	肉桂	辛、甘,大热	用时捣碎。1~5 g	有出血倾向者及孕妇慎用;不宜与赤石脂同用	
	白附子	辛,温;有毒	3~6 g,一般炮制后用。外用生品适量捣烂,熬膏或研末以酒调敷患处		孕妇慎用;生品内服宜慎
	蟾酥	辛,温;有毒	0.015~0.03 g,多入丸散用。外用适量		孕妇慎用

类 别	药 物	性 味	用法与用量		使用注意
其他	洋金花	辛,温;有毒	0.3~0.6 g,宜入丸散;也可作卷烟分次燃吸(一日量不超过1.5 g)。外用适量		孕妇、外感及痰热咳喘、青光眼、高血压及心动过速者禁用
	天花粉	甘、微苦,微寒	10~15 g	孕妇慎用;不宜与川乌、制川乌、草乌、制草乌、附子同用	
	细辛	辛,温	1~3 g,散剂每次服0.5~1 g,外用适量	不宜与藜芦同用	
	三棱	辛、苦,平	5~10 g	孕妇禁用;不宜与芒硝、玄明粉同用	
	白及	苦、甘、涩,微寒	6~15 g,研末吞服3~6 g。外用适量	不宜与川乌、制川乌、草乌、制草乌、附子同用	
	郁金	辛、苦,寒	3~10 g	不宜与丁香、母丁香同用	
	白蔹	苦,微寒	5~10 g,外用适量,煎汤洗或研成极细粉敷患处	不宜与川乌、制川乌、草乌、制草乌、附子同用	
	苦楝皮	苦,寒;有毒	3~6 g,外用适量,研末,用猪脂调敷患处	孕妇及肝肾功能不全者慎用	
	瓜蒌	甘、微苦,寒	9~15 g	不宜与川乌、制川乌、草乌、制草乌、附子同用	
	瓜蒌子	甘,寒	用时捣碎。9~15 g		
	瓜蒌皮	甘,寒	6~10 g		
	马兜铃	苦,微寒	3~9 g	含马兜铃酸,可引起肾脏损害等不良反应:儿童及老年人慎用;孕妇、婴幼儿及肾功能不全者禁用	
	青葙子	苦,微寒	9~15 g	有扩散瞳孔作用,青光眼患者禁用	
	丁香	辛,温	用时捣碎。1~3 g,内服或研末外敷	不宜与郁金同用	
	冰片	辛、苦,微寒	0.15~0.3 g,入丸散用。外用研粉点敷患处	孕妇慎用	
	没药	辛、苦,平	3~5 g,炮制去油,多入丸散用	孕妇及胃弱者慎用	
	芦荟	苦,寒	2~5 g,宜入丸散。外用适量,研末敷患处	孕妇慎用	
	乳香	辛、苦,温	煎汤或入丸、散,3~5 g;外用适量,研末调敷	孕妇及胃弱者慎用	
	硫黄	酸,温;有毒	内服1.5~3 g,炮制后入丸散服。外用适量,研末油调涂敷患处	孕妇慎用;不宜与芒硝、玄明粉同用	
	雄黄	辛,温;有毒	0.05~0.1 g,入丸散用。外用适量,熏涂患处	内服宜慎;不可久用;孕妇禁用	
	血竭	甘、咸,平	研末,1~2 g,或入丸剂。外用研末撒或入膏药用	—	
	鸦胆子	苦,寒;有小毒	0.5~2 g,用龙眼肉包裹或装入胶囊吞服。外用适量	—	
	青黛	咸,寒	1~3 g,宜入丸散用。外用适量	—	
	麦芽	甘,平	10~15 g,回乳炒用,60 g	—	
	珍珠	甘、咸,寒	0.1~0.3 g,多入丸散用。外用适量	—	
	苏合香	辛,温	0.3~1 g,宜入丸散服		

参考文献

［1］张虹.方剂与中成药［M］.北京:人民卫生出版社,2025.

［2］孙师家,姚丽梅.实用方剂与中成药［M］.2版.北京:化学工业出版社,2013.

［3］邓中甲.方剂学［M］.2版.北京:中国中医药出版社,2017.

［4］李冀,连建伟.方剂学［M］.10版.北京:中国医药科技出版社,2023.

［5］杜守颖,崔瑛.中成药学［M］.3版.北京:人民卫生出版社,2021.

［6］赵宝林,杨守娟.中药调剂技术［M］.3版.北京:中国中医药出版社,2024.